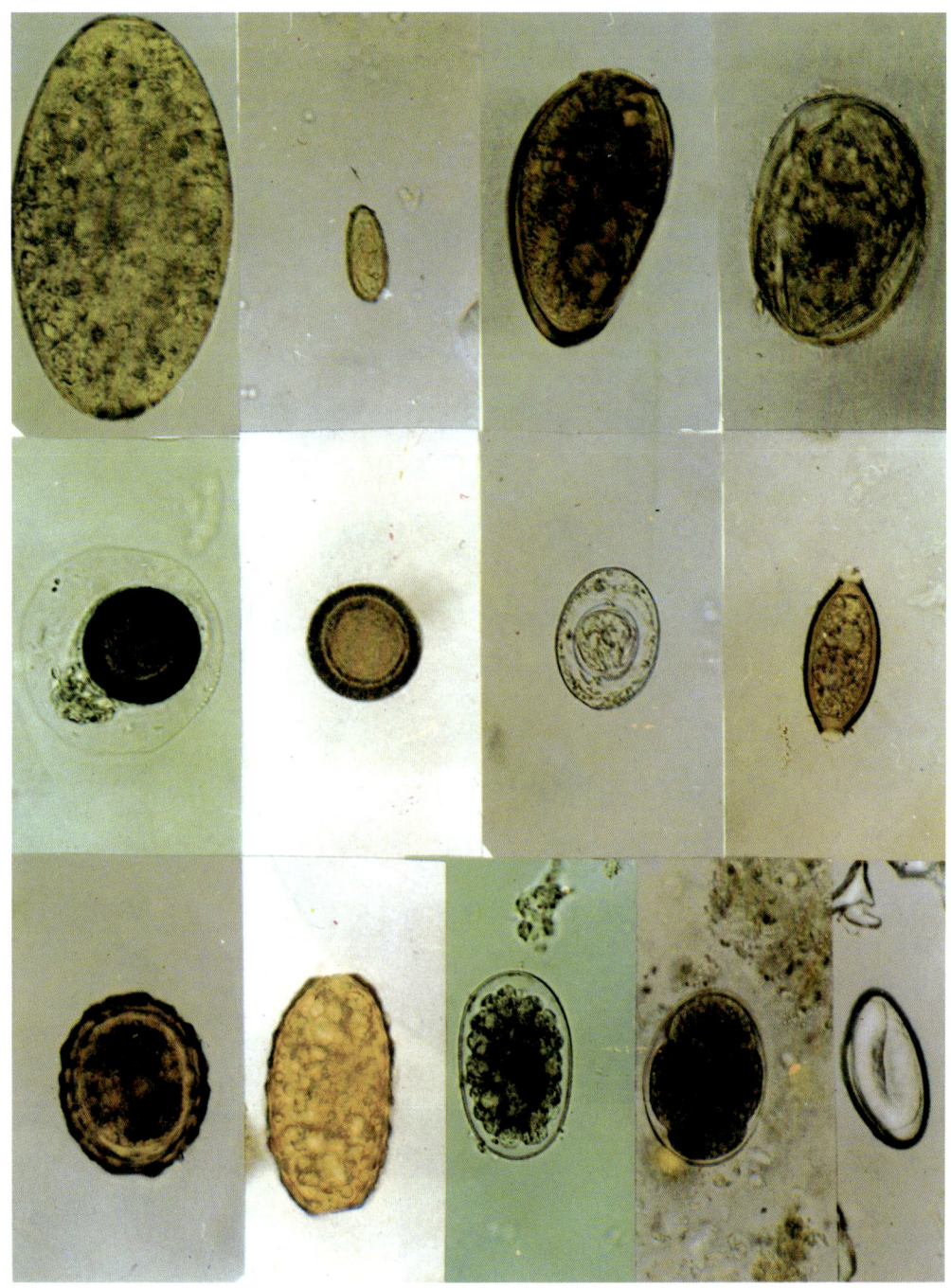

彩图 Ⅱ 人体常见蠕虫卵

1. 布氏姜片吸虫卵　　2. 华支睾吸虫卵　　3. 卫氏并殖吸虫卵
4. 日本裂体吸虫卵　　5. 完整的带绦虫卵　　6. 不完整的带绦虫卵
7. 微小膜壳绦虫卵　　8. 毛首鞭形线虫卵　　9. 似蚓蛔线虫受精卵
10. 似蚓蛔线虫未受精卵　11. 钩虫卵　　12. 钩虫卵
13. 蠕形住肠线虫卵

（采自黄素芳　田喜凤　张宝栋）

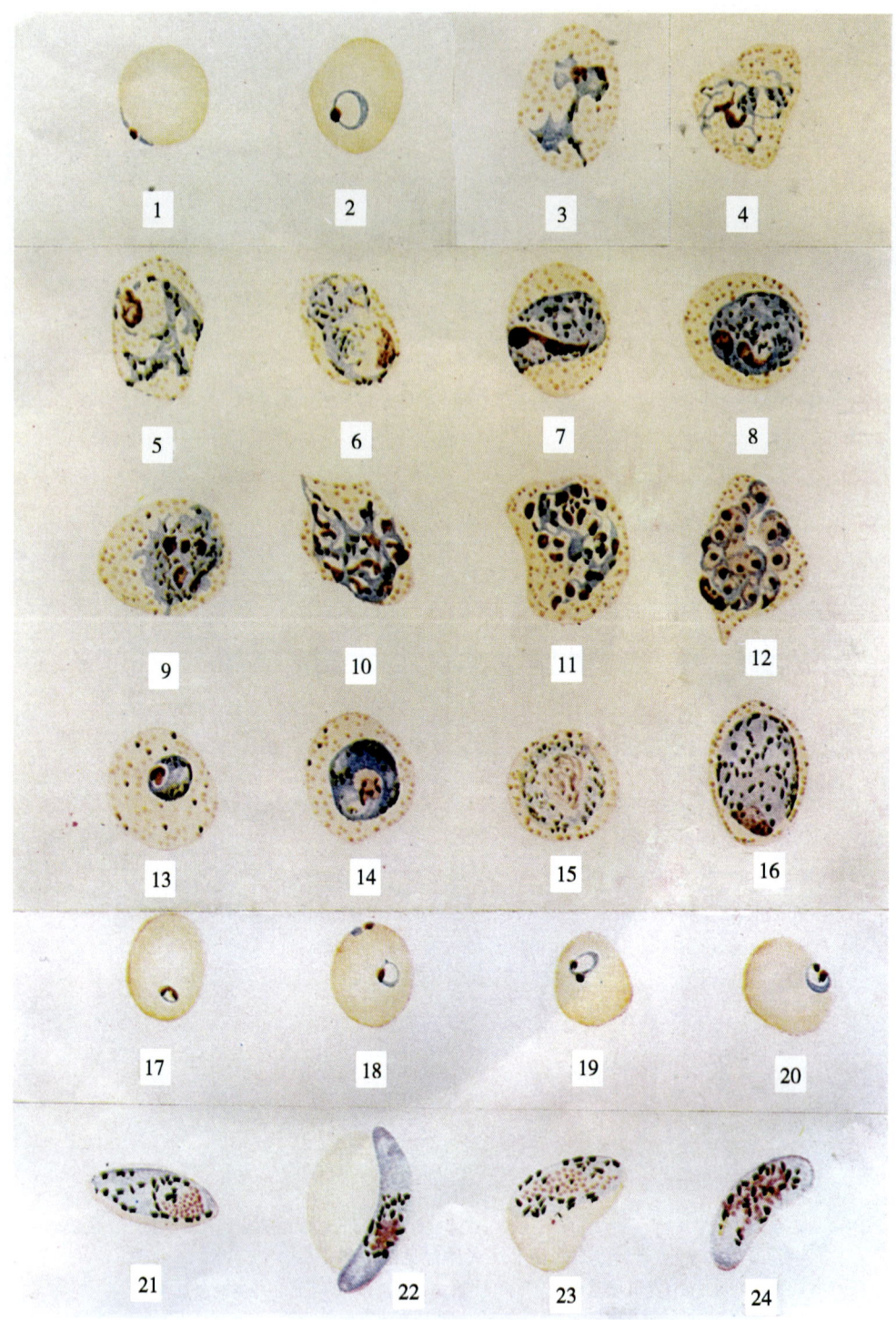

彩图Ⅰ 间日疟原虫和恶性疟原虫红细胞内各期形态（吉姆萨液染色）
1～16 间日疟原虫：1～2 环状体　3～7 滋养体　8～11 未成熟裂殖体　12 成熟裂殖体
13～14 发育中的配子体　15 成熟雄配子体　16 成熟雌配子体
17～24 恶性疟原虫：17～20 环状体　21 未成熟雌配子体　22 成熟雌配子体
23 未成熟雄配子体　24 成熟雄配子体

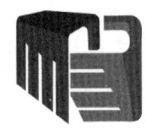

"十二五"职业教育国家规划教材
经全国职业教育教材审定委员会审定
普通高等教育精品教材
全国卫生高等职业教育规划教材

供临床医学、护理类及相关专业用

医学寄生虫学
—— 第4版 ——

主　编　高兴政
副主编　汤自豪　莫兴泽　杜娈英
编　委（按姓名汉语拼音排序）

杜娈英（承德医学院）　　　　　　　汤自豪（九江学院基础医学院）
高兴政（北京大学医学部）　　　　　汪　涛（九江学院基础医学院）
贾默稚（北京大学医学部）　　　　　于晶峰（内蒙古医科大学）
刘俊琴（山西医科大学汾阳学院）　　鱼艳荣（北京大学医学部）
莫兴泽（黔南民族医学高等专科学校）

北京大学医学出版社

YIXUE JISHENGCHONGXUE

图书在版编目（CIP）数据

医学寄生虫学/高兴政主编. —4 版. —北京：北京大学医学出版社，2015.6（2020.4 重印）
ISBN 978-7-5659-0807-1

Ⅰ.①医… Ⅱ.①高… Ⅲ.①医学—寄生虫学 Ⅳ.①R38

中国版本图书馆 CIP 数据核字（2014）第 053059 号

医学寄生虫学（第 4 版）

主　　编：高兴政
出版发行：北京大学医学出版社
地　　址：(100191) 北京市海淀区学院路 38 号　北京大学医学部院内
电　　话：发行部 010-82802230；图书邮购 010-82802495
网　　址：http://www.pumpress.com.cn
E - mail：booksale@bjmu.edu.cn
印　　刷：北京瑞达方舟印务有限公司
经　　销：新华书店
责任编辑：张彩虹　　责任校对：金彤文　　责任印制：李　啸
开　　本：787mm×1092mm　1/16　　印张：15.75　　插页：1　　字数：403 千字
版　　次：1996 年 1 月第 1 版　2015 年 6 月第 4 版　2020 年 4 月第 5 次印刷
书　　号：ISBN 978-7-5659-0807-1
定　　价：28.00 元

版权所有，违者必究
（凡属质量问题请与本社发行部联系退换）

全国卫生高等职业教育规划教材修订说明

北京大学医学出版社于1993年和2002年两次组织北京大学医学部和8所开办医学专科教育院校的老师编写了临床医学专业专科教材（第1版和第2版），并于2000年组织编写了护理专业专科教材（第1版）。2007年同时对这些教材进行了修订再版。因这两套教材内容精炼、实用性强，符合基层卫生工作人员的培养需求，受到了广大师生的好评，并被教育部中央广播电视大学选为指定教材。"十一五"期间，这两套教材中有24种被教育部评为**普通高等教育"十一五"国家级规划教材**，其中3种入选**普通高等教育精品教材**。

进入"十二五"以来，专科教育已归入职业教育范畴。为适应新时期我国卫生高等职业教育发展与改革的需要，在广泛调研、总结上版教材质量和使用情况的基础上，北京大学医学出版社启动了临床医学、护理专业高等职业教育规划教材的修订再版工作，并调整、新增了部分教材。本套教材有22种入选**"十二五"职业教育国家规划教材**，修订和编写特点如下：

1. 优化编写队伍 在全国范围内遴选作者，加大教学经验丰富的从事卫生高等职业教育工作的作者比例，力求使教材内容的选择具有全国代表性、贴近基层卫生工作人员培养需求，提高适用性；遴选知名专家担纲主编，对教材的科学性、先进性把关。

2. 完善教材体系 针对不同院校在专业基础课设置方面的差异，对部分专业基础课教材实行双轨制，如既有《人体解剖学》《组织学与胚胎学》，又有《人体解剖学与组织胚胎学》《正常人体结构》教材，便于广大院校灵活选用。

3. 锤炼教材特色 教材内容力求符合高等职业学校专业教学标准，基本理论、基本知识和基本技能并重，紧密结合国家临床执业助理医师、全国护士执业资格考试大纲，以"必需、够用"为度；以职业技能和岗位胜任力培养为根本，以学生为中心，使教材更适合于基层卫生工作人员的培养。

4. 创新编写体例 完善、优化"学习目标"；教材中加入"案例""知识链接"，使内容与实践紧密结合；章后附思考题，引导学生自主学习。力求体现专业特色和职业教育特色。

5. 强化立体建设 为满足教学资源的多样化需求，实现教材立体化、数字化建设，大部分教材配套实用的学习指导和数字教学资源，实现教材的网络增值服务。

本套教材主要供三年制高等职业教育临床医学、护理类及相关专业用，于2014年陆续出版。希望广大师生多提宝贵意见，反馈使用信息，以逐步修改和完善教材内容，提高教材质量。

临床医学专业教材目录

说明：1. "十二五"："十二五"职业教育国家规划教材（"十二五"含其辅导教材）。
2. "十一五"：普通高等教育"十一五"国家级规划教材。
3. " * "：普通高等教育精品教材。
4. 辅导教材名称：《主教材名称＋学习指导》，如《内科学学习指导》。

序号	教材名称	版次	十二五	十一五	辅导教材	适用专业
1	医用基础化学	4		✓	✓	临床医学、护理类及相关专业
2	人体解剖学与组织胚胎学	2				临床医学类
3	人体解剖学	4	✓	✓	✓	临床医学、护理类及相关专业
4	组织学与胚胎学 *	4	✓	✓	✓	临床医学、护理类及相关专业
5	人体生理学	4	✓	✓	✓	临床医学、护理类及相关专业
6	医学生物化学	4			✓	临床医学、护理类及相关专业
7	病原生物与免疫学	1				临床医学类
8	医学免疫学与微生物学	5	✓	✓	✓	临床医学、护理类及相关专业
9	医学寄生虫学 *	4	✓	✓	✓	临床医学、护理类及相关专业
10	医学遗传学	3	✓	✓	✓	临床医学、护理类及相关专业
11	病理学与病理生理学	1				临床医学、护理类及相关专业
12	病理学	4	✓		✓	临床医学、护理类及相关专业
13	病理生理学	4	✓		✓	临床医学、护理类及相关专业
14	药理学	4		✓		临床医学、护理类及相关专业
15	诊断学基础	4	✓	✓	✓	临床医学类
16	内科学	4	✓	✓	✓	临床医学类
17	外科学	4		✓		临床医学类

续表

序号	教材名称	版次	十二五	十一五	辅导教材	适用专业
18	妇产科学	4	✓	✓	✓	临床医学类
19	儿科学	4				临床医学类
20	传染病学	4	✓	✓	✓	临床医学类
21	眼耳鼻喉口腔科学	2				临床医学类
22	眼科学	2	✓			临床医学类
23	耳鼻咽喉头颈外科学	2	✓			临床医学类
24	口腔科学	2	✓			临床医学类
25	皮肤性病学	4				临床医学类
26	康复医学	2	✓			临床医学类
27	急诊医学	2	✓			临床医学类
28	中医学	3				临床医学类
29	医护心理学*	3		✓		临床医学、护理类
30	全科医学导论	1				临床医学类
31	预防医学	4	✓		✓	临床医学类

全国卫生高等职业教育规划教材编审委员会

顾　　　问	王德炳
主 任 委 员	程伯基
副主任委员	（按姓名汉语拼音排序）

　　　　　　曹　凯　付　丽　黄庶亮　孔晓霞　徐江荣

秘 书 长	王凤廷
委　　　员	（按姓名汉语拼音排序）

　　　　　　白　玲　曹　凯　程伯基　付　丽　付达华
　　　　　　高晓勤　黄庶亮　黄惟清　孔晓霞　李　琳
　　　　　　李玉红　刘　扬　刘伟道　刘志跃　马小蕊
　　　　　　任云青　宋印利　王大成　徐江荣　张景春
　　　　　　张卫芳　章晓红

序

近十余年来，随着国家教育改革步伐的加快，我国职业教育如雨后春笋般蓬勃发展，在总量上已与普通教育并驾齐驱，是我国教育体系构成的重要板块。卫生高等职业教育同样取得了可喜的成绩。开办卫生高等职业教育的院校与日俱增，但存在办学、培养不尽规范等问题。相应的教材建设也存在内容与职业标准对接不紧密、职教特色不鲜明、呈现形式单一、配套资源开发不足、不少是本科教材的压缩版或中职教材的加强版、不能很好地适应社会发展对技能型人才培养的要求等问题。

进入"十二五"以来，独立设置的高等职业学校（含高等专科学校）、成人教育学校、本科院校和有关高等教育机构举办的高等职业教育（专科）统称为高等职业教育，由教育部职业教育与成人教育司统筹管理。教育部发布了**《教育部关于"十二五"职业教育教材建设的若干意见》**等重要文件，陆续制定了各专业教学标准，对学制与学历、培养目标与规格、课程体系与核心课程等10个方面做出了具体要求。职业教育以培养具有良好职业道德、专业知识素养和职业能力的高素质技能型人才为根本，以学生为中心、以就业为导向。教学内容以"必需、够用"为度，教材须图文并茂，理论密切联系实际，强调实践实训。卫生高等职业教育有很强的特殊性，编好既涵盖卫生实践所要求具备的较完整知识体系又能体现职业教育特点的教材殊为不易。

北京大学医学出版社组织的临床医学、护理专业专科教材，是改革开放以来该专业我国第二套有较完整体系的教材，历经多年的教学应用、修订再版，得到了教育部和广大院校师生的认可与好评。斗转星移，转眼间距离2008年上一轮教材修订已5年，随着时代的发展，这两套教材中部分科目需要调整、教学内容需要修订。在大量细致调研工作的基础上，北京大学医学出版社审时度势，及时启动了这两套教材的修订再版工作，成立了教材编审委员会，组织活跃在卫生高等职业教育教学和实践一线的专家学者召开教材编写会议，认真学习教育部关于高等职业教育教材建设的精神，结合当前高等职业教育学生的特点，经过充分研讨，确定了教材的编写原则和编写思路，统一了教材的编写体例，强化了与教材配套的数字化教学资源建设，为使这两套教材成为优秀的立体化教材打下了坚实的基础。

相信经过本轮修订，在北京大学医学出版社的精心组织和全体专家学者对教材的精雕细琢下，这两套教材一定能满足新时期我国卫生高等职业教育人才培养的需求，在教材建设"百花齐放、百家争鸣"的局面中脱颖而出，真正成为好学、好教、好用的精品教材。

本轮教材修订工作得到了各参编院校的高度重视和大力支持，众多专家学者投入了极大的热情和精力，在主编带领下克服困难，以严肃、认真、负责的态度出色地完成了编写任务，谨在此一并致以衷心的感谢！诚恳地希望使用本套教材的广大师生能不吝提出建议与指正，使本套教材能与时俱进、日臻完善，为我国的卫生高等职业教育事业做出贡献。

感慨系之，欣为之序！

第 4 版前言

本教材为全国卫生高等职业教育规划教材之一。本教材自出版发行以来一直被多所院校采用，受到广大教师和学生的好评，被教育部评为普通高等教育精品教材（国家级精品教材）。

本教材根据目前我国寄生虫病的流行特点，主要介绍我国常见的寄生虫和传播媒介，包括医学原生动物、医学蠕形动物和医学节肢动物，共 4 篇 17 章。

本教材是在全国医学高等专科学校教材《医学寄生虫学》第 3 版 (高兴政主编) 的基础上修订的。本次修订继续保持和发扬第 3 版的特色，编写格式新颖，重点突出，简明扼要，特色鲜明。主要在以下方面做了重要补充和修改：

1. 注意反映国内外学科发展的新内容，采用国际上新的 Cox 生物学分类系统。
2. 突出基础与临床结合，在介绍重要寄生虫时增加临床病例内容。
3. 由于卡氏肺孢子虫在分类上已归属于真菌类，故删除此部分内容。
4. 除配套的辅导教材《医学寄生虫学学习指导》外，还增加了授课 PPT，使教材更加形象，有利于学生理解和掌握所学内容。

本教材由北京大学医学部、九江学院基础医学院、黔南民族医学高等专科学校、承德医学院、内蒙古医科大学、山西医科大学汾阳学院在教学第一线工作的寄生虫学专家教授共同努力下完成。本教材虽几经修改，但仍难免有不足之处，欢迎广大教师和学生批评、指正。

高兴政

目录

第一篇　总　论

总论概述 …………………………………… 1
　　小结 …………………………………… 3

第一章　寄生现象与寄生虫
　　一、互利共生 ………………………… 4
　　二、共栖 ……………………………… 4
　　三、寄生生活 ………………………… 4
　　小结 …………………………………… 7

第二章　寄生虫的分类
　　小结 …………………………………… 11

第三章　寄生虫与宿主的相互关系
　　一、寄生虫与宿主相互作用的
　　　　结果 ……………………………… 12
　　二、寄生虫对宿主的作用 …………… 13
　　三、宿主对寄生虫的作用 …………… 14
　　小结 …………………………………… 15

第四章　寄生虫感染的免疫
　　一、寄生虫抗原特点 ………………… 16
　　二、抗寄生虫的适应性免疫类型 …… 17
　　三、免疫效应机制 …………………… 17
　　四、免疫逃避 ………………………… 19
　　小结 …………………………………… 20

第五章　寄生虫病的流行与防治
　　一、寄生虫病的流行 ………………… 21
　　二、寄生虫病的防治原则 …………… 23
　　小结 …………………………………… 24

第二篇　医学原生动物

第六章　医学原生动物概述
　　小结 …………………………………… 27

第七章　阿米巴
　　第一节　溶组织内阿米巴 …………… 29
　　第二节　其他人体阿米巴 …………… 34
　　第三节　致病性自生生活阿米巴 …… 36
　　　　棘阿米巴属与巴拉姆希属原虫 … 36
　　小结 …………………………………… 39

第八章　鞭毛虫
　　第一节　杜氏利什曼原虫 …………… 40
　　第二节　蓝氏贾第鞭毛虫 …………… 46
　　第三节　阴道毛滴虫 ………………… 49
　　第四节　其他毛滴虫 ………………… 51
　　　　一、人毛滴虫 …………………… 51
　　　　二、口腔毛滴虫 ………………… 52
　　第五节　致病性自生生活鞭毛虫 …… 53
　　　　福氏耐格里阿米巴 ……………… 53
　　小结 …………………………………… 54

第九章　孢子虫
　　第一节　疟原虫 ……………………… 56
　　第二节　刚地弓形虫 ………………… 65
　　第三节　隐孢子虫 …………………… 68
　　小结 …………………………………… 70

第十章　纤毛虫
　　结肠小袋纤毛虫 ……………………… 71
　　小结 …………………………………… 72

第三篇 医学蠕形动物

医学蠕形动物概述 …………………… 73

第十一章 吸虫
第一节 概述 …………………………… 74
第二节 华支睾吸虫 …………………… 76
第三节 布氏姜片吸虫 ………………… 80
第四节 并殖吸虫 ……………………… 83
　一、卫氏并殖吸虫 ………………… 84
　二、斯氏并殖吸虫 ………………… 87
第五节 日本裂体吸虫 ………………… 88
第六节 毛毕属和东毕属血吸虫 ……… 97
小结 …………………………………… 98

第十二章 绦虫
第一节 概述 …………………………… 100
第二节 链状带绦虫 …………………… 104
第三节 肥胖带绦虫 …………………… 109
第四节 棘球绦虫 ……………………… 112
　一、细粒棘球绦虫 ………………… 112
　二、多房棘球绦虫 ………………… 118

第五节 微小膜壳绦虫 ………………… 121
第六节 曼氏迭宫绦虫 ………………… 124
小结 …………………………………… 128

第十三章 线虫
第一节 概述 …………………………… 131
第二节 似蚓蛔线虫 …………………… 133
第三节 蠕形住肠线虫 ………………… 137
第四节 毛首鞭形线虫 ………………… 139
第五节 十二指肠钩口线虫和美洲板口线虫 …………………………… 140
第六节 班氏吴策线虫和马来布鲁线虫 ………………………………… 146
第七节 旋毛形线虫 …………………… 150
第八节 广州管圆线虫 ………………… 154
小结 …………………………………… 157

第十四章 棘头虫
猪巨吻棘头虫 ………………………… 158
小结 …………………………………… 160

第四篇 医学节肢动物

第十五章 医学节肢动物概述
一、节肢动物的主要特征 …………… 161
二、医学节肢动物的分类 …………… 161
三、医学节肢动物的生态 …………… 162
四、医学节肢动物对人体的危害 …… 162
五、病媒节肢动物的判定 …………… 164
六、医学节肢动物的防制原则 ……… 164
小结 …………………………………… 165

第十六章 昆虫纲
第一节 蚊 ……………………………… 168
第二节 白蛉 …………………………… 175
第三节 蝇 ……………………………… 177

第四节 蚤 ……………………………… 181
第五节 虱 ……………………………… 184
第六节 蜚蠊 …………………………… 186
小结 …………………………………… 188

第十七章 蛛形纲
第一节 蜱 ……………………………… 190
第二节 恙螨 …………………………… 194
第三节 疥螨 …………………………… 197
第四节 蠕形螨 ………………………… 198
第五节 尘螨 …………………………… 200
小结 …………………………………… 202

附录1 医学寄生虫学实验技术

一、病原学检查方法 …………… 203
二、免疫学诊断技术 …………… 212
三、人工培养方法 ……………… 217
四、寄生虫标本的固定与保存 …… 219
五、寄生虫标本的包装和邮寄 …… 220

附录2 常用抗寄生虫药物

一、抗原虫药 …………………… 222
二、抗蠕虫药物 ………………… 224

中英文专业词汇索引

主要参考文献

第一篇 总 论

总 论 概 述

学习引导

根据问题学习，学完本部分后应能正确回答如下问题：
1. 什么叫医学寄生虫学？
2. 医学寄生虫包括哪些内容？
3. 寄生虫对人类的主要危害有哪些？

医学寄生虫学（medical parasitology）是研究感染人的寄生虫和寄生虫病的科学。它主要研究与医学有关的寄生虫的形态结构，以及生理、生物化学、免疫学和分子生物学特点，着重研究其生活史、寄生虫与宿主的相互关系、寄生虫病的实验诊断（病原学、免疫学和分子生物学诊断）、流行因素与防治原则，还研究传播媒介的形态、生活史、生态、与疾病的关系和防制原则。

医学寄生虫包括寄生虫病的病原体和传播媒介。病原体有医学原生动物、医学蠕形动物和少数医学节肢动物。传播媒介主要包括蛛形纲和昆虫纲的节肢动物。寄生虫对人类的危害主要有作为病原体引起寄生虫病和作为传播媒介传播传染病，严重影响人体健康，以及造成无法估量的经济损失，严重影响社会和经济的发展等。寄生虫病遍及全球，尤其是热带和亚热带地区的发展中国家，发病率和病死率均很高，危害极大。联合国开发计划署、世界银行、世界卫生组织联合倡议的热带病研究特别规划（TDR）要求在全世界范围内重点防治的10种热带病中，除麻风病、登革热和结核病外，其余7种，即疟疾（malaria）、血吸虫病（schistosomiasis）、淋巴丝虫病（lymphatic filariasis）、盘尾丝虫病（onchocerciasis）、利什曼病（leishmaniasis）、非洲锥虫病（African trypanosomiasis）和恰加斯病（Chagas' disease）均属寄生虫病。以前衡量寄生虫病流行和危害程度的指标是寄生虫的感染率或感染人数，但这种表示法不能准确反映出其与健康损害的关系。近年来，世界卫生组织（World Health Organization，WHO）用失能调整生命年（DALYs）表示疾病负担，其目的在于能更准确地反映寄生虫病对健康的损害程度，以利于采取有效措施减少疾病负担。DALYs越大表示该病对健康的损害程度及生存质量影响越大。常见寄生虫病的全世界疾病负担见表0-1。

据世界卫生组织公布的《2011年世界疟疾报告》，2010年，疟疾流行于106个国家及地区，约有2.16亿个疟疾病例，每年死亡人数为65.5万，其中81%的病例和91%的死亡病例均出现在非洲；血吸虫病流行于76个国家及地区，受血吸虫病威胁的有6.5亿人口，感染者达2亿人,每年死亡人数约1.4万;利什曼病流行于4个洲的88个国家,受利什曼病威胁的有3.5亿人口,感染人数为200万,每年死亡人数约为5.9万;淋巴丝虫病流行于83个国家,感染人数为1.28万;盘尾丝虫病流行于非洲、南美洲和西亚的35个国家,约有1770万患者;非洲锥虫病流行于非洲的36个国家及地区,感染人数为10万,每年死亡人数为5万;美洲锥虫病流行于中、南美洲,感染人数为1600万~1800万,每年死亡人数约为5万。此外,其他寄生虫病也严重影响人体健康。在发展中国家,由于寄生虫感染,使半数以上儿童的营养与发育受到严重影响,因此寄生虫病已成为发展中国家发展的严重障碍。目前,由于艾滋病的蔓延,以及免疫功能低下患者的出现,由此而引起的机会致病性寄生虫病(弓形虫病和隐孢子虫病等),病情严重,已成为这些患者死亡的主要原因之一,已越来越受到人们的普遍重视。

表 0-1 常见寄生虫病的全世界疾病负担

寄生虫病	DALYs中疾病负担
疟疾	4228.0万
血吸虫病	176.0万
钩虫病	182.5万
淋巴丝虫病	564.4万
盘尾丝虫病	98.7万
利什曼病	235.7万
非洲锥虫病	159.8万
美洲锥虫病	64.9万
鞭虫病	164.9万
蛔虫病	118.1万

引自 Krishna 等,2004 和 Hoetz 等,2007

我国幅员辽阔,大部分地区处于温带和亚热带,寄生虫病分布广泛。据新中国成立初期的调查,仅血吸虫病、疟疾和丝虫病患者就达7000多万人,并将危害最为严重的血吸虫病、疟疾、丝虫病、钩虫病和黑热病列为我国五大寄生虫病。经过半个多世纪的不懈努力,我国寄生虫病的防治工作已取得巨大成绩,1958年我国大部分地区已基本消灭黑热病;至2003年底已有5个省阻断了血吸虫病的传播,433个血吸虫病流行的县(市)中有260个达到阻断标准,63个达到控制标准;至2003年疟疾发患者数减至3万,全国已有1321个县、市、区达到基本消灭标准;1994年在我国已基本消灭丝虫病,2006年在全国实现了阻断丝虫病传播指标。总之,我国许多寄生虫病的流行区已经大大缩小,患病率和死亡率都已降到历史最低水平。但在我国寄生虫病仍然是一个严重的公共卫生问题。在某些地区造成流行的复杂因素仍然存在,有些寄生虫病的发病率时有增加,1988—1992年全国人体寄生虫分布调查报告结果,我国肠道寄生虫总感染率高达62.632%,其中17个省(自治区、直辖市)感染率在50%以上,并提出除五大寄生虫病外猪带绦虫病、华支睾吸虫病、并殖吸虫病、旋毛虫病、蛔虫病、鞭虫病、蛲虫病和包虫病应列为我国优先防治的寄生虫病病种。2001—2004年全国重要人体寄生虫感染调查结果,寄生虫平均总感染率为21.74%。虽然寄生虫感染率明显下降,但一些危害较大的寄生虫病(疟疾、血吸虫病等)受威胁的人群及感染的高危人群并没有减少。一些食源性寄生虫病（如肝吸虫病、带绦虫病和旋毛虫病等）近年来不断增加，有的甚至引起地方性流行。新发现和再现的寄生虫（隐孢子虫、比氏肠孢虫、卡耶塔环孢子虫、脑胞内原虫、家兔脑胞原虫和巴贝西虫新种）屡有报道。机会性寄生虫病（如弓形虫病和隐孢子虫病等）感染率也有增高的趋势；随着国际交往的增加，原先国内未发现的寄生虫病，如罗阿丝虫病、曼氏血吸虫病和埃及血吸虫病等也在我国发现。因此，在我国控制和消灭寄生虫病的任务仍然十分艰巨。

小结

1. 医学寄生虫学是研究感染人的寄生虫和寄生虫病的科学。医学寄生虫包括引起寄生虫病的病原体（医学原生动物、医学蠕形动物和少数医学节肢动物）和传播媒介（蛛形纲和昆虫纲节肢动物）。

2. 寄生虫对人类的主要危害有作为病原体引起寄生虫病和作为传播媒介传播传染病，严重影响人体健康，造成无法估量的经济损失，严重影响社会和经济的发展。

3. 联合国开发计划署、世界银行、世界卫生组织联合倡议的热带病研究特别规划（TDR）致力于在全世界范围内重点防治的10种热带病中，除麻风病、登革热和结核病外，其余7种（疟疾、血吸虫病、淋巴丝虫病、盘尾丝虫病、利什曼病、非洲锥虫病和恰加斯病）均属寄生虫病。

4. 在我国控制和消灭寄生虫病的任务仍然十分艰巨。

（高兴政）

第一章

寄生现象与寄生虫

学习引导

根据问题学习，学完本章后应能正确回答如下问题：
1. 阐述寄生现象、寄生虫和宿主的定义。
2. 寄生虫与宿主的类型有哪些？
3. 什么叫寄生虫生活史？划分直接型生活史和间接型生活史的标准是什么？

两种生物生活在一起的现象统称共生（symbiosis）。根据共同生活中两种生物之间的营养、居住和利害关系，可将两种生物的共同生活方式分为三种类型，即互利共生、共栖和寄生生活。

一、互利共生

两种生物生活在一起，双方相互依赖，并均能受益，称互利共生（mutualism）。互利共生的任何一方都不能独立生存。例如白蚁及其消化道中的鞭毛虫，白蚁消化道中无纤维素酶，不能消化食入的木质纤维，而生活在白蚁消化道中的鞭毛虫却能合成纤维素酶，以白蚁食入的木质纤维为营养，白蚁却以鞭毛虫排出的发酵产物作为营养来源，两者互利共生，相互依存。

二、共栖

两种生物生活在一起，其中一种生物在共生生活中获利，而另一种生物既不受益也不受害，这种关系称共栖（commensalism）。有些生物习惯上虽被称为寄生虫，但实际上是共栖的原生动物，如寄生在人体肠腔内的结肠内阿米巴，以肠内细菌为食，对人体既无利也无害，宿主也不会伤害此阿米巴原虫。

三、寄生生活

两种生物在一起生活，其中一种生物从中获利并生存，而另一种生物受到损害的现象称寄生生活（parasitism）。获利并生存的生物称为寄生虫（parasite），受损害的一方称为宿主（host）。寄生虫通过夺取营养以及机械性、化学性和免疫性损害等综合作用损伤宿主，而宿主为寄生虫提供居住场所和营养来源，有利于寄生虫的生长、发育和繁殖。

(一) 寄生虫的类型

1. 按寄生虫在人体的寄生部位分体外寄生虫（ectoparasite）和体内寄生虫（endoparasite）。仅寄生在宿主体表或体表开口腔道（如耳）内的寄生虫称体外寄生虫，主要为吸血的节肢动物，如蚊、人虱、恙螨、硬蜱等。寄生在宿主体内的寄生虫称体内寄生虫。体内寄生虫可寄生在宿主的细胞（红细胞、巨噬细胞和其他有核细胞等）、血液和肝、肺、脑等组织器官内，以及消化道或体腔内，如寄生的原生动物、蠕形动物和少数节肢动物。

2. 按寄生生活的时间分永久性寄生虫（permanent parasite）和暂时性寄生虫（temporary parasite）。寄生在宿主体表或体内的寄生虫不能离开宿主独立生活，这种寄生虫称永久性寄生虫，如刚地弓形虫、卫氏并殖吸虫、细粒棘球绦虫和毛首鞭形线虫等。有些寄生虫仅在叮咬吸血时接触宿主，这种寄生虫称暂时性寄生虫，如蚤、软蜱、革螨等。

3. 按寄生虫对宿主的选择分专性寄生虫（obligatory parasite）和兼性寄生虫（facultative parasite）。寄生虫生活史全部阶段或至少有部分阶段营寄生生活，这种寄生虫称专性寄生虫，如疟原虫、丝虫等。但许多专性寄生虫在宿主外也有自生生活阶段，如溶组织内阿米巴包囊、似蚓蛔线虫虫卵等在外界环境可生存一段时间。既可营自生生活，又能营寄生生活的寄生虫，一般不寄生在宿主体内，偶然被食入，或经伤口，或通过身体其他开口进入人体，造成损伤，这种寄生虫称兼性寄生虫，如福氏耐格里阿米巴等。

(二) 宿主的类型

提供寄生虫营养和寄生场所的动物统称宿主。按宿主在寄生虫生活史中所起的作用，将宿主分为以下类型：

1. **终宿主** 寄生虫生活史中有的寄生虫只需一个宿主，有的则需两个或两个以上宿主。寄生虫性成熟阶段（成虫）或有性生殖阶段寄生的宿主叫终宿主（final host）。如华支睾吸虫成虫寄生在人体肝胆管内，故人是华支睾吸虫的终宿主。

2. **中间宿主** 寄生虫的不成熟阶段（幼虫）或无性生殖阶段寄生的宿主叫中间宿主（intermediate host），如细粒棘球绦虫幼虫（棘球蚴）寄生在羊、牛、马等食草动物，故这些动物就是细粒棘球绦虫的中间宿主。有些寄生虫生活史有一个或多个中间宿主，若有一个以上的中间宿主，依发育的先后顺序分别命名为第一中间宿主（first intermediate host）和第二中间宿主（second intermediate host），如曼氏迭宫绦虫幼虫先后在剑水蚤和蛙内寄生，故剑水蚤是第一中间宿主，蛙为第二中间宿主。

3. **保虫宿主** 有些寄生虫是人兽共患寄生虫，它们除寄生在人体外，还可寄生在某些脊椎动物体内，感染动物是此种寄生虫的传染源，并能传染给人，在流行病学中这种动物起贮存和保虫作用，这种脊椎动物称保虫宿主（reservoir host）。如许多家畜和野生动物（如牛、鼠）均可作为日本血吸虫的保虫宿主。

4. **转续宿主** 某些蠕虫幼虫侵入非正常宿主，虽能存活，但不能发育为成虫，保持幼虫阶段，当此幼虫有机会进入正常宿主，就能继续发育为成虫，这种非正常宿主称为转续宿主（paratenic host）。尽管转续宿主对寄生虫发育、繁殖并不重要，但对寄生虫病的传播具有特殊的作用，如曼氏迭宫绦虫裂头蚴在非正常宿主（蛇）体内长期保持幼虫阶段，当正常宿主（猫）食入含裂头蚴的蛇肉时，就可在猫小肠内发育为成虫，故蛇是曼氏迭宫绦虫的转续宿主。

（三）寄生虫生活史

寄生虫完成一代经历的生长、发育和繁殖及宿主转换的全部过程称寄生虫生活史（life cycle）。寄生虫生活史复杂，完成生活史需要两个基本条件，即适宜的宿主和外界环境。生活史包括寄生虫感染阶段（infective stage）侵入宿主的方式和途径、在宿主体内移行或到达寄生部位的途径、正常的寄生部位、离开宿主的方式、在外界环境中的发育以及所需的各种宿主和传播媒介。

寄生虫生活史类型主要以是否需要中间宿主划分。寄生虫生活史有两个基本类型，即直接型生活史和间接型生活史。

1. 直接型生活史（direct life cycle） 仅有终宿主，不需要中间宿主的生活史。通过空气、接触和污染的食物或饮水传播，如肠道内寄生虫（十二指肠钩口线虫、毛首鞭形线虫、蠕形住肠线虫等）的生活史属此类型（图1-1）。

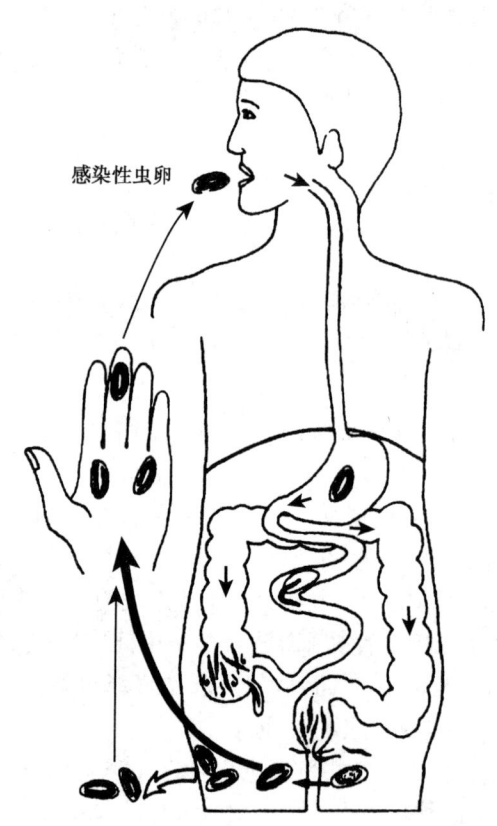

图1-1 蠕形住肠线虫生活史（直接型生活史）

2. 间接型生活史（indirect life cycle） 具有终宿主和一个或多个中间宿主的生活史。通过中间宿主或媒介感染人，如寄生在组织、器官内的寄生虫（日本裂体吸虫、肥胖带绦虫、曼氏迭宫绦虫等）的生活史属此类型（图1-2）。

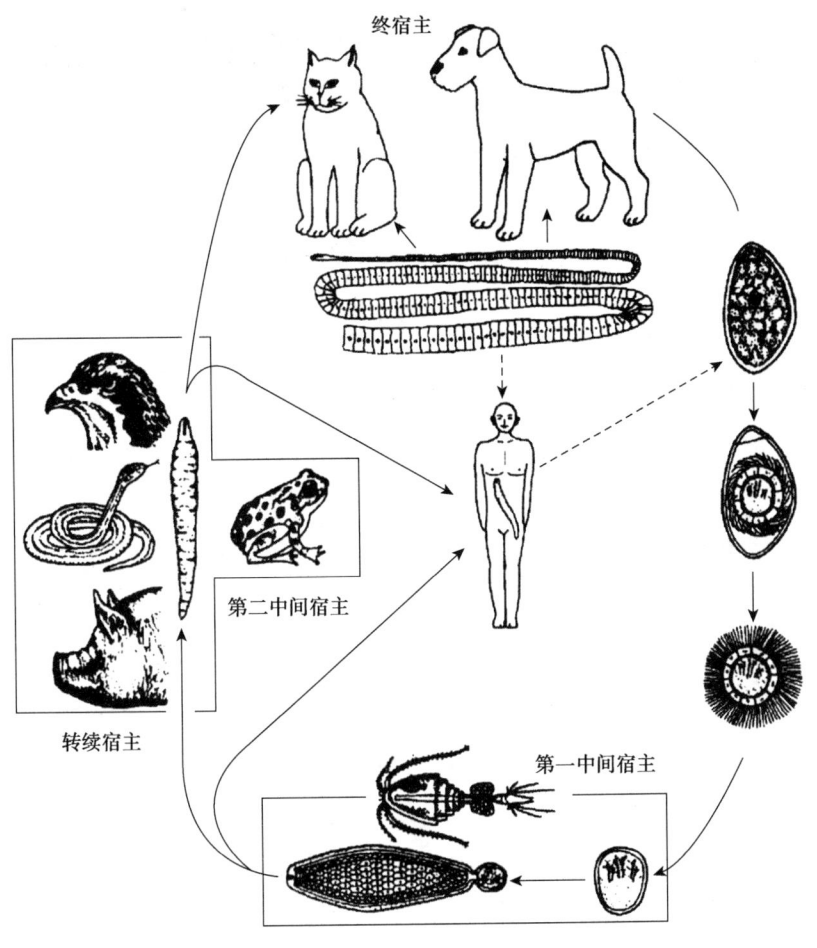

图1-2 曼氏迭宫绦虫生活史（间接型生活史）

小结

1. 根据共同生活中两种生物之间的营养、居住和利害关系，可将两种生物的共同生活方式分为三种类型，即互利共生、共栖和寄生生活。

2. 两种生物生活在一起，其中一种生物从中获利并生存（此种生物称寄生虫），而另一种生物受到损害（此种生物称宿主）的现象称寄生生活。

3. 寄生虫的类型按寄生虫在人体的寄生部位分体外寄生虫和体内寄生虫；按寄生生活的时间分永久性寄生虫和暂时性寄生虫；按寄生虫对宿主的选择分专性寄生虫和兼性寄生虫。

4. 根据寄生虫生活史不同发育阶段所寄生的宿主和其在流行中的作用，将宿主分为终宿主、中间宿主、保虫宿主和转续宿主。

5. 寄生虫生长、发育的全部过程称寄生虫生活史。完成生活史需要适宜的宿主和在外界环境中发育两个基本条件。以是否需要中间宿主将寄生虫生活史划分为直接型生活史（不需要中间宿主）和间接型生活史（需要中间宿主或媒介）两种类型。

（高兴政）

第二章

寄生虫的分类

学习引导

根据问题学习，学完本章后应能正确回答如下问题：
1. 人体寄生虫被分类在几个真核生物界内？
2. 阐述新的寄生虫分类的特点。
3. 原生动物界和色混界由几门寄生虫组成？

寄生虫分类的目的是建立和界定寄生虫系统种群的等级状态，探索寄生虫虫种、种群之间的亲缘关系，追溯各种寄生虫的演化线索，认识寄生虫与宿主之间的关系，特别是与人之间的关系。

生物学分类的阶元依次为界、门、纲、目、科、属、种。亚门、亚纲、亚科、总纲、总目、总科为中间阶元，有些种下还有亚种、变种、株。

传统的寄生虫分类主要以形态为依据，由于这种分类有很大的片面性和局限性，因此不可能反映一个种群的真正面貌，很难解释种群间的亲缘关系。随着生物科技的发展，基于对低等动物的生物化学和分子生物学认识的进展，而提出新的分类学意见。目前的寄生虫分类已超出形态学范围，而进入生态学、遗传学、地理学与分子生物学领域。

人体寄生虫被分类在 3 个真核生物界，即原生动物界（Protozoa）、色混界（Chromista）和动物界（Animalia）（表 2-1）。原生动物界和色混界动物是单细胞动物，而动物界动物（也称后生动物）是多细胞动物。

表 2-1 医学寄生虫分类

界 Kingdom	门 Phylum	寄生虫 Parasites
原生动物界 Protozoa	阿米巴门（阿米巴） Amoebozoa (amebae)	棘阿米巴 *Acanthamoeba* 巴氏阿米巴 *Balamuthia* 内阿米巴 *Entamoeba*
	眼虫门（鞭毛虫） Euglenozoa (flagellates)	利什曼原虫 *Leishmania*
	后滴门（鞭毛虫） Metamonada (flagellates)	贾第虫 *Giardia*

续表

界 Kingdom	门 Phylum	寄生虫 Parasites
	副基体门（鞭毛虫）Parabasala (flagellates)	毛滴虫 *Trichomonas* 双核阿米巴 *Dientamoeba*
	透色动物门（鞭毛虫）Percolozoa (flagellates)	耐格里阿米巴 *Naegleria*
	孢子虫门（孢子虫）Sporozoa (sporozoans)	疟原虫 *Plasmodium*，弓形虫 *Toxoplasma*，隐孢子虫 *Cryptosporidium*
	纤毛虫门（纤毛虫）Ciliophora (ciliates)	小袋纤毛虫 *Balantidium*
色混界 Chromista	双环门 Bigyra	人芽囊原虫 *Blastocystis hominis*
动物界 Animalia	线形动物门（线虫）Nemathelminthes (nematodes)	蛔线虫 *Ascaris*，鞭形线虫 *Trichuris*，住肠线虫 *Enterobius*，钩口线虫 *Ancylostoma*，板口线虫 *Necator*，粪圆线虫 *Strongyloides*，毛形线虫 *Trichinella*，吴策线虫 *Wuchereria*，布鲁线虫 *Brugia*，盘尾线虫 *Onchocerca*，罗阿线虫 *Loa*，管圆线虫 *Angiostrongylus*
	扁形动物门（吸虫、绦虫）Platyhelminthes (trematodes, cestodes)	吸虫 trematodes：支睾吸虫 *Clonorchis*，姜片吸虫 *Fasciolopsis*，并殖吸虫 *Paragonimus*，裂体吸虫 *Schistosoma*，毛毕吸虫 *Trichobilharzia*，东毕吸虫 *Orientobilharzia* 绦虫 cestodes：带绦虫 *Taenia*，棘球绦虫 *Echinococcus*，膜壳绦虫 *Hymenolepis*，迭宫绦虫 *Spirometra*
	棘颚门 Acanthognatha	巨吻棘头虫 *Macracanthorhynchus*
	节肢动物门（昆虫、螯肢动物、甲壳类动物）Arthropoda (insects, chelicerates, crustaceans)	昆虫 insects：按蚊 *Anopheles*，库蚊 *Culex*，伊蚊 *Aedes*，蝇 *Musca*，白蛉 *Phlebotomus*，客蚤 *Xenopsylla*，虱 *Pediculus*，小蠊 *Blattella*
		螯肢动物 chelicerates：硬蜱 *Ixodes*，钝缘蜱 *Ornithodoros*，纤恙螨 *Leptotrombidium*，疥螨 *Sarcoptes*，蠕形螨 *Demodex*，尘螨 *Dermatophagoides*，粉螨 *Acarus*
		甲壳类动物 crustaceans：溪蟹 *Potamon*，蝲蛄 *Cambaroides*，剑水蚤 *Cyclops*

小结

　　人体寄生虫被分类在3个真核生物界，即原生动物界、色混界、动物界。原生动物界、色混界和动物界分别由7门（阿米巴门、眼虫门、后滴门、副基体门、透色动物门、孢子虫门和纤毛虫门）、1门（双环门）和4门（线形动物门、扁形动物门、棘颚门和节肢动物门）寄生虫组成。

（高兴政）

第三章 寄生虫与宿主的相互关系

根据问题学习,学完本章后应能正确回答如下问题:
1. 阐述寄生虫与宿主相互作用的结果。
2. 寄生虫病的特点有哪些?
3. 寄生虫对宿主有哪些危害?
4. 宿主对寄生虫的作用有哪些?

寄生虫与宿主的相互关系包括寄生虫对宿主的作用和宿主对寄生虫的作用两个方面。

一、寄生虫与宿主相互作用的结果

寄生虫与宿主相互作用的结果一般可出现三种情况,即清除寄生虫、患寄生虫病和带虫状态。

(一) 清除寄生虫

寄生虫侵入人体后诱导其产生适应性免疫力,可抑制和杀伤寄生虫,使寄生虫不能在体内继续存活,而被宿主全部清除。

(二) 患寄生虫病

寄生虫侵入人体后,逃避人体免疫系统的作用,可在人体内生长、发育、繁殖,对人体造成不同程度的损害,出现病理变化和临床症状,引起寄生虫病(parasitic disease)。寄生虫病多为慢性感染,并具有宿主和寄生部位特异性、幼虫移行、异位寄生、人兽共患和机会致病等特点。

1. 慢性感染(chronic infection) 慢性寄生虫病不同于病毒、细菌和真菌引起的疾病。寄生虫在人体内繁殖慢,数量少,临床症状较轻,常呈慢性过程。多次感染或急性感染未得到治疗或治疗不彻底,未能清除所有寄生虫,常转为慢性过程。

2. 宿主和寄生部位特异性

(1) 宿主特异性(host specificity):指寄生虫能发育成熟的宿主范围。大部分寄生虫仅限定在一定的宿主范围内发育,有些寄生虫仅感染一种宿主,有些限定在数种宿主,少数需多种宿主。如似蚓蛔线虫仅在一种宿主(人)体内发育成熟,而旋毛形线虫几乎在任何哺乳动物体内都能发育成熟。

(2) 寄生部位特异性(site specificity):寄生虫适应和限定在宿主体内(或体表)特定

部位，并仅在此处寄生的现象称寄生部位特异性。有些寄生虫仅寄生在宿主的一个部位，如班氏吴策线虫和马来布鲁线虫成虫仅寄生在淋巴系统，引起淋巴丝虫病；有些寄生虫可在宿主的多个部位寄生，如曼氏迭宫绦虫裂头蚴可寄生在皮下、眼、脑等部位，引起裂头蚴病。

3. 幼虫移行　有些蠕虫感染阶段侵入人体后，其幼虫可经循环系统、呼吸系统或其他组织移行，最终到达寄生部位，这属于生活史中正常移行，如似蚓蛔线虫、十二指肠钩口线虫和美洲板口线虫在人体内的游移。而幼虫移行症（larva migrans）是指某些动物体内寄生的蠕虫幼虫进入非正常宿主（人）体内，发育受阻，不能发育为成虫，但可在人体内长期移行、破坏组织，使人体产生疾病。根据寄生虫幼虫侵犯的部位和症状，将其分为两型，即皮肤幼虫移行症和内脏幼虫移行症。内脏幼虫移行症（visceral larva migrans）指幼虫，如犬弓首线虫侵入人体后在内脏窜扰，引起内脏病变与功能损害；皮肤幼虫移行症（cutaneous larva migrans）指幼虫，如犬钩口线虫侵入人体后主要在皮下移行，皮肤出现匐行疹；有的寄生虫可引起两种幼虫移行症，如斯氏并殖吸虫幼虫可引起皮肤和内脏幼虫移行症。

4. 异位寄生（ectopic parasitism）　有些寄生虫在主要寄生部位以外的组织或器官内寄生，并造成损伤，出现较复杂的临床症状和体征。如卫氏并殖吸虫主要寄生在肺，此外还可寄生在脑、皮下等组织和器官，称异位寄生，所造成的损害称异位损害。

5. 人兽共患寄生虫病　有些寄生虫除寄生在人体外，还可寄生在某些脊椎动物体内，人和动物体内的寄生虫可互为传染源，造成人与动物之间寄生虫病的传播。这种在人与脊椎动物之间自然传播的寄生虫病称人兽共患寄生虫病（parasitic zoonosis）。我国有30多种寄生虫病为人兽共患寄生虫病，如旋毛虫病和棘球蚴病等。

6. 机会致病　免疫功能正常的人体感染某些寄生虫，不出现临床症状，用常规的病原学诊断方法不易查到病原体，为隐性感染。当机体免疫功能缺陷、不全或抵抗力下降时，体内寄生虫异常增殖，致病力增强，出现明显的临床症状和体征，这种现象称为机会致病，这些寄生虫称机会性致病寄生虫（opportunistic parasite），如隐孢子虫和刚地弓形虫等。

（三）带虫状态

寄生虫侵入人体后，宿主虽能杀伤大部分，但未能全部清除体内的寄生虫，并对再感染具有一定的抵抗力，寄生虫在宿主体内能长期生存，但无临床症状，寄生虫与宿主的相互作用处于平衡状态，呈带虫状态（carrier）或隐性感染（latent infection）。

二、寄生虫对宿主的作用

大多数寄生虫都会对宿主造成不同程度的损害，寄生虫对宿主的危害主要取决于虫种、数量、毒力、在人体内的游移过程、寄生部位和生理活动。寄生虫对宿主的危害主要有夺取营养，影响营养物质的吸收，机械性损害，毒素作用和免疫病理作用等对宿主造成的综合作用。

（一）夺取营养，影响营养物质的吸收

寄生虫在宿主体内生长、发育和繁殖所需的营养物质主要来源于宿主，这些物质也都是宿主必需的，如当钩虫吸血夺取宿主体内的蛋白质和铁比宿主通过饮食补充的多时，可导致贫血。有些寄生虫（蓝氏贾第鞭毛虫、布氏姜片吸虫、美洲板口线虫等）可造成宿主肠黏膜损伤，引起营养吸收功能障碍，机体抵抗力下降，导致营养不良，产生疾病。

（二）机械性损害

由于寄生虫在宿主肠道、组织或细胞内寄生，可引起腔道堵塞、组织压迫和细胞破坏，

以及虫体游移和吸附作用造成的机械性损害。似蛔虫线虫和布氏姜片吸虫在小肠内大量寄生可阻塞肠道，引起肠梗阻。链状带绦虫囊尾蚴和细粒棘球绦虫棘球蚴在脑内寄生，压迫周围组织，引起占位性病变。疟原虫和刚地弓形虫分别寄生在红细胞和有核细胞内，并在细胞内繁殖，导致细胞破坏。

（三）毒素作用

寄生虫在宿主体内生长、发育和繁殖的过程中所产生的分泌物、排泄物以及死亡虫体的分解产物对宿主均有毒性作用，造成宿主损害。如溶组织内阿米巴滋养体表膜分泌的蛋白水解酶可溶解和破坏组织，有助于其侵入宿主肠黏膜和形成脓肿、溃疡。

（四）免疫病理作用

寄生虫体内和体表许多成分、线虫蜕皮液和绦虫囊液等均具有抗原性，诱导宿主产生免疫病理反应，造成局部和远离寄生部位的组织免疫损伤，所产生的超敏反应类型与其他病原体（如微生物）相似。

1. 速发型超敏反应（Ⅰ型超敏反应） 引起Ⅰ型超敏反应的抗体主要是 IgE，如蠕虫感染引起的荨麻疹，特别是棘球蚴破裂，囊液被大量吸收，可致过敏性休克，甚至死亡。

2. 细胞毒型超敏反应（Ⅱ型超敏反应） Ⅱ型超敏反应的主要靶细胞为红细胞、白细胞和血小板。如疟原虫和杜氏利什曼原虫引起的免疫性溶血。

3. 免疫复合物型超敏反应（Ⅲ型超敏反应） 循环免疫复合物的形成和在组织中沉积是Ⅲ型超敏反应的关键环节，如血吸虫、三日疟原虫和杜氏利什曼原虫引起的免疫复合物性肾炎。

4. 迟发型超敏反应（Ⅳ型超敏反应） 此型超敏反应是细胞介导的超敏反应，如曼氏血吸虫虫卵引起的虫卵肉芽肿等。

三、宿主对寄生虫的作用

（一）宿主的饮食和营养状况对寄生虫感染的影响

宿主饮食或营养状况影响寄生虫的感染，高蛋白饮食可抑制肠内原虫的发育，而低蛋白饮食却有助于阿米巴病症状和并发症的出现。糖类是绦虫所必需的，因此富含糖类的饮食有利于某些绦虫的发育。宿主的全身营养状况对寄生虫病的发生和发展都具有重要作用，如在人体营养状况较好时，钩虫寄生可无临床症状；否则，尽管寄生的钩虫数量不多，却能引起钩虫病。

（二）免疫反应

宿主的免疫反应是宿主对寄生虫作用的主要表现，其免疫反应主要表现为宿主的免疫系统识别和清除寄生虫，包括固有免疫和适应性免疫。

1. 固有免疫 固有免疫是人类在长期进化过程中逐渐建立起来的天然防御能力，是宿主防御寄生虫感染的第一道防线。固有免疫受遗传因素控制。抗间日疟原虫感染与 Duffy 血型的存在与否有关。

固有免疫还包括皮肤和黏膜的屏障作用、吞噬细胞的吞噬作用、炎症反应以及一些体液因素对寄生虫的杀伤作用等。

2. 适应性免疫 一般来说，寄生虫感染与病毒、细菌、真菌感染的免疫过程基本相似，但大多数寄生虫感染所产生的适应性免疫水平比病毒和细菌的低。如天花、麻疹、百日咳等感染后对其再感染有完全免疫，但在原虫感染却罕见，在蠕虫感染根本没有这种可能。许多原虫和蠕虫感染对再感染有短期抵抗力,只有寄生虫在人体内存活时,它们才能诱导宿主产生适应性免疫力,这在抑制寄生虫感染上可能具有重要作用。

小结

1. 寄生虫与宿主相互作用可出现三种结果,即清除寄生虫、患寄生虫病和带虫状态。

2. 寄生虫病多为慢性感染,并具有宿主和寄生部位特异性、幼虫移行、异位寄生、人兽共患和机会致病等特点。

3. 寄生虫对宿主造成的损害主要取决于虫种、寄生的数量、毒力、在人体内的游移过程、寄生部位和生理活动。寄生虫对宿主的危害主要有夺取营养、机械性损害、毒性作用和免疫病理作用等对宿主造成的综合作用。

4. 宿主对寄生虫的作用虽受宿主的饮食和营养状况的影响,但主要表现为宿主的免疫作用。

(高兴政)

第四章

寄生虫感染的免疫

学习引导

根据问题学习，学完本章后应能正确回答如下问题：
1. 阐述研究寄生虫免疫的意义。
2. 寄生虫抗原有哪些特点？
3. 什么叫消除性免疫、非消除性免疫、带虫免疫和伴随免疫？
4. 抗体依赖效应机制和细胞介导免疫杀伤寄生虫机制有哪些？
5. 阐述寄生虫的免疫逃避机制。

寄生虫感染的免疫是机体防御和清除寄生虫及其产生的有害物质的一种生理活动。研究抗寄生虫的特异性免疫，对理解寄生虫的致病机制、免疫学诊断、流行和防治（疫苗研制）等都具有十分重要的意义。

一、寄生虫抗原特点

寄生虫结构和生活史复杂性等多种因素决定寄生虫抗原的复杂性和多源性。

1. 抗原的复杂性　按寄生虫抗原的来源分表面抗原、代谢抗原和虫体抗原。

（1）表面抗原（surface antigen）：表膜是虫体与宿主接触的界面，也是宿主免疫系统识别和诱导宿主产生免疫反应的主要部位，具有较强的免疫源性。

（2）代谢抗原（metabolic antigen）：代谢抗原包括寄生虫的腺体分泌物、消化道的排泄物、线虫幼虫的蜕皮液和绦虫幼虫的囊液等，前两者又称排泄-分泌抗原（excretory and secretory antigen）。代谢抗原可与宿主免疫系统直接接触，为免疫学上的重要抗原。

（3）虫体抗原（somatic antigen）：在寄生虫中除了表面抗原和代谢抗原以外的其他抗原，其成分复杂，虽然也能诱导宿主产生免疫反应，但有些虫体抗原并不诱导宿主产生保护性免疫反应。

2. 抗原的多源性　寄生虫抗原具有属、种、株、期的特异性，不同属、种或株的寄生虫，以及同一种株寄生虫生活史不同发育阶段既有特异性抗原，又有共同抗原。不同种株的寄生虫诱导的免疫反应不能有效地杀伤其他种株的寄生虫，即使同一种寄生虫的不同发育阶段所诱导的免疫反应也不能杀伤其他发育阶段的寄生虫。共同抗原是免疫诊断出现交叉反应的基础。

总之，特异性抗原的分离、纯化和鉴定在提高免疫学诊断的特异性、敏感性，研究免疫病理以及研制寄生虫疫苗等方面均具有重要的作用。

二、抗寄生虫的适应性免疫类型

宿主对寄生虫感染产生的特异性免疫应答分消除性免疫（sterilizing immunity）和非消除性免疫（non-sterilizing immunity）。

1. **消除性免疫** 宿主能完全清除体内寄生虫，并对再感染产生完全、稳固的免疫力，如热带利什曼原虫诱导的免疫，临床上表现为迅速自愈倾向，这是寄生虫感染中罕见的一种免疫状态。

2. **非消除性免疫** 大多数寄生虫均可诱导宿主产生一定的抗再感染免疫力，但不能完全清除体内已有的寄生虫，虫数维持低水平，一旦用药物清除体内的寄生虫，适应性免疫逐渐减弱，以致消失。非消除性免疫包括带虫免疫（premunition）和伴随免疫（concomitant immunity）。

(1) 带虫免疫：某些血内寄生虫（疟原虫、美洲锥虫、弓形虫）诱导一种特异的免疫应答，可杀伤体内大部分寄生虫，仍残存少量寄生虫，导致临床症状消失，并产生抗特异性攻击的能力。寄生虫长期存活是由于带虫免疫降低体内已有的寄生虫数量，从而减轻致病力，但在免疫损伤的宿主中不能产生带虫免疫。带虫免疫取决于寄生虫的存在。

(2) 伴随免疫：某些蠕虫（如血吸虫）感染诱导宿主产生抗同种寄生虫幼虫攻击的能力，而已寄生的寄生虫成虫完全不受保护性免疫反应的作用，可继续存活，这种现象称伴随免疫。伴随免疫在血吸虫病最明显，在某些其他蠕虫病（如丝虫病）也可能出现。

寄生在宿主体内的血吸虫成虫刺激宿主产生的免疫反应可有效地杀伤侵入的童虫，由于成虫体表可被多种宿主成分（宿主血型抗原 A、B、H 等）包被，以及血吸虫具有与宿主对应的基因，这些基因能合成宿主样抗原，并表达在虫体表面，因此，宿主的免疫系统不能识别成虫。相反，童虫无上述特征，容易受免疫攻击。由于成虫和童虫有共同抗原，因而成虫诱导的免疫反应通过交叉反应可抵抗童虫的感染。

三、免疫效应机制

宿主对寄生虫感染的免疫应答机制十分复杂（图 4-1）。

（一）抗体依赖效应机制

大多数寄生虫均可诱导宿主产生明显的体液免疫。诱导人体产生的抗体有 IgG、IgA、IgM、IgD 和 IgE，感染早期 IgM 升高，IgM 标志为急性感染。在蠕虫和医学节肢动物感染 IgE 常增高，IgM 和 IgG 在原虫感染最重要。体液免疫可与细胞免疫有协同作用，但抗体的保护作用一般不完全。

1. **受体封闭和封闭细胞的黏合作用**

(1) 受体封闭：当寄生虫与抗体结合时可阻断寄生虫与宿主细胞表面受体的结合，从而限制寄生虫侵入宿主细胞。如疟原虫裂殖子能识别红细胞表面上的受体，当抗裂殖子表面抗原的抗体或抗棒状体蛋白的抗体与裂殖子结合时，可阻止裂殖子识别红细胞表面受体，阻断其侵入红细胞。

(2) 封闭细胞的黏合作用：抗体通过封闭细胞的黏合作用，限制寄生虫的存活。如抗恶性疟原虫寄生的红细胞瘤样结构蛋白的抗体，可阻断恶性疟原虫黏合血管上皮细胞，从而影响其生长发育。

2. 抗体依赖性细胞介导的细胞毒作用（antibody-dependent cell-mediated cytotoxicity，ADCC） 抗体与效应细胞特异结合，杀伤寄生虫。抗寄生虫（特别是蠕虫）抗体依赖保护性反应可能是由效应细胞介导的，参与抗寄生虫的 ADCC 反应的效应细胞有嗜酸性粒细胞（如 ADCC 杀伤血吸虫童虫机制）、巨噬细胞（抗体能增强巨噬细胞杀伤寄生虫，受抗体调理作用的原虫更容易被巨噬细胞吞噬）、中性粒细胞和血小板。

3. 由经典的补体途径介导依赖抗体杀伤寄生虫 通过经典的补体途径可杀伤抗体调理素作用的寄生虫，如通过此途径杀伤疟原虫子孢子和锥虫等。

（二）细胞介导免疫机制

近几年证实，在抗原虫和蠕虫适应性免疫中细胞免疫起重要作用。虽然寄生虫很善于逃避宿主的抗体反应，但逃避细胞免疫却不常见。

1. 淋巴因子（lymphokine，LK） 淋巴因子活化效应细胞直接杀伤寄生虫。如在巨噬细胞中寄生的原虫（杜氏利什曼原虫、刚地弓形虫），LK 活化作用的效果最明显。LK 活化的效应细胞也可杀伤蠕虫。在活化细胞杀伤细胞内、外的寄生虫中起作用的 LK 主要是干扰素-γ。

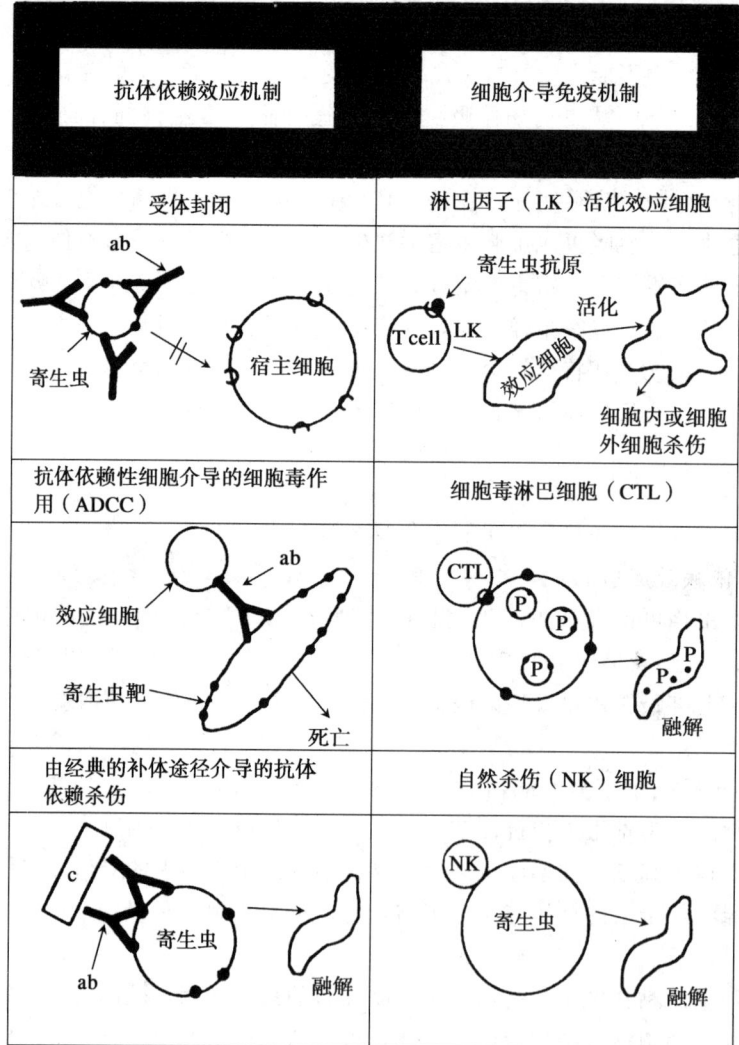

图 4-1 免疫效应机制

2. 细胞毒淋巴细胞（cytotoxic T lymphocyte，CTL） CTL 通常为 $CD8^+$，可直接裂解靶细胞，CTL 在疟原虫子孢子的免疫中起作用。

3. 自然杀伤细胞（natural killer cell，NK） 自然杀伤细胞是来自淋巴细胞系的细胞毒效应细胞，它产生的干扰素-γ 能提高 NK 细胞的活性，可直接杀伤寄生虫（如克氏锥虫）。

（三）细胞因子的作用

在寄生虫感染的免疫应答中，辅助性 T 细胞具有关键作用。Th1 细胞分泌的 IL-2、IFN-γ 和 TNF-β 促进细胞免疫，而 Th2 细胞分泌的 IL-4、IL-5、IL-6、IL-10 和 IL-13 促进体液免疫。

四、免疫逃避

寄生虫慢性感染和进行性感染都反映了寄生虫可以有效地逃避宿主的免疫效应作用。寄生虫侵入免疫功能正常的宿主体内，有些可逃避宿主的免疫作用，而继续发育、繁殖、生存，这种现象称免疫逃避（immune evasion）。

（一）组织学隔离

有些寄生虫寄生在组织、细胞和腔道中，特殊的生理屏障使之与免疫系统隔离。有些寄生虫在宿主体内形成保护层（如旋毛形线虫幼虫、细粒棘球绦虫棘球蚴），可抵抗免疫攻击。肠腔内寄生虫难以与免疫效应细胞接触，因此能逃避宿主的免疫攻击。细胞内寄生虫（利什曼原虫、刚地弓形虫和旋毛形线虫）可避开免疫反应而存活。

（二）抗原变异

寄生虫在体内寄生过程中，有抗原变异（antigenic variation）现象，从而逃避宿主体内特异性免疫反应对其的杀伤作用。引起睡眠病的布氏锥虫表面糖蛋白改变，产生新抗原。疟原虫抗原变异是宿主抗体反应所致，抗原变异可以是疟疾复燃的原因之一。

（三）抗原伪装（拟态）

抗原伪装（拟态）（mimicry）是寄生虫体表可表达类似宿主的成分，或被宿主抗原包被，从而逃避宿主免疫系统的识别。如血吸虫成虫体表表达类似宿主的分子，以致宿主免疫系统不能识别，成虫仍可能在人体内存活 10 年以上。此外，在疟原虫、克氏锥虫和盘尾丝虫表面蛋白中也证实具有人源蛋白。

（四）表膜脱落和更新

蠕虫表膜不断脱落与更新，随之和表膜结合的抗体同时脱落，使抗体不能发挥杀伤虫体的作用。

（五）免疫抑制

多种寄生虫（如疟原虫）在感染宿主期间确实能诱导宿主产生免疫抑制（immune suppression）作用，使寄生虫能在此种宿主体内长期存活，成为带虫者。另外，寄生虫感染大多可增加对另一种寄生虫感染的敏感性。例如，在疟原虫感染锥虫病鼠，致鼠体内锥虫的毒性增加。多重感染不仅可增加它们各自的免疫抑制作用，而且相互增加对宿主的敏感性。

由寄生虫产生的免疫抑制机制有抗原过剩、抗原竞争、诱导抑制性细胞和特异性淋巴细胞抑制因子的产生。

小结

1. 研究抗寄生虫的特异性免疫，对理解寄生虫致病机制、免疫学诊断、流行和防治（研制疫苗）都具有十分重要的意义。

2. 寄生虫的结构和生活史复杂使寄生虫抗原具有复杂性（表面抗原、代谢抗原和虫体抗原）和多源性（寄生虫抗原具有属、种、株和期的特异性）的特点。其中表面抗原和代谢抗原的免疫原性强。

3. 寄生虫感染宿主时可产生不同程度的适应性免疫，其中消除性免疫罕见，大多数寄生虫可诱导宿主产生非消除性免疫，在非消除性免疫中有两种寄生虫感染特有的免疫现象，即带虫免疫和伴随免疫。

4. 免疫效应杀伤寄生虫机制

（1）大多数寄生虫均可诱导宿主产生明显的体液免疫。抗体依赖效应机制为受体封闭和封闭细胞的黏合作用、抗体依赖性细胞介导的细胞毒作用（ADCC）和由经典的补体途径介导的依赖抗体杀伤寄生虫。

（2）抗原虫和蠕虫的适应性免疫中细胞免疫起重要作用。虽然寄生虫善于逃避宿主的抗体反应，但逃避细胞免疫却不常见。细胞介导免疫杀伤寄生虫机制为淋巴因子活化效应细胞、细胞毒淋巴细胞和自然杀伤细胞。

5. 寄生虫可逃避宿主的免疫作用而发育、繁殖和生存，其机制为组织学隔离、抗原变异、抗原伪装（拟态）、表膜脱落和更新以及免疫抑制等。

（高兴政）

第五章

寄生虫病的流行与防治

学习引导

根据问题学习，学完本章后应能正确回答如下问题：
1. 阐述寄生虫病流行的基本环节。
2. 什么叫感染阶段和传播途径？
3. 阐述寄生虫常见的侵入途径和寄生虫病的传播途径。
4. 影响寄生虫病的流行因素有哪些？
5. 阐述寄生虫病的流行特点。
6. 寄生虫病的防治原则有哪些？

一、寄生虫病的流行

寄生虫病的流行病学是研究寄生虫病的分布、传播和流行规律，从而制定有效的防治措施，达到控制和消灭寄生虫病的科学。

（一）寄生虫病流行的基本环节

寄生虫病与其他传染病一样，在一个地区流行必须具备三个基本条件，即传染源、传播途径和易感人群。当这三个环节在一地区同时存在并相互联系时，就会造成寄生虫病的流行。

1. 传染源（source of infection） 人体寄生虫病的传染源包括感染寄生虫的人（患者和带虫者）和动物（受染的家畜和野生动物）。寄生虫通过宿主的分泌物和排泄物排出或经传播媒介，可经直接或间接方式进入另一宿主体内继续发育。如血吸虫虫卵随患者和感染动物（牛、鼠等）的粪便排出体外、入水，经钉螺体内的发育，尾蚴经皮肤侵入人和动物体内。

2. 传播途径（route of transmission） 寄生虫从传染源到易感宿主感染的全过程叫传播途径，包括寄生虫从传染源排出、在外界（包括在中间宿主和节肢动物体内发育）生存和发育为感染阶段（infective stage，寄生虫侵入人体，并能继续发育或繁殖的阶段）和经合适的侵入途径进入新宿主三个过程。寄生虫进入人体的方式称侵入途径或称感染途径（route of infection）。

（1）人体寄生虫的主要侵入途径有：

1) 经口感染：这是最常见的侵入途径。主要通过污染的饮水、食物或手感染。许多肠道寄生虫都是经口感染的。如被溶组织内阿米巴成熟包囊、刚地弓形虫卵囊、似蚓蛔线虫和毛首鞭形线虫感染性虫卵污染饮水或食物（蔬菜、水果），人因饮生水或生食不洁的蔬菜和水果感染；还可因生食含肌肉囊包的动物肉感染旋毛虫病；生食含囊蚴的淡水鱼和水生植物分别可感染华支睾吸虫和布氏姜片吸虫。

2）直接经皮肤感染：接触疫土和疫水，钩虫丝状蚴和血吸虫尾蚴经皮肤侵入人体。

3）经医学节肢动物感染：间日疟原虫和恶性疟原虫子孢子以及班氏吴策线虫和马来布鲁线虫丝状蚴通过蚊虫叮咬传播；杜氏利什曼原虫经白蛉叮咬感染人体。

4）接触感染：阴道毛滴虫和疥螨可通过直接接触和间接接触传播。

5）经胎盘感染：疟原虫和刚地弓形虫可通过胎盘传给胎儿，造成先天性感染（垂直传播）。

(2) 人体寄生虫病的传播途径主要有：

1）经水传播：经饮水传播的寄生虫病具有病例分布与供水范围一致的特点；经接触疫水传播的寄生虫病，则患者均有疫水接触史。如蓝氏贾第鞭毛虫包囊污染水源可造成暴发流行；接触疫水可感染血吸虫。

2）经食物传播：经食物传播、感染的寄生虫病称食源性寄生虫病。如粪便中感染性虫卵（似蚓蛔线虫成熟虫卵）污染蔬菜和/或水果、鱼肉中含华支睾吸虫囊蚴、猪肉中含链状带绦虫囊尾蚴和旋毛形线虫囊包等均经食物传播。

3）经土壤传播：如钩虫（十二指肠钩口线虫和美洲板口线虫）和粪类圆线虫丝状蚴生活在土壤中，人接触土壤感染。

4）经空气（飞沫）传播：如蠕形住肠线虫卵比较轻，可在空气中飘浮，随呼吸进入人体。

5）经医学节肢动物传播：生物性传播媒介，如蚊传播疟疾和丝虫病；白蛉传播黑热病。机械性传播媒介，如舍蝇传播阿米巴病。

6）经直接接触传播：如阴道毛滴虫可通过性生活传播；疥螨可由直接接触患者皮肤感染。

3. 易感人群　易感人群是指对某些寄生虫缺乏固有免疫和适应性免疫的人群。一般来说，未感染过寄生虫的人，以及儿童、免疫力低下或免疫缺陷者均为易感者。人群易感性的差异与个体免疫力、年龄等因素有密切关系，一般老年人和儿童的免疫力低于青壮年人。

（二）影响寄生虫病流行的因素

寄生虫病的流行与传播是从寄生虫某一阶段离开宿主开始，经外界环境或传播媒介侵入新宿主的过程，因此寄生虫病的传播受生物因素、自然因素和社会因素的影响。

1. 生物因素　有些寄生虫生活史需要中间宿主或传播媒介，它们的存在是某些寄生虫病流行的必需条件。这些寄生虫病的流行与中间宿主和传播媒介的地理分布和活动季节相符。如血吸虫中间宿主（钉螺）分布在长江流域及其以南的12个省、自治区、直辖市，活动季节在夏秋季，血吸虫病的流行与钉螺地理分布和活动季节一致。

2. 自然因素　自然因素包括地理环境和气候因素（温度、湿度、雨量和光照等）。地理环境直接影响中间宿主和传播媒介的孳生和分布，如斯氏并殖吸虫的第二中间宿主溪蟹只适合生长在山区小溪，因此斯氏并殖吸虫病大多在丘陵、山区流行。气候条件影响寄生虫在外界以及中间宿主或传播媒介体内的发育，如温度低于15~16℃，疟原虫不能在蚊体内发育，影响疟疾的流行。

3. 社会因素　社会因素包括经济状况、科学和文化教育水平、医疗卫生和防疫保健、以及人们的生产和生活习惯等,这些社会因素在控制寄生虫病的流行上都起重要作用。

(三) 寄生虫病流行的特点

1. 地方性　寄生虫病的分布有明显的地方性特点,影响寄生虫病地方性流行主要与自然因素(主要是气候条件)、生物因素(包括传播媒介和中间宿主)和社会因素(人们的生活习惯和生产方式等)有关。寄生虫病多分布在温暖、潮湿的地方,其流行与中间宿主和传播媒介的地理分布一致,有些食源性寄生虫病的分布与当地居民的饮食习惯密切相关。

2. 季节性　寄生虫病季节性流行也主要与自然因素、生物因素和社会因素有关。寄生虫病多在温暖、潮湿的夏秋季流行,其流行与中间宿主和传播媒介的季节消长一致,如疟疾感染季节与按蚊出现的季节一致;人们的生活与生产活动因季节而异,如在夏季接触疫水机会较多,因此急性血吸虫病常发生在夏季。

3. 自然疫源性　在人迹罕至的原始森林和荒漠地区,有些寄生虫病可不依赖人而在脊椎动物(主要是野生动物)之间相互传播与流行,人偶然进入这些地区时,在没有特殊的防护或预防措施情况下,这些寄生虫病可从脊椎动物通过一定的途径传播给人,这些地区称为自然疫源地。这类存在于自然界的人兽共患寄生虫病具有明显的自然疫源性,如旋毛虫病的传播和流行。

二、寄生虫病的防治原则

寄生虫病的防治要采取控制和消灭传染源、切断传播途径以及预防感染和保护健康人群等综合防治措施。实践证明综合防治措施对控制寄生虫病的流行是切实有效的。

(一) 控制和消灭传染源

1. 在流行区,普查、普治患者和带虫者。
2. 查治和处理保虫宿主　有价值的动物要定期治疗,无价值又有害的感染动物(如鼠等)要采取有力措施加以消灭。
3. 监测疫情,及时发现传染源,控制其输入或扩散。

(二) 切断传播途径

1. 改造环境,消灭孳生地,或用药物控制和消灭中间宿主和传播媒介,加强粪便和水源管理,注意环境卫生、个人卫生和饮食卫生都是切断寄生虫病传播的重要手段。

2. 预防不需要中间宿主并经口感染的寄生虫病(阿米巴痢疾、贾第虫病、蛔虫病、鞭虫病等),主要防治措施有粪便管理、防止粪便污染食物、水源和环境、注意个人卫生、饮食卫生和饮水卫生。

3. 做好肉类和水产品的生物安全工作,改善不良的饮食习惯是预防需中间宿主,并经口感染的寄生虫病(弓形虫病、肺吸虫病、肝吸虫病、猪带绦虫病、牛带绦虫病和旋毛虫病等)的关键。

(三) 预防感染,保护健康人群

1. 积极开展预防寄生虫病的宣传教育,普及防治寄生虫病的基本知识和提高群众的自我保护意识是防治寄生虫病最经济、最有效的方法。

2. 建立良好的卫生行为和饮食习惯。

3. 加强集体和个人防护

(1) 改进生产方式和改善生产条件,减少与寄生虫感染阶段的接触机会。

(2) 对某些寄生虫病(如疟疾)可采取预防服药;对严重危害人类健康的寄生虫病(如

疟疾和血吸虫病等）应积极开展疫苗防治的研究。

（3）用驱避剂防止吸血节肢动物叮咬。

小结

1. 寄生虫病的流行病学是研究寄生虫病的分布、传播和流行规律，从而制定有效的防治措施，达到控制和消灭寄生虫病的科学。

2. 寄生虫病的流行必须具备三个基本环节，即传染源、传播途径和易感人群。

人体寄生虫病的传染源主要有感染寄生虫的人（患者和带虫者）和动物（受染家畜和野生动物）。

传播途径（寄生虫从传染源到易感宿主的全过程称传播途径）主要有经水、食物、土壤、空气、医学节肢动物和接触传播。主要侵入途径（寄生虫进入人体的方式称侵入途径，或称感染途径）有经口、皮肤、医学节肢动物叮咬、接触和胎盘感染。

易感人群为缺乏固有免疫和适应性免疫的人群，主要包括未曾感染过寄生虫的人群、儿童、免疫力低下或免疫缺陷者。

3. 寄生虫病的流行与传播是由寄生虫从宿主排出开始，经外界环境或传播媒介体内的发育和侵入新宿主的过程。因此寄生虫病的传播受生物因素、自然因素和社会因素的影响，其流行特点有地方性、季节性和自然疫源性。

4. 寄生虫病的防治应采取控制和消灭传染源、切断传播途径以及预防感染和保护健康人群等综合防治措施。

（高兴政）

第二篇　医学原生动物

第六章

医学原生动物概述

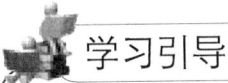学习引导

根据问题学习，学完本章后应能正确回答如下问题：
1. 描述原虫的基本构造，其运动细胞器有哪些？
2. 原虫的生殖方式有哪几种？
3. 原虫的生活史类型可分几种？
4. 原虫的致病特点主要有哪些？
5. 滋养体和包囊在生活史中的作用分别是什么？

原虫（protozoa）是具有完整生理功能的单细胞真核生物，迄今已发现 65 000 余种，广泛分布于自然界，绝大多数营自生或腐生生活，少数营寄生生活。寄生于人体的原虫有 40 余种，称为医学原虫（medical protozoa），它们寄生于人体的管腔、体液、组织或细胞内。其中有些原虫寄生在人体却不致病，能引起人体发病的医学原虫仅有十余种。

【形态】原虫体积微小（2～200μm），形态因种或种内不同生活阶段而异。其结构由细胞膜、细胞质和细胞核三部分构成。

1. **细胞膜**　由单位膜构成，包被虫体表面，又称表膜或质膜。它使原虫保持一定形状，维持自身稳定。表膜可不断更新，膜上具有多种受体、配体、酶类和抗原，表膜是与宿主细胞及外界环境直接接触的部位，参与原虫的摄食、排泄、运动、感觉、侵袭、引发宿主免疫反应和逃避免疫等多种生物学功能。

2. **细胞质**　原虫的细胞质由基质、细胞器和内含物组成。基质主要成分为蛋白质。有些种属原虫胞质均匀，而有些种属原虫胞质有内外质之分。外质呈凝胶状，具有运动、摄食、排泄、呼吸、感觉和保护等作用；内质呈溶胶状，其内含有细胞核、细胞器和各种内含物，是营养物质贮存和新陈代谢的主要场所。由细胞质形成的运动细胞器（伪足、鞭毛、纤毛等）参与原虫的运动，也是原虫分类的重要形态特征。有的原虫还具有胞口、胞肛、吸器、波动膜、轴柱和动基体等结构，也是虫体鉴定的依据。

3. **细胞核**　位于细胞质内，是维持原虫生命和繁殖的重要结构，由核膜、核质、核仁和染色质组成。核膜为双层单位膜，其上有微孔与胞质相通。染色质和核仁分别富含 DNA

和RNA，控制细胞的代谢与分化。医学原虫的细胞核按结构特点分两型：①泡状核（vesicular nucleus）：圆形，核仁位于中央或略偏，染色质稀少，呈颗粒状，分布于核质或核膜内缘，多数寄生性原虫为此型核，如阿米巴。②实质核（compact nucleus）：体积较大，形状不一，染色质丰富；具有一个以上核仁，核着色深，不易辨认，如纤毛虫。

【生理】 原虫的整个虫体虽仅由一个细胞构成，但可完成全部生命活动。医学原虫的生理过程包括运动、营养、代谢和生殖。

1. 运动 运动是原虫生命活动的重要特征。原虫的运动主要由运动细胞器来完成，包括伪足（pseudopodium）、鞭毛（flagellum）和纤毛（cilia）。伪足是细胞外质暂时性伸出的舌状或叶状的突起，伪足形成时，局部外质液化，凝胶发生断裂，内质涌出扩散至邻近的外质上，这种运动也称为阿米巴运动；溶组织内阿米巴滋养体即通过伪足进行运动。鞭毛和纤毛是由基体发出的能动的轴丝，鞭毛较纤毛长且数目少；蓝氏贾第鞭毛虫和阴道毛滴虫等原虫通过鞭毛的摆动运动，而结肠小袋纤毛虫则通过纤毛的摆动运动。有些寄生性原虫并无运动细胞器，则以其他方式进行运动，如疟原虫动合子在蚊体内可以螺旋式运动穿入蚊胃上皮内；孢子虫入侵阶段的裂殖子和子孢子可以滑动、扭转和弯曲等方式运动。

2. 营养与代谢 原虫经直接渗透摄取营养，也可通过胞饮或吞噬分别摄取液态或固态物质，有些原虫则通过胞口摄食。原虫代谢十分复杂，如血液内的疟原虫可以利用氧分解葡萄糖获取能量，而腔道原虫则适应低氧张力环境，靠酵解糖原获取能量。有些原虫则为兼性厌氧，如溶组织内阿米巴原虫，既可在缺氧的肠道，又可在多氧的肺组织内生存增殖。原虫特有的代谢环节可为探索抗原虫药物提供依据。同工酶谱的分析可用于区别致病和非致病虫株，亦可作为某些原虫分类的重要依据。虫体的代谢产物、残渣等可经体表、胞肛排出，或在生殖过程中母体裂解时排出。

3. 生殖 原虫的生殖方式有两种，即有性生殖和无性生殖。无性生殖包括二分裂、多分裂和芽殖。二分裂是核先分裂，细胞质随之分裂而形成两个子体，如溶组织内阿米巴滋养体；多分裂又称裂体生殖，核先多次分裂，胞质亦分裂，每个核与部分胞质形成一个子体，如疟原虫在肝细胞和红细胞内的生殖；芽殖为体积大小不等的分裂，如刚地弓形虫滋养体的内二芽殖。有性生殖包括配子生殖和接合生殖。配子生殖是雌、雄配子结合形成合子，然后再进行无性孢子生殖，发育为新个体，如疟原虫在按蚊体内的生殖；接合生殖是两个相同的虫体暂时结合，交换核质，然后分开进行分裂生殖，如纤毛虫。有些原虫如疟原虫等，生活史中有性生殖与无性生殖交替出现，称世代交替。

【生活史】 医学原虫生活史中一般具有形态结构和生理功能不同的阶段或期。通常把能运动、摄食、生殖的原虫阶段称滋养体（trophozoite），它是主要的致病阶段。不能运动和摄食的阶段称包囊（cyst）或卵囊（oocyst），它们是重要的感染阶段。多种原虫具有滋养体期和包囊期，某些种类的原虫仅有滋养体期，如阴道毛滴虫。根据医学原虫传播的特点可将其生活史分为三种类型：

1. 人际传播型 完成生活史只需要一种宿主，通过直接、间接接触或传播媒介的机械性携带传播，如溶组织内阿米巴、蓝氏贾第鞭毛虫以及阴道毛滴虫的传播属此类型。

2. 人与动物间传播型 又称循环传播型，此类原虫在完成生活史和传播过程中，需要一种以上的脊椎动物作为终宿主和中间宿主，其感染阶段可在两者之间传播，如刚地弓形虫。

3. 虫媒传播型 有些原虫生活史需要在吸血昆虫体内发育或生殖为感染阶段，再由媒介昆虫叮咬传播，如疟原虫、杜氏利什曼原虫。

【致病】 原虫致病与虫种（株）、寄生部位、感染虫数、宿主的营养和免疫状态有关。致病机制主要是虫体在宿主体内增殖、破坏寄生的细胞或组织，或通过释放的分泌物和代谢产物以及虫体的崩解产物对宿主造成毒性作用或超敏反应。随着虫体繁殖、数量增多，多数原虫有向邻近或远方播散的倾向，因此可以导致多个组织器官受累。值得提出的是，机体免疫力对于某些原虫致病具有十分重要的意义。当机体免疫功能受损或低下时（如长期使用免疫抑制剂、肿瘤或艾滋病患者等），一些在人体中处于隐性感染的原虫（如刚地弓形虫、隐孢子虫等）则可大量繁殖，引起严重甚至致命的寄生虫病，通常称这些原虫为机会致病性原虫。

【分类】 在生物分类学上，医学原虫隶属于原生动物界（Kingdom Protozoa）和色混界（Kingdom Chromista）。原生动物界分13个门，其中7个门与医学有关；色混界、色物亚界的双环门与医学有关。

1. 阿米巴门（Amoebozoa） 包括内阿米巴纲的致病性的溶组织内阿米巴和非致病性的结肠内阿米巴、哈氏内阿米巴、微小内蜒阿米巴、布氏嗜碘阿米巴、齿龈内阿米巴等，以及阿米巴纲的致病性自生生活的棘阿米巴，都与人类关系密切。

2. 眼虫门（Euglenozoa） 与人类有关的包括动基体纲的利什曼原虫和锥虫。

3. 后滴门（Metamonada） 双滴门的蓝氏贾第鞭毛虫与人类关系密切。

4. 副基体门（Parabasala） 包括毛滴纲的阴道毛滴虫、口腔毛滴虫以及动鞭毛纲的蠕形滴虫。

5. 透色动物门（Percolozoa） 包括致病性自生生活鞭毛虫福氏耐格里阿米巴。

6. 孢子虫门（Sporozoa） 其中的疟原虫、刚地弓形虫、肉孢子虫等与人类关系密切。

7. 纤毛虫门（Ciliophora） 结肠小袋纤毛虫属于此类。

8. 双环门（Bigyra） 其中人芽囊原虫与医学有关。

小结

医学原虫为单细胞真核生物，由细胞膜（又称表膜）、细胞质和细胞核构成。细胞膜由单位膜组成，它使虫体保持一定形态。膜上有多种受体、配体、酶类、抗原等物质，表膜作为与宿主和外环境接触的界面，对保持虫体的自身稳定和参与宿主的相互作用有着重要的意义。细胞质由基质、细胞器和内含物组成，运动细胞器（伪足、鞭毛、纤毛）参与原虫运动，也是原虫分类的主要依据。细胞核由核膜、核质、核仁和染色质组成，寄生在人体的原虫除纤毛虫外，细胞核多为泡状核。

原虫具有完整的生理功能，如运动、呼吸、摄食、消化、代谢、排泄、生殖和对外界刺激的反应等。多数原虫借运动细胞器移位、摄食、防御和侵入宿主组织。生活史中能运动、摄食、生殖的阶段称滋养体，而静止期则称包囊。寄生原虫的摄食方式有表膜渗透、胞饮和吞噬。葡萄糖是寄生原虫的重要能量来源，血液内的原虫如疟原虫进行有氧代谢，腔道内原虫为无氧酵解，有些原虫如溶组织内阿米巴则是兼性厌氧生物。寄生原虫可营无性生殖（二分裂、多分裂、芽殖）或有性生殖（配子生殖、接合生殖），或者有性生殖与无性生殖交替出现（世代交替）。

原虫的生活史类型分三种，即人际传播型、人与动物间传播型和虫媒传播型。

原虫致病与否取决于原虫的种（株）、数量、毒力、寄生部位和宿主的免疫状态。其致病具有增殖致病、播散致病和机会致病等特点。

按照新的分类系统，医学原虫隶属于原生动物界的阿米巴门、眼虫门、后滴门、副基体门、透色动物门、孢子虫门和纤毛虫门，以及色混界的双环门。

（鱼艳荣）

第七章

阿 米 巴

阿米巴（amoeba）以伪足为运动细胞器，多数寄生在宿主的消化道，绝大多数生活史中有滋养体和包囊两个时期，滋养体以二分裂方式生殖。寄生人体的阿米巴有溶组织内阿米巴、迪斯帕内阿米巴、哈氏内阿米巴、结肠内阿米巴、布氏嗜碘阿米巴、微小内蜒阿米巴和齿龈内阿米巴等。其中溶组织内阿米巴是致病原虫，其余主要为共栖原虫。近年发现偶有自生生活阿米巴如棘阿米巴属的某些种可侵入人体，引起脑、眼等部位感染而致严重后果。

第一节 溶组织内阿米巴

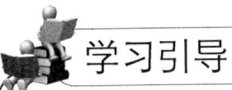

学习引导

根据问题学习，学完本节后应能正确回答如下问题：
1. 溶组织内阿米巴的结构特征有哪些？
2. 简述溶组织内阿米巴生活史的基本过程。
3. 简述溶组织内阿米巴的致病机制。
4. 溶组织内阿米巴病的病原学诊断方法主要有哪些？
5. 简述溶组织内阿米巴病流行情况和防治原则。

溶组织内阿米巴（*Entamoeba histolytica* Schaudinn，1903）又称痢疾阿米巴，主要寄生于结肠，在一定条件下可侵入肠壁组织，形成溃疡，引起阿米巴痢疾（amebic dysentery），并可随血流侵入肝、肺、脑等器官，引起以炎症或脓肿为主要表现的肠外阿米巴病。

【形态】 溶组织内阿米巴生活史中有滋养体和包囊两个时期。

1. **滋养体** 是运动、摄食和生殖的阶段，也是致病阶段。滋养体因运动而外形多变，直径 12~60μm。在感染者的不成形新鲜粪便生理盐水涂片中，滋养体运动活跃，伪足呈定向性运动，即透明的凝胶状外质突出，呈舌状或指状（伪足），然后颗粒性溶胶状内质渐次流入，完成向伪足方向定向移动。内质中常见被吞噬的红细胞，是区别于肠道非致病性阿米巴滋养体的重要特征。吞噬的新鲜红细胞呈浅绿色折光体。在阿米巴慢性感染者中滋养体常不吞噬红细胞。未染色的滋养体中细胞核不易看清，铁苏木精染色虫体可见一泡状核，核膜清晰，其内缘有大小一致、分布均匀、规则排列的染色质粒；深染的核仁大多位于核正中；被吞噬的红细胞染成蓝黑色，其大小和数目不等（图 7-1）。

2. 包囊 为不摄食、不生殖的静止阶段,具有诊断价值。呈圆球形,直径 10～20μm;内含 1～4 个核,未成熟包囊有 1～2 个核,4 核包囊为成熟包囊。碘液涂片包囊呈淡黄色,核膜和核仁均为浅棕色;其拟染色体不着色,呈亮棒状;糖原泡呈黄棕色,边缘模糊;拟染色体和糖原泡随包囊的成熟而逐渐消失。铁苏木精染色包囊呈蓝黑色,核结构类似于滋养体;拟染色体呈棒状,两端钝圆,糖原泡呈空泡状(图 7-1)。

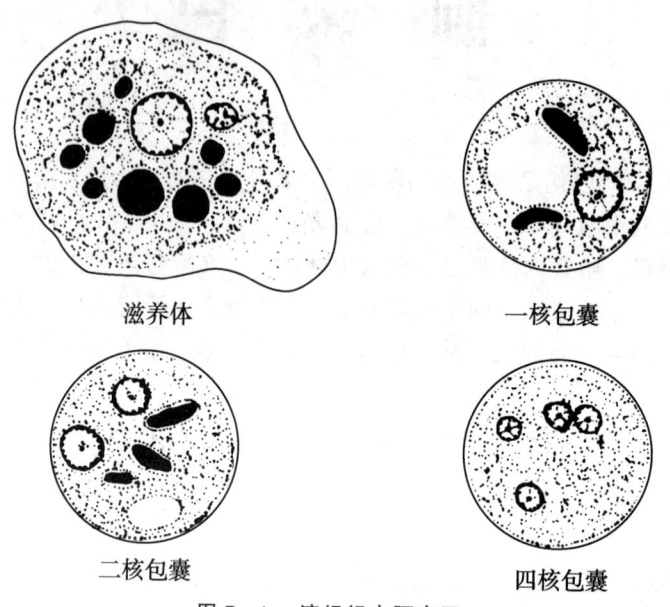

图 7-1 溶组织内阿米巴

【生活史】 溶组织内阿米巴的四核包囊为感染阶段。人因摄入被四核包囊污染的食物或饮水而感染。包囊通过胃进入小肠,在小肠下段经碱性消化液的作用,囊壁变薄,虫体运动活跃,四核滋养体脱囊而出,经 3 次胞质分裂和 1 次核分裂为 8 个单核滋养体,滋养体移行至结肠黏膜皱褶或肠腺窝处寄生,以肠内黏液、细菌和已消化的食物为营养,进行二分裂生殖。部分虫体向下移行,因肠内容物中水分被吸收,滋养体停止活动,排出未消化的食物,团缩变圆,分泌囊壁形成包囊,经二次有丝分裂形成四核包囊。1～4 核包囊随粪便排出,成熟包囊污染食物、水源可引起传播。这是溶组织内阿米巴的基本生活史(图 7-2)。

在特定条件下,滋养体侵入宿主肠壁组织,二分裂生殖,吞噬红细胞和组织细胞,引起肠壁溃疡。肠壁内的滋养体可随坏死组织脱落入肠腔,随粪便排出,形成阿米巴痢疾。滋养体在外界很快死亡,无传播作用。若滋养体侵入肠壁静脉,可随血流至肝、肺、脑等组织引起炎症,形成脓肿,引起肠外阿米巴病。组织内的滋养体不能形成包囊。

【致病】 人体感染溶组织内阿米巴后,可以表现为无症状带虫者、阿米巴痢疾或肠外阿米巴病等多种临床类型,其致病机制较为复杂,受虫株毒力、虫体寄生环境中的理化、生物因素和宿主的免疫状态等多种因素的制约。关于虫株毒力,目前已确认,以往认为溶组织内阿米巴存在着致病株和非致病株,实际是两个不同种:一种是致病的痢疾阿米巴(E. dysenterriae),即溶组织内阿米巴;另一种是不致病的肠腔共栖型迪斯帕内阿米巴(E. dispar)。两者形态相似,在光学显微镜下不能区别,但抗原性、同工酶谱和基因完全不同,实属不同种,目前可借助 PCR 方法加以鉴别。在肠道中迪斯帕内阿米巴比溶组织内阿米巴常见,感染者无症状。溶组织内阿米巴可引起侵袭性病变,但种内各株毒力不同,如热带地区虫株毒力较寒带、温带地

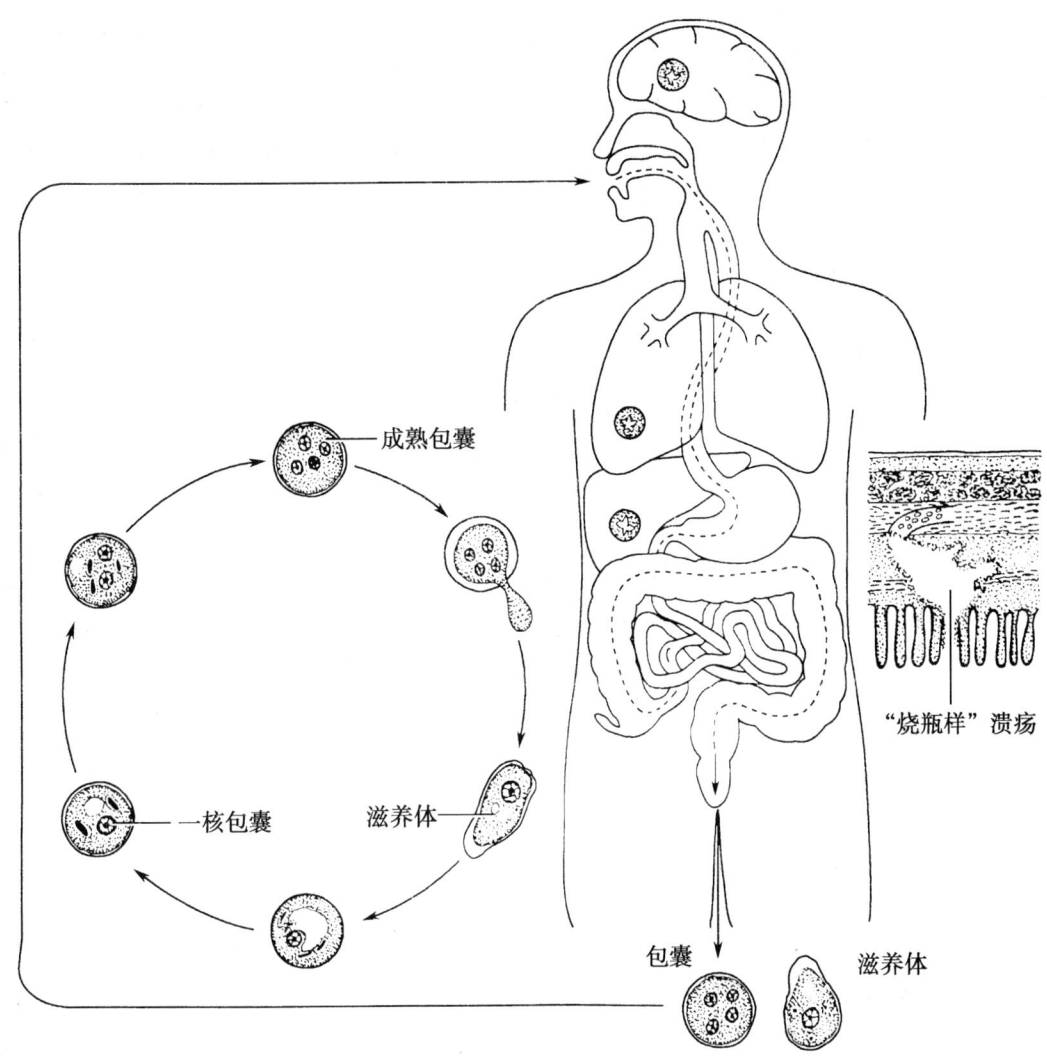

图7-2 溶组织内阿米巴生活史

区者强;从阿米巴病患者分离的虫株毒力强于从带虫者分离的虫株。此外,毒力还与虫体寄生的环境,尤其是与肠道内共生菌有关,某些共生菌除了可为阿米巴提供营养外,还可提供低氧化还原电位和适度的酸碱环境等,有利于阿米巴生殖,增强虫株的致病力。

宿主的免疫功能状态对阿米巴滋养体侵入组织也很重要。免疫功能正常的人感染溶组织内阿米巴,多为无症状带虫者。当宿主机体全身或局部免疫力降低,如营养不良、感染、肠黏膜损伤或肠功能紊乱等,则有利于阿米巴滋养体侵入组织。

溶组织内阿米巴侵入组织是借助其伪足的机械性运动、酶的溶解组织作用及其毒素等的综合作用所致。其侵袭力主要表现为溶解破坏宿主细胞及组织。一般认为,阿米巴入侵组织,首先需黏附于靶细胞上,这种黏附作用可因低温或细胞松弛素的作用而抑制。分子水平研究阐明,影响溶组织内阿米巴的致病因素中有三种致病因子:①260kD半乳糖/乙酰氨基半乳糖凝集素可以介导滋养体吸附于宿主结肠上皮、中性粒细胞和红细胞等表面,该凝集素还具有溶解细胞、参与细胞内信号传递及抵抗补体系统的作用。Rosales - Encina等从一种有毒株的阿米巴分离出具有外凝集特征的220kD表面蛋白质。这种物质定位于质膜上,它能凝集人红细胞,且能识别 N-乙酰-D-葡萄胺物质,抗质膜抗体可结合于活的或固定的滋养体质膜上,能抑制滋养体对红细胞或培养细胞的黏附,有抑制滋养体吞噬红细胞作用。这提示此种 220kD 表面蛋白质可能在滋养体黏附宿主靶细胞中起作用。②阿米巴穿孔素可使靶细胞形成离子通道而产生微孔,提示靶细胞质膜的通透性改变可引起细胞溶解。③阿米巴虫体富含半胱氨酸蛋白酶,该酶属木瓜蛋白酶类,可溶解靶细胞,或降解补体 C3 为 C3a,而抵抗补体介导的抗炎反应,或可降解血清型和分泌型 IgA,从而阻断 IgA 对肠壁的保护作用。靶细胞溶解后被原虫吞噬、降解,原虫伪足的活动又使附近细胞移位、分离、聚集和溶解,促进局部坏死病灶的形成。

肠阿米巴病早期病变限于肠黏膜,继而虫体侵入黏膜下层,并在黏膜下层繁殖、扩散,形成口小底大的烧瓶样溃疡,坏死的肠黏膜、血液和滋养体落入肠腔。患者出现腹痛、腹泻;排黏液、脓血便,次数增多,味极腥臭。病变可波及整个结肠,但以回盲部多见,其次是结肠各弯曲部、乙状结肠和直肠。个别病例侵及肌层和浆膜层,而并发肠出血和肠穿孔,或侵入阑尾引起阿米巴阑尾炎。慢性病例黏膜增生可形成阿米巴肿(amoeboma)。

肠外阿米巴病以肝多见,其次是肺。滋养体随血流播散所致的肝脓肿以肝右叶后上方多见,脓液呈酱红色,由坏死、溶解的组织和血液组成。在炎症病灶与正常组织交界处有大量滋养体。患者有发热、肝大、肝区疼痛等症状。肺脓肿可因血液循环播散所致,但多数因肝脓肿穿破横膈,进入胸腔,直接侵入肺而引起;肺脓肿如与支气管相通,患者可咳出酱红色痰液。若阿米巴侵入脑、纵隔、心包、脾、皮肤、生殖器官等处,则引起相应部位的炎症、溃疡或脓肿。

案例 7-1

患者男性,30 岁,安徽合肥人,农民,反复腹泻半年,加重两周伴少量脓血,因腹痛及强烈的里急后重感而入院。

体格检查:体温 38.2℃,消瘦,肝、脾肋下未触及,全腹无压痛,无包块,无肌紧张,肠鸣音正常,双下肢不肿。

血液检查:血细胞比容 0.45,红细胞 $4.5×10^{12}$/L,血红蛋白 115g/L,白细胞 $7.1×10^{9}$/L。

实验室检查:粪便常规+OB:OB(±)。

粪便培养+药敏:未培养出病菌。

B 超:肝、胆、胰、脾正常。

病理检查:镜检直肠黏膜固有层充血、水肿,伴淋巴细胞、浆细胞及嗜酸性粒细胞等急、慢性炎细胞浸润,局部表面上皮脱落,糜烂面附有炎性渗出物及成片的滋养体,滋养体内见一大核,胞质内有吞噬红细胞现象。

临床诊断:溃疡性结肠炎。

病理诊断:直肠阿米巴病。

患者住院 8 天,给予甲硝唑、大蒜素等药物抗阿米巴治疗后痊愈出院,痊愈后 1 年,随访无复发。

【免疫】 溶组织内阿米巴侵入组织后，虫体的结构蛋白质、代谢产物、细胞毒素或酶等抗原物质可诱导机体产生体液和细胞免疫应答。

特异性抗体的滴度和疾病的严重程度一致，抗体成分主要为IgG，曾有报道80%～100%的阿米巴痢疾和肝脓肿患者有特异性IgG抗体，其在血清中可持续存在2～11年或更久；IgM和IgA升高不明显。IgM和IgE多在治愈后3个月内恢复到原有水平。阿米巴病的体液免疫一般对宿主无保护作用，流行区人群的血清抗体阳性率虽高，但不能保护人群免受再次感染。这是由于特异性抗体与溶组织内阿米巴表面膜抗原结合后可使膜的组分向虫体的伪尾区（uroid）移动，形成一个囊泡状帽，然后自虫体表面脱落，使虫体逃避宿主体液免疫的攻击。然而，测定血清抗体对阿米巴病的诊断具有重要意义。在流行病学调查中，检查人群抗体水平可了解当地的发病情况和流行趋势。

阿米巴病的保护性免疫属于细胞免疫。金黄田鼠皮内注射无菌培养的阿米巴滋养体3周后，可使之产生T细胞依赖性以巨噬细胞为效应细胞的抵抗力，这时若将滋养体注入鼠肝内就不会形成脓肿，未曾皮内注射滋养体者则形成脓肿。阿米巴病患者的淋巴细胞对阿米巴可溶性抗原引起的增殖反应大于正常人淋巴细胞的增殖反应，并可产生淋巴因子（包括干扰素），激活单核细胞，产生氧化和非氧化杀阿米巴作用。杀阿米巴的细胞免疫用Con A（刀豆素A）和BCG也能诱导，故其可能是非特异性的。

许多研究表明，阿米巴痢疾和阿米巴肝脓肿患者的特异性细胞免疫反应常明显受到抑制。感染早期，患者血液中有一种因子可以有选择地抑制淋巴细胞的母细胞化和淋巴因子的生成，血液中辅助T细胞与抑制T细胞的比例明显下降。免疫抑制可能导致虫体逃避免疫、侵入组织及病程易转为慢性。

【实验诊断】

1. 病原学检查　从不同病变部位取材，查到滋养体和包囊即可确诊。

（1）滋养体检查：①粪便检查：挑取少许阿米巴痢疾患者的黏液血便，用生理盐水直接涂片，镜检。观察滋养体的阿米巴运动和吞噬红细胞的情况，黏液便里有很多红细胞和少量白细胞，有时可见夏科-莱登结晶（Charcot-Leyden crystals），可与细菌性痢疾鉴别。②活检：对于粪便检查阴性患者，必要时可用乙状结肠镜、直肠镜自溃疡边缘或深层取活组织或刮拭物涂片，检出率高。肠外阿米巴病可取穿刺液、痰液、病灶刮拭物等涂片检查，但取材和检查时应注意虫体多在脓肿壁附近的坏死组织中。滋养体在外界极易死亡，因此，取材容器必须洁净、无化学药品及尿液污染，取材后立即送检，并注意保温。

（2）包囊检查：包囊多见于慢性痢疾患者或带虫者的成形粪便中，常用碘液涂片检查。包囊自粪便排出具有间歇性和分布不均匀的特点，因而需多次粪检，以免漏诊。也可用33%硫酸锌浮聚法、汞碘醛离心沉淀法浓集包囊，提高检出率。

确定虫种一般用铁苏木精染色，使滋养体和包囊结构清晰可见，并可与其他阿米巴鉴别。

2. 免疫学诊断　间接血凝试验（indirect hemagglutination test，IHA）、间接荧光抗体试验（indirect fluorescent antibody test，IFA）和酶联免疫吸附试验（enzyme linked immunosorbent assay，ELISA）等免疫学诊断方法已用于临床阿米巴病的辅助诊断和流行病学调查。用IHA对肠阿米巴病和肝脓肿的检出率分别达80%和90%以上。用IFA和ELISA对阿米巴肝脓肿的检出率均可达95%～100%。但带囊者检出率仅为10%～40%。

3. 其他诊断方法　近年来国内外发展了一系列快速、有效、特异、敏感的核酸诊断方法，通过提取病灶穿刺物、活检肠黏膜病变组织和粪便培养物中的虫体DNA，以特异性引物进行 PCR 并进行鉴定分析,可诊断和鉴别诊断各类阿米巴原虫病。另外,在临床上,超声波、X 线和 CT 扫描等影像学检查技术有助于肠外阿米巴病的诊断。

【流行】 溶组织内阿米巴呈全球性分布,从北极圈到热带地区均有流行,但以热带、亚热带感染率高。然而,阿米巴病的发生与卫生条件、社会经济状况的关系比气候因素更为密切。据估计,全世界人群感染率为 10%。我国各地均有分布,据 1988—1992 年调查,溶组织内阿米巴的全国平均感染率为 0.949%,估计全国感染人数为 1 069 万,感染率超过 1% 的省、自治区、直辖市共有 12 个。其中西藏、云南、新疆、贵州、甘肃的感染率超过 2%,西藏感染率最高,达 8.124%。乡村高于城市,男性多于女性,夏秋季洪涝之后易出现流行。国内调查因没有区分致病株与非致病株,可能非致病的迪斯帕内阿米巴占有相当比例。

传染源主要为粪便中携带包囊的人群(慢性患者和带囊者),每人每天可排出包囊 100 万个至 3.5 亿个。包囊对外界环境和化学消毒剂抵抗力较强,粪便中可活 2 周以上,水中能活 5 周,含余氯 2mg/L 的消毒饮水不能杀死包囊。包囊还可完整无损地通过蝇和蜚蠊的消化道。包囊通过污染环境、蔬菜、饮水及手指等经口感染,造成该病的传播。另外,对同性恋人群,粪便中的包囊可直接经口侵入,所以阿米巴病在欧、美、日等国家被列为性传播疾病。

【防治】

1. 预防本病要加强卫生宣传教育,搞好环境卫生、个人卫生、饮水卫生和饮食卫生,饭前便后洗手,不吃不洁食物及不喝生水。
2. 加强粪便管理,注意保护水源,防止污染,切断传播途径。消灭蝇、蜚蠊等传播媒介。
3. 治疗患者和带虫者 治疗阿米巴痢疾首选药物甲硝唑(灭滴灵)能有效杀死滋养体,迅速控制症状,也可选用替硝唑、奥硝唑等。肠外阿米巴病的治疗亦首选甲硝唑,次选氯喹和依米丁(emetine)。对带虫者的治疗应选择肠壁不易吸收的药物如巴龙霉素(paromomycin)和喹碘方(chiniofon)等,中药白头翁、大蒜素等亦有疗效。

第二节　其他人体阿米巴

根据问题学习,学完本节后应能正确回答如下问题:
1. 寄生在消化道的非致病性阿米巴有哪些?
2. 阐述寄生在消化道的非致病性阿米巴与溶组织内阿米巴的形态区别。

在人体寄生的其他阿米巴多不致病,或仅在重度感染时出现轻微症状。寄生在消化道的非致病性阿米巴主要有:结肠内阿米巴(*Entamoeba coli* Grassi,1879)、迪斯帕内阿米巴(*Entamoeba dispar* Brumpt,1925)、哈门内阿米巴(*Entamoeba hartmanni* von Prowazek,1912)、微小内蜒阿米巴(*Endolimax nana* Wenyon & O'Connor,1917)、布氏嗜碘阿米巴(*Iodamoeba butschlii* von Prowazek,1912)。寄生在口腔内的阿米巴为齿龈内阿米巴(*Entamoeba gingivalis* Gros,1849)。上述阿米巴的鉴别要点见表 7-1 和图 7-3。

表7-1 人体消化道常见阿米巴鉴别表

		溶组织内阿米巴 (Entamoeba histolytica)	哈门内阿米巴 (Entamoeba hartmanni)	结肠内阿米巴 (Entamoeba coli)	微小内蜒阿米巴 (Endolimax nana)	布氏嗜碘阿米巴 (Iodamoeba bütschlii)	迪斯帕内阿米巴 (Entamoeba dispar)
滋养体	生理盐水涂片 大小(直径,μm)	12~60	3~12	15~50	3~12	6~20	12~60
	形态,运动	借助透明伪足做进行性定向运动,活跃	运动一般不活泼,定向	运动缓慢,不定向,伪足宽短	运动缓慢,不定向,伪足多钝圆	多个短而钝伪足,运动缓慢,不定向	运动活泼
	细胞质 内含物	内外质界限清楚,多见红细胞,还可见细菌	内外质界限分明,细菌	内外质界限不分明,细菌,酵母菌	内外质界限不分明,细菌,真菌,植物细胞	内外质界限分明,细菌,酵母	内外质界限分明,细菌,无红细胞
	细胞核 细胞核	1个,不易见到	1个,不易见到	1个	1个,不易见到	1个,不易见到	1个,不易见到
	铁苏木精染色 细胞膜	小	小	大	小	较大	小
	核仁	清晰	清晰	厚而清晰	薄	厚	薄而清晰
	染色	小,居中	小,居中或偏位	大,偏位	大,居中或偏位	大,居中,有染色质粒围绕	小,居中
	核周染色质粒	大小一致,均匀分布	细小,分布不均匀	粗,大小不一,分布不均匀	无或只有数个	无	颗粒状,排列整齐
包囊	碘液涂片 大小(直径,μm)	10~20	4~10	10~30	5~10	8~10	10~20
	形态	圆球形	球形	球形	卵圆形	卵圆形或不规则形	球形
	囊壁	薄	薄	厚	薄	薄	薄
	胞核	1~4个,8个少见	1~4个	1~8个,16个偶见	1~4个	1个,被挤向一边	1~4个,少有8个
	糖原泡	棕黄色,见于未成熟包囊	棕黄色,见于未成熟包囊	棕黄色,见于未成熟包囊	偶见微小糖原块	1~2个,大而清晰,深棕黄色	棕黄色,见于未成熟包囊
	拟染色体	呈亮棒状	呈细棒状或米粒状	草束状或碎片状,边缘不整,成熟包囊见不到	偶见	无	呈亮棒状
	铁苏木精染色 胞核	同滋养体	同滋养体	同滋养体	同滋养体	同滋养体或核仁偏位	同滋养体
	拟染色体	1至数个,呈棒状,两端钝圆,主要见于未成熟包囊	4-6个,短棒状,成熟包囊见不到	未成熟包囊常有糖原泡	甚小,小杆状或点状,或无	无	1至数个,两端钝圆,呈棒状,见于未成熟包囊
	糖原泡	染色过程被溶解,呈空泡状	未成熟包囊糖原泡明显		包囊内有糖原泡	糖原泡呈空泡状	未成熟包囊有糖原泡
寄生部位		结肠,肝,肺,脑等	结肠	结肠	结肠	结肠	结肠
致病情况		阿米巴痢疾,肝,肺,脑等脓肿,皮肤溃疡	多不致病,大量寄生时可有消化道症状	不致病	多不致病,重度感染可有急,慢性腹泻	不致病	不侵入组织,不吞噬红细胞,不致病

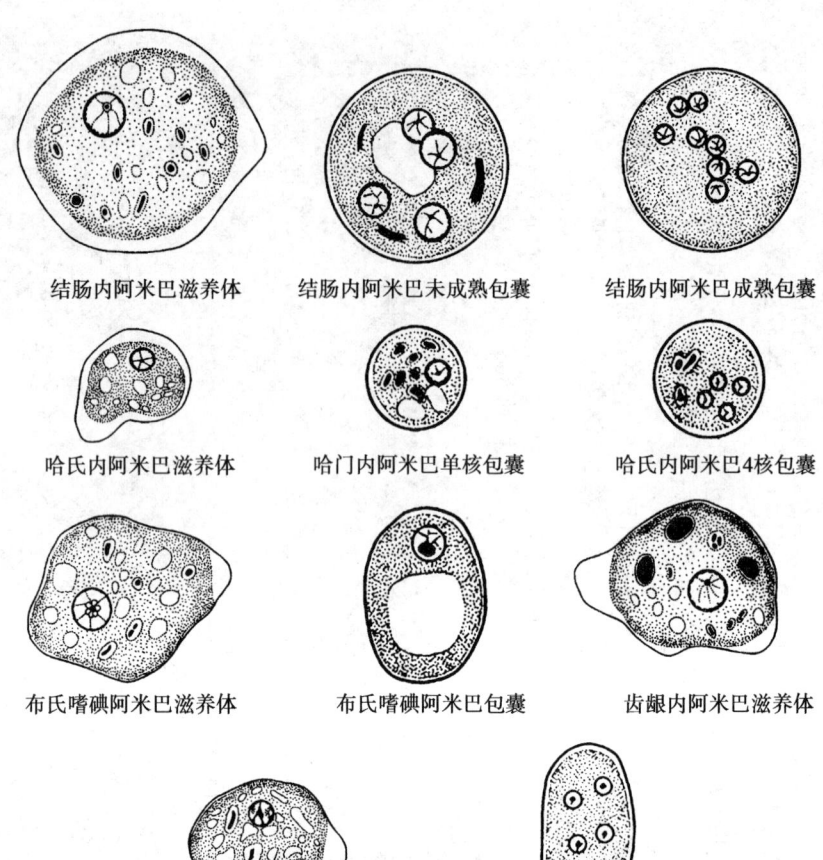

图7-3 人体消化道常见的其他阿米巴

第三节 致病性自生生活阿米巴

自生生活阿米巴种类繁多，广泛分布在水和土壤里，其中棘阿米巴属（*Acanthamoeba*）和巴拉姆希属（*Balamuthia*）的某些虫种是潜在性致病原，可侵入人体，引起中枢神经系统或其他器官疾病，病情严重，几乎都是致死性的。

棘阿米巴属与巴拉姆希属原虫

学习引导

根据问题学习，学完本节后应能正确回答如下问题：
1. 描述棘阿米巴属和巴拉姆希属原虫的结构特征。
2. 简述肉芽肿性阿米巴脑炎的致病机制。
3. 简述肉芽肿性阿米巴脑炎和棘阿米巴角膜炎的病原学诊断方法和防治原则。

棘阿米巴属原虫中有数种可使人致病，如柯氏棘阿米巴（*A. cullertsoni*）、多噬棘阿米巴（*A. polyphaga*）、卡氏棘阿米巴（*A. castellanii*）、条脊棘阿米巴（*A. rhysodes*）等。主要引起肉芽肿性阿米巴脑炎（granulomatous amoebic encephalitis, GAE）、棘阿米巴角膜炎（acanthamoeba keratitis, AK），此外，还可引起皮肤、肺、生殖道等部位感染。20世纪90年代初，又发现狒狒巴拉姆希阿米巴（*B. mandrillaris*）也能引起GAE。

【形态与生活史】 棘阿米巴多见于被粪便污染的土壤和水体中，滋养体生长最适温度为25℃。滋养体长椭圆形，形状不规则，直径为15~35μm；体表有棘状突起，称棘状伪足（acanthopodium）；单个核，核仁大而明显，位于核的中央。虫体运动缓慢，二分裂生殖，无鞭毛型。棘阿米巴在外界环境和体内均可形成包囊。包囊圆球形，直径9~27μm；囊壁双层，外层皱褶，内层光滑呈多边形；核结构同滋养体（图7-4）。

狒狒巴拉姆希阿米巴亦有滋养体和包囊期，滋养体比棘阿米巴大，其显著特征是虫体有细长钝性突起，呈树枝状；有一个大的泡状核和中央核仁。包囊大小与棘阿米巴相似，但超微结构可见三层囊壁。

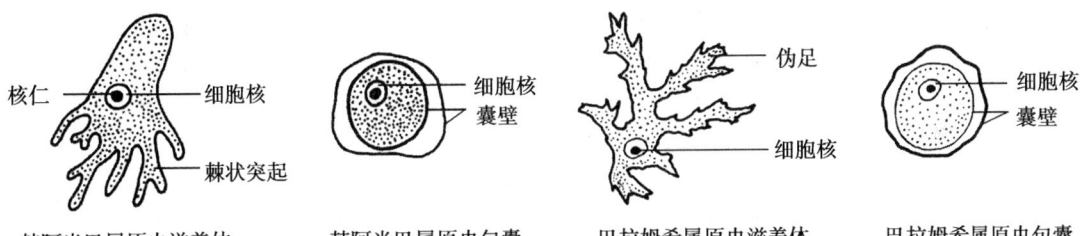

图7-4 棘阿米巴属和巴拉姆希属原虫

【致病】 GAE的原发病灶可在身体各处，滋养体或包囊经破损或溃疡的皮肤、损伤的角膜和眼结膜、呼吸道及泌尿生殖道等侵入人体，可经血行播散至脑内。虫体分泌各种破坏髓鞘和磷脂的酶类，直接或间接损害神经组织。该病起病缓慢，病程迁延数月至3年。患者表现为意识模糊、头晕、头痛、癫痫、颈部僵直、呕吐、昏睡、半边脑神经（主要是第3、第6对脑神经）瘫痪、复视、运动失调和昏迷。病理变化为慢性坏死性肉芽肿性脑炎和以淋巴细胞为主的脑膜浸润。对慢性病患者、体弱和免疫抑制患者（如艾滋病患者）棘阿米巴常侵犯脑或造成皮肤慢性溃疡。

AK是由于阿米巴包囊或滋养体借助其甘露糖连接的糖蛋白黏附于角膜损伤处，滋养体大量繁殖，并可摄食三叉神经末梢纤维，还可分泌分解胶原和蛋白质的酶，造成角膜病变。AK的病理特征是中度或轻微角膜基质慢性炎症。AK多单眼急性发病，但病程缓慢，可经数月之久。与角膜外伤、接触污水、配戴不洁隐形眼镜有关。初期眼部剧痛、有异物感、角膜粗糙、视物模糊、流泪、畏光，进一步发展可形成弥漫性、化脓性角膜溃疡、穿孔，甚至失明。可继发细菌感染，引起前房积脓，伴弥漫性或结节性巩膜炎、虹膜睫状体炎。

【实验诊断】 取脑脊液和身体各处感染灶取刮拭物检查或培养。免疫酶染色检查组织内阿米巴。血清学诊断可用IFA、IHA、ELISA等方法，但无法做出早期诊断。也可以提取病变组织DNA，用聚合酶链反应分析诊断，或用DNA探针进行诊断。

【流行】 GAE主要发生在一些免疫缺陷、营养不良、器官移植及体质虚弱的人。目前正式报告的GAE病例已超出100个（其中59例是艾滋病患者），我国也报告了4例。该病的感染主要与接触被病原体污染的水或空气有关，病原体经肺或皮肤伤口进入人体，经血液循环到中枢神经系统而致病。

AK多发生在健康人，发病年龄为13～82岁，报道的病例超过1350例，我国也有近30例（包括香港3例，台湾1例）。已证明该病与日益普遍使用角膜接触镜（隐形眼镜）有关，其次是角膜损伤和接触污染水体。据美国疾病预防控制中心对208例AK的调查显示，17%有角膜外伤史，25%有接触污染水史，85%有配戴角膜接触镜史。英国对106个AK病例的研究表明，高达98%的患者有配戴角膜接触镜史，习惯用自来水配制镜片洗液是造成AK感染的重要原因。但印度南部Tamilnadu省发现的81例AK中，只有2例（2.5%）有配戴角膜接触镜史，而60%的患者有角膜外伤史。

【防治】本病预防重于治疗，对婴幼儿和免疫力低下或艾滋病患者尤应加强预防。及时治疗皮肤、眼等的棘阿米巴感染是预防GAE的有效方法；皮肤和眼睛有外伤时，应避免接触污染的水。预防AK，特别要提醒角膜接触镜配戴者使用无菌清洗液。用硫柳汞、氯已定或3%过氧化氢（H_2O_2）浸泡镜片4h可杀死阿米巴的包囊和滋养体。

对中枢神经系统的感染，用两性霉素B静脉给药可缓解一些临床症状，但死亡率仍在95%以上，一般建议应同时服用磺胺嘧啶。也有报道用利福平口服可以治愈患者。对AK的治疗首选0.2%聚己甲基双胍（polyhexylmethyl biguanide，PHMB）和双氯苯二葡糖酸己烷（chlorhexidine digluconate）滴眼液治疗。也有用0.1%磺酸丙氧苯脒并加咪康唑（miconazole）、短杆菌肽（gramicidin）、新霉素（neomycin）、多黏菌素（polymyxin）和新孢霉素（neosporin）滴眼液治疗，均取得较好效果。

常见阿米巴原虫的特点比较见表7-2。

表7-2 常见阿米巴原虫的特点比较

虫种	寄生部位	感染阶段	传播方式	致病	主要病原学诊断
溶组织内阿米巴 *Entamoeba histolytica*	回盲部和结肠	成熟包囊（四核）	经口	肠阿米巴病 肠外阿米巴病	阿米巴痢疾：生理盐水涂片查滋养体；带囊者：碘液涂片查包囊
迪斯帕内阿米巴 *Entamoeba dispar*	回盲部和结肠	成熟包囊（四核）	经口	不致病	稀便：生理盐水涂片查滋养体；成形粪便：碘液涂片查包囊
哈门内阿米巴 *Entamoeba hartmanni*	结肠	成熟包囊（四核）	经口	不致病	稀便：生理盐水涂片查滋养体；成形粪便：碘液涂片查包囊
结肠内阿米巴 *Entamoeba coli*	回盲部和结肠	成熟包囊（八核）	经口	不致病	同哈门内阿米巴
微小内蜒阿米巴 *Endolimax nana*	回盲部和结肠	成熟包囊（四核）	经口	不致病	同哈门内阿米巴
布氏嗜碘阿米巴 *Iodamoeba butschlii*	回盲部和结肠	成熟包囊	经口	不致病	同哈门内阿米巴
齿龈内阿米巴 *Entamoeba gingivalis*	齿龈、扁桃腺隐窝	滋养体	经口	一般不致病	齿龈刮拭物查滋养体
棘阿米巴属和巴拉姆希属阿米巴 *Acanthamoeba* and *Balamuthia*	脑、眼、皮肤、呼吸道等	包囊和滋养体	原发病灶为接触或吸入，脑继发病灶经血循环感染	肉芽肿性阿米巴脑炎、阿米巴角膜炎等	脑脊液查滋养体；感染灶刮拭物查阿米巴

小结
　　1. 阿米巴原虫均有活动的滋养体阶段，并以二分裂生殖。除齿龈内阿米巴外，其他阿米巴滋养体在条件不利的情况下均形成包囊，包囊为传播和感染阶段，成熟包囊经口或呼吸道感染。
　　2. 寄生在人体消化道的阿米巴有溶组织内阿米巴、迪斯帕内阿米巴、哈门内阿米巴、结肠内阿米巴、微小内蜒阿米巴和布氏嗜碘阿米巴等。只有溶组织内阿米巴致病，应注意鉴别。
　　3. 溶组织内阿米巴感染阶段为四核包囊，感染方式为经口摄入。基本生活史过程为包囊—滋养体—包囊，多无临床表现。但是当虫株毒力较强、宿主全身或肠道局部抵抗力降低、寄生环境对原虫有利时，虫体则侵入组织，导致疾病。其致病机制比较复杂，首先滋养体接触并黏附于黏膜，然后释放阿米巴穿孔素，分泌蛋白水解酶，破坏并吞噬肠黏膜，形成结肠溃疡。肠损害常见于回盲部和乙状结肠、直肠等部位，典型病变为口小底大的烧瓶样溃疡。肠外阿米巴病主要有肝脓肿、肺脓肿、脑脓肿。
　　4. 诊断阿米巴病，病原学检查发现滋养体或包囊为确诊依据。临床症状和体征无特异性，仅供参考；免疫学方法可用作辅助诊断或流行病学调查。
　　5. 溶组织内阿米巴病的防治：①治疗患者和带囊者。②加强粪便管理，防止粪便污染食物和饮水；消灭蝇和蜚蠊等传播媒介。③注意个人、饮食、饮水卫生和环境卫生。
　　6. 迪斯帕内阿米巴、哈门内阿米巴、结肠内阿米巴、微小内蜒阿米巴、布氏嗜碘阿米巴和齿龈内阿米巴滋养体根据虫体大小、伪足多少、内外质分界、核特点区别；包囊依据形态、囊壁厚薄、糖原泡、拟染色体形态鉴别。
　　7. 棘阿米巴和巴拉姆希阿米巴的原发病灶可以在皮肤、角膜、肺、胃、耳等身体各处，病程迁延，虫体随血循环到脑内，可引起肉芽肿性阿米巴脑炎。目前棘阿米巴和巴拉姆希阿米巴所致的脑部疾病尚无满意的治疗药物。

（鱼艳荣）

第八章

鞭 毛 虫

寄生在人体的鞭毛虫属于后滴门、副基体门、透色动物门和眼虫门。其种类很多,分布广泛,生活方式多样。虫体以鞭毛作为运动细胞器,可有一根或多根鞭毛。虫体主要寄生于消化系统、泌尿系统、生殖系统、血液和组织内。在我国,对人类危害较大的鞭毛虫有杜氏利什曼原虫、蓝氏贾第鞭毛虫、阴道毛滴虫。

第一节 杜氏利什曼原虫

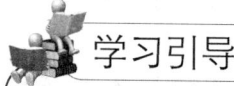

根据问题学习,学完本节后应能正确回答如下问题:
1. 寄生于人体的利什曼原虫主要有哪些?
2. 简述杜氏利什曼原虫的生活史。
3. 黑热病的致病有哪些特点?
4. 阐述黑热病治愈后的免疫特点。
5. 黑热病的实验诊断方法有哪些?
6. 阐述黑热病在我国的流行区域和流行类型。
7. 简述黑热病的防治原则。

利什曼原虫种类多,但不同种的利什曼原虫形态及生活史环节差别不大。寄生于人体的利什曼原虫主要有三种临床表现:内脏利什曼病、皮肤利什曼病和皮肤黏膜利什曼病。白蛉是利什曼病的传播媒介。根据临床表现、病理学、免疫学、生物化学和分子生物学以及地理分布可鉴别利什曼原虫种(表8-1)。

表 8-1　利什曼原虫虫种、致病类型及地理分布

虫种	致病类型	地理分布
杜氏利什曼原虫 *Leishmania donovani*	内脏利什曼病、皮肤型黑热病、淋巴结型黑热病	中国、印度、孟加拉国、苏丹
热带利什曼原虫 *Leishmania tropica*	干性皮肤利什曼病	地中海沿岸、中东、亚洲西南部
硕大利什曼原虫 *Leishmania major*	湿性皮肤利什曼病	中亚、中东、亚洲西南部
埃塞俄比亚利什曼原虫 *Leishmania aethiopica*	弥漫性皮肤利什曼病	埃塞俄比亚、肯尼亚、纳米比亚
墨西哥利什曼原虫 *Leishmania mexicana*	皮肤利什曼病	南美洲、中美洲
秘鲁利什曼原虫 *Leishmania peruviana*	皮肤利什曼病	秘鲁、阿根廷
巴西利什曼原虫 *Leishmania braziliensis*	皮肤黏膜利什曼病	南美洲、中美洲

杜氏利什曼原虫（*Leishmania donovani* Laveran & Mesnil，1903）生活史有前鞭毛体（promastigote）和无鞭毛体（amastigote）两个时期。前者寄生于节肢动物（白蛉）的消化道内，后者寄生于人及其他哺乳动物的单核巨噬细胞内，通过白蛉传播。

杜氏利什曼原虫的无鞭毛体主要寄生在人的肝、脾、骨髓、淋巴结等器官的单核巨噬细胞内，常引起全身症状，如发热，肝、脾大，贫血，鼻出血等。在印度，患者皮肤上常有暗的色素沉着，并有发热，故又称 kala-azar，即黑热病。因此，杜氏利什曼原虫又称黑热病原虫。因其致病力较强，很少能够自愈，如不治疗常因并发症而死亡。

【形态】

1. 无鞭毛体（amastigote）　又称利杜体（Leishman-Donovan body）。卵圆形，虫体很小，大小为 (2.9~5.7)μm×(1.8~4.0)μm；圆形虫体直径为 2.4~5.2μm。经瑞氏染液染色，原虫细胞质呈淡蓝色或深蓝色，内有一个较大的圆形核，呈红色或淡紫色；动基体（kinetoplast）位于核旁，着色较深，细小，呈杆状（图 8-1）；有时可见从虫体前端颗粒状基体（basal body）发出一条根丝体（rhizoplast），基体靠近动基体，在光镜下不易区分。

2. 前鞭毛体（promastigote）　成熟的前鞭毛体呈梭形，大小为 (14.3~20)μm×(1.5~1.8)μm。虫体经瑞氏染液染色，细胞质呈淡蓝或淡红色，细胞核位于虫体中部，呈红色或淡紫色；动基体在虫体前部，着色较深，细小，呈杆状；基体在动基体之前，由此发出一鞭毛游离于虫体外，通常鞭毛长度大于或等于虫体长度（图 8-1）。前鞭毛体运动活泼，鞭毛不停地摆动；在体外培养时，虫体前端鞭毛可聚集成团，排列成菊花状。有时也可见到粗短形前鞭毛体，这与发育程度不同有关。

【生活史】　杜氏利什曼原虫生活史需要节肢动物白蛉和人或其他哺乳动物（犬）两个宿主。

1. 在白蛉体内发育　当雌性白蛉叮刺患者或感染动物吸血时，含无鞭毛体的巨噬

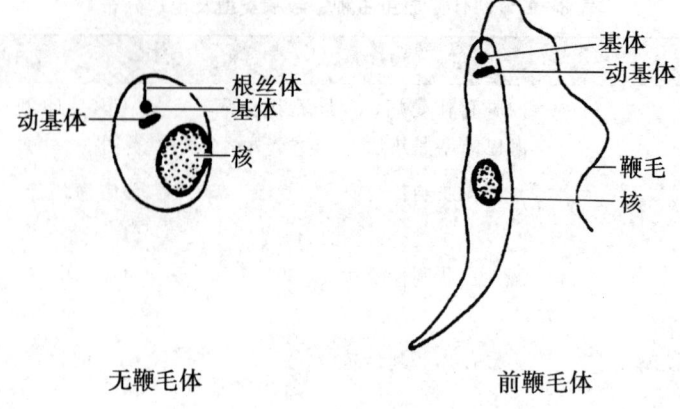

图 8-1 杜氏利什曼原虫形态

细胞随血液被吸入白蛉胃内，经 24h 无鞭毛体发育成早期前鞭毛体，48h 后发育为粗短前鞭毛体或梭形前鞭毛体，鞭毛逐渐变长，3～4 天后发育成长梭形成熟前鞭毛体，活动增强，并以纵二分裂法生殖。同时，虫体逐渐向白蛉前胃、食道和咽部移动，7 天后具感染性的成熟前鞭毛体大量聚集在口腔及喙，并具有感染性。当白蛉再次叮刺吸血时，前鞭毛体随白蛉唾液进入人或其他哺乳动物体内。

2. 在人体内发育　进入人体或哺乳动物体内的前鞭毛体部分被多形核白细胞吞噬消灭，另一部分被巨噬细胞内吞并形成纳虫小泡。前鞭毛体在纳虫小泡内不仅能抵抗巨噬细胞的杀灭作用，而且逐渐变圆，失去其鞭毛的体外部分，转化成无鞭毛体，以二分裂法进行生殖，最终导致巨噬细胞胀裂而释放出来，游离的无鞭毛体又可被其他巨噬细胞吞噬，继续进行二分裂生殖。无鞭毛体可随巨噬细胞到达全身，特别是在脾、肝和骨髓等富含巨噬细胞的组织器官为多。如感染者受到白蛉叮咬，无鞭毛体再次进入白蛉胃内，重复其在白蛉体内的发育繁殖过程（图 8-2）。

3. 虫体进入巨噬细胞及在其内的存活机制

（1）利什曼原虫侵入巨噬细胞的机制：近年来体外试验研究证明，利什曼原虫首先黏附于巨噬细胞，再进入该细胞内。黏附途径可分为两种：一种为配体-受体结合途径，另一种为前鞭毛体吸附的抗体和补体与巨噬细胞表面的 Fc 或 C3b 受体结合途径。在调整或封闭这些受体后，可大大减少前鞭毛体与巨噬细胞的结合。黏附后原虫则随巨噬细胞的吞噬活动而进入巨噬细胞。前鞭毛体的能动性只增加接触机会，并非它主动入侵巨噬细胞。前鞭毛体质膜中的 63kD 糖蛋白（GP63）系多种利什曼原虫表面抗原的主要成分，具有部分保护作用。用 GP63 脂化后免疫动物，使宿主获得免疫力，可抵抗利什曼原虫感染。GP63 是巨噬细胞上 C3b 受体的配体，利什曼原虫前鞭毛体可通过 GP63 多肽链上的"黏性"序列与巨噬细胞上 C3b 受体结合，从而介导前鞭毛体入侵巨噬细胞。

（2）利什曼原虫前鞭毛体转化为无鞭毛体的机制：目前尚未完全阐明。一般认为可能是微小环境的改变，如 pH、温度、原虫所需营养物质和宿主对原虫作用等因素的影响所致。实验证明，前鞭毛体发育以 27℃ 为宜，无鞭毛体发育则需要 35℃ 环境。它们的抗原性也有明显差异，除存在共同性区带外，它们还各有不同的期特异抗原区带。总蛋白量、蛋白酶、核酸酶、分泌性磷酸酶以及微管蛋白均存在较大的差异。

（3）机体对利什曼原虫的杀伤：利什曼原虫在巨噬细胞内寄生和繁殖，其抗原可在巨噬

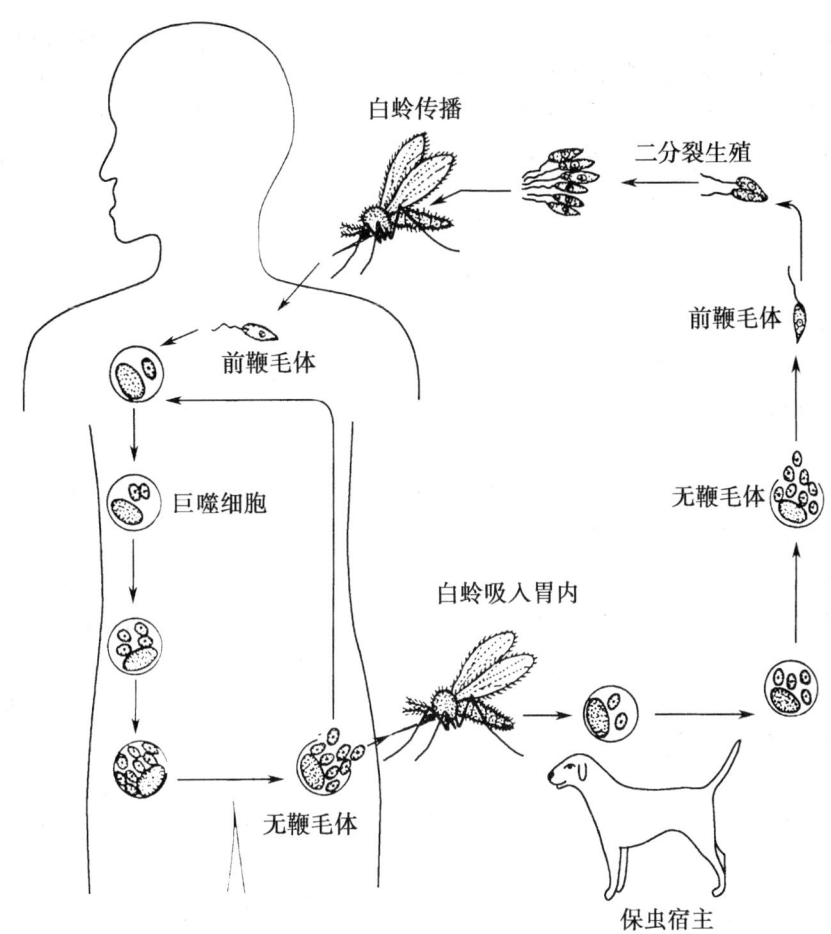

图 8-2 杜氏利什曼原虫生活史

细胞表面表达。宿主对利什曼原虫的免疫应答属细胞免疫,其效应细胞为激活的巨噬细胞;通过细胞内产生的活性氧杀伤无鞭毛体。借含有无鞭毛体的巨噬细胞坏死,清除虫体,这种现象在皮肤利什曼病表现明显。近年研究结果提示抗体也参与宿主对利什曼原虫的免疫应答。

(4) 利什曼原虫抑制巨噬细胞凋亡:近年来的研究表明利什曼原虫感染巨噬细胞后,能抑制巨噬细胞的凋亡,原虫在细胞内大量繁殖,其抑制凋亡的机制可能与受感染的巨噬细胞表达许多抑制细胞凋亡的因子有关。

【致病】 杜氏利什曼原虫寄生在人的单核巨噬细胞内,引起相应的组织器官受损,导致黑热病。其致病特点如下:

1. 潜伏期长 人体感染杜氏利什曼原虫到出现临床症状及体征的时间称潜伏期,此病的潜伏期为 3~5 个月或更长时间。

2. 肝、脾、淋巴结肿大 人体感染杜氏利什曼原虫,无鞭毛体在巨噬细胞中繁殖,致使巨噬细胞大量被损坏。同时刺激巨噬细胞大量增生和浆细胞增加。细胞增生引起富含这些细胞的组织、器官如肝、脾、淋巴结肿大,其中以脾大最常见。早期脾大主要由细胞增生引起,脾内窦状隙中血液淤积、血流受阻也是造成脾大的原因之一。疾病后期纤维组织增生,脾质地变硬。

3. 不规则发热　无鞭毛体的代谢分泌物等外源性致热原与巨噬细胞产生的白细胞介素 1 或肿瘤坏死因子等内源性致热原刺激人体导致发热。患者的热型不规则，部分患者可出现高热。患者因抵抗力低下，并发细菌感染也是发热的重要原因。

4. 血细胞减少　患者出现血细胞减少，包括红细胞、白细胞、血小板均明显减少。造成血细胞减少的原因主要有：

（1）脾大引起脾功能亢进，造成红细胞、白细胞、血小板的大量破坏。

（2）无鞭毛体寄生于骨髓中的单核巨噬细胞内，使骨髓的造血功能受到抑制。

（3）免疫溶血也是重要的原因，其机制是：①利什曼原虫的抗原附着在红细胞膜上。②利什曼原虫抗原中有些成分与红细胞抗原相同。因而，利什曼原虫抗原诱导产生的抗体可直接与红细胞结合，在补体的参与下溶解红细胞。

患者因血小板大量减少常出现鼻及牙龈出血等症状。黑热病患者外周血白细胞明显减少，导致机体抵抗力低下，人体不能抵御继发性细菌感染而常发生并发症。常见的有支气管肺炎和"走马疳"，这些并发症常常是患者的死亡原因。

5. 免疫复合物性肾炎　部分黑热病患者在肾小球血管内皮下和肾小球基底膜有免疫复合物沉着，激活补体导致淋巴细胞、浆细胞浸润，肾小球受损。患者可出现血尿及蛋白尿。

6. 清蛋白与球蛋白比例倒置　患者血清清蛋白减少与肝功能受损、合成减少以及肾小球受损导致清蛋白从尿中排出有关。浆细胞数量显著增加导致球蛋白大量产生。因此患者出现清蛋白与球蛋白比例倒置。

7. 特殊临床表现

（1）皮肤型黑热病：大多分布于平原地区，我国常见的皮肤型黑热病为结节型，结节呈黄豆或绿豆大，少数大如葡萄。皮肤结节发红或呈紫红色，结节常见于颌、颊、鼻、唇、颈、腋窝等处。本病易误诊为瘤型麻风。无鞭毛体常存在于结节皮损处。皮肤型黑热病可与内脏感染同时出现，亦可在治愈后数年出现。

（2）淋巴结型黑热病：患者无黑热病史，病变局限于淋巴结。局部淋巴结肿大（以腹股沟和股部最多见），无压痛和红肿，嗜酸性粒细胞增多是本病的特征之一。淋巴结活检可在类上皮细胞内查见许多无鞭毛体。本病多数患者可自愈。

【免疫】　黑热病患者在发病期细胞免疫受到极度抑制。资料表明，细胞介导免疫降低与 T 细胞数量减少、转化能力低下有关。患者皮肤利什曼素迟发型超敏反应往往是阴性。但是黑热病愈后则可产生稳固的适应性免疫，并能够抵抗同种利什曼原虫的再感染。细胞免疫在控制利什曼原虫再感染中起主要作用，其基本过程为抗原致敏，导致 T 淋巴细胞增殖，释放淋巴因子，激活巨噬细胞，杀伤无鞭毛体。

此病患者早期血中球蛋白水平增高，主要为 IgG 与 IgM，这与浆细胞的大量增生有关。这些球蛋白绝大部分不是特异性抗体，对机体没有保护作用。

【实验诊断】　包括病原学检查和免疫学检查。

1. 病原学检查　常用的方法有：

（1）穿刺检查：包括骨髓穿刺和淋巴结穿刺。将穿刺物涂片、染色和镜检。临床上常用骨髓穿刺。骨髓穿刺简便、安全，原虫的检出率达 85%。淋巴结穿刺的检出率略低，但其内的原虫消失较慢，而且复发早，因此常用淋巴结穿刺考核疗效和追踪观察复发者。

（2）动物接种和体外培养法：如果虫体数量少，涂片不易发现，可将穿刺物接种于敏感动物（如地鼠）的腹腔，1~2 个月后取动物肝、脾制做印片、切片或涂片，染色后查无鞭毛体；或将穿刺物接种于 NNN 培养基，在 25℃温箱培养 1 周后查前鞭毛体，这些方法可提高检出率。

（3）皮肤活检：对疑似皮肤型黑热病患者，可从结节处刮取少许皮肤组织，经涂片、染色，检查无鞭毛体。

2. 免疫学检查

（1）检测血清抗体：如酶联免疫吸附试验（ELISA）、间接血凝试验（IHA）、对流免疫电泳（CIE）、间接荧光抗体试验（IFA）、直接凝集试验等，这些方法虽然敏感性高，但假阳性率也较高。近年来，用分子生物学方法获得纯抗原，降低了假阳性率。

（2）检测血清循环抗原：单克隆抗体抗原斑点试验（McAb-AST）用于诊断黑热病，阳性率高，敏感性、特异性、重复性均较好，仅需微量血清即可，还可用于疗效评价。

（3）利什曼素皮内试验：为检测细胞免疫的方法之一。在前臂内侧皮内注射低剂量杜氏利什曼原虫前鞭毛体可溶性抗原，48~72h 后观察局部皮肤是否出现发红、肿胀、硬结等，判断结果。阳性反应提示受检者已产生抗利什曼原虫细胞免疫。黑热病患者急性期多为阴性，治愈后 1 个月才呈现阳性反应，且维持较长时间。故本方法只适用于流行病学调查、确定疫区、判断流行程度和趋势、考核防治效果以及疫情监测，不宜用于疾病诊断。

3. 分子生物学方法　近年来，用聚合酶链反应（polymerase chain reaction，PCR）及 DNA 探针技术检测黑热病取得较好的效果，其敏感性、特异性高。

【流行】黑热病属人兽共患寄生虫病，保虫宿主主要是犬。此病除在人与人之间传播外，也可在动物与人、动物与动物之间传播。本病分布很广，亚、欧、非、拉美等洲均有本病流行。主要流行于中国、印度及地中海沿岸国家。在我国，黑热病流行于长江以北的广大农村中，包括山东、河北、河南、江苏、安徽、陕西、甘肃、新疆、宁夏、青海、四川、山西、湖北、辽宁、内蒙古及北京市郊等 16 个省、自治区、直辖市。近年来主要在甘肃、四川、陕西、山西、新疆和内蒙古等省、自治区有病例报告，患者集中于陇南和川北。

根据传染来源的不同，黑热病的流行可分为三种不同类型，即人源型、犬源型和自然疫源型，分别以印度、地中海盆地和中亚细亚荒漠的黑热病为典型代表。我国由于幅员辽阔，黑热病的流行范围广，包括平原、山丘和荒漠三种不同类型流行区，因此这三种不同类型的黑热病在国内都能见到。它们在流行历史、寄生虫与宿主的关系以及免疫等方面，都有明显差别，在流行病学上也各有其特点。

1. 人源型　多见于平原，分布在黄淮地区的苏北、皖北、鲁南、豫东、冀南、鄂北、陕西关中和新疆南部的喀什等地，又称平原型。主要是人群感染的疾病，可发生皮肤型黑热病，犬类很少感染，患者为主要传染源，常出现大流行。患者以年龄较大的儿童和青壮年为主，婴儿极少感染。传播媒介为家栖型中华白蛉和新疆的长管白蛉。这类地区黑热病已被控制。

2. 犬源型　多见于西北、华北和东北的丘陵山区，也称山丘型。分布在甘肃、青海、宁夏、川北、陕北、冀东北、辽宁和北京市郊，主要是犬的疾病，人的感染大都来自病犬（保虫宿主）。患者散在，一般不会大流行。患者多数是 10 岁以下的儿童。婴儿发病较高，成人很少感染。传播媒介为近野栖或野栖型中华白蛉。这类地区为我国目前黑热病的主要流行区。

3. 自然疫源型　分布在新疆和内蒙古的某些荒漠地区，亦称荒漠型。主要是某些野生动物的疾病，在荒漠附近的居民点以及因开垦或从事其他活动而进入这些地区的人群中可发生黑热病。患者几乎全是幼儿。来自外地的成人如获感染,可发生淋巴结型黑热病。传播媒介为野栖蛉种,主要是吴氏白蛉,亚历山大白蛉次之。

在有些地区,还能见到由荒漠型发展到犬源型或从犬源型过渡到人源型的各种中间类型。在犬源型黑热病流行的西北等山丘地区,很可能有自然疫源的同时存在,犬的感染可不断地来自某些野生动物保虫宿主。近年来对杜氏利什曼原虫的基因组序列分析也表明了黑热病原先是某些野生动物的疾病,在生物进化过程中从野生动物传给犬类,再由犬类传给人类,并逐渐形成了不同类型的黑热病病原体。

【防治】 我国黑热病防治工作成绩卓著,由于在广大流行区采取查治患者,杀灭病犬和消灭白蛉的综合措施,到1958—1960年先后达到了基本消灭的要求。患者数由1951年的53万人,降至目前每年只新发250~350例。为了进一步巩固现有的防治成果,尽快在全国范围内达到消灭黑热病的目的,仍应积极开展黑热病的防治工作。

1. 治疗患者 注射低毒高效的葡萄糖酸锑钠,疗效可达97.4%。抗锑患者用喷他脒、司替巴脒。米替福新(miltefosine)是新开发的口服药,化学名为十六烷基磷酸胆碱。实验证明其在体内外对利什曼原虫均有杀灭作用,并对T细胞和巨噬细胞有免疫调节和使白细胞及血小板上升等作用。临床使用证实本药对黑热病具有良好疗效。经多种药物治疗无效,而脾高度肿大且有脾功能亢进者,可考虑脾切除。

2. 消灭保虫宿主 犬是黑热病的重要传染源,应对病犬进行捕杀。但对丘陵山区犬类的管理确有一定困难,需寻找有效措施加以控制。

3. 灭蛉、防蛉 白蛉成虫对各种杀虫剂十分敏感,很少产生抗药性。在平原地区采用杀虫剂室内和畜舍滞留喷洒杀灭中华白蛉。在山区、丘陵及荒漠地区对野栖型或偏野栖型白蛉,采取防蛉、驱蛉措施,以减少或避免白蛉的叮刺。

第二节 蓝氏贾第鞭毛虫

学习引导

根据问题学习,学完本节后应能正确回答如下问题:
1. 描述蓝氏贾第鞭毛虫的形态特征,并阐述其生活史要点。
2. 蓝氏贾第鞭毛虫的致病因素、致病机制和临床表现是什么?
3. 蓝氏贾第鞭毛虫的病原学诊断方法有哪些?
4. 蓝氏贾第鞭毛虫的传染源是什么?

蓝氏贾第鞭毛虫(*Giardia lamblia* Stile,1915)简称贾第虫,是人体常见的肠道寄生虫,主要寄生于人体十二指肠,也可寄生于胆道或胆囊内,可引起腹泻和营养吸收不良等症状,导致贾第虫病。此病在旅游者中发病较高,又称旅游者腹泻。贾第虫病(giardiasis)已被列为全世界危害人类健康的十种主要寄生虫病之一。

【形态】 蓝氏贾第鞭毛虫生活史包括滋养体和包囊两个阶段。

1. 滋养体 虫体呈倒置梨形,大小为长9.5~21μm,宽5~15μm,厚2~4μm。两侧对称，腹面扁平，背面隆起。腹面前半部向内凹陷形成吸器，虫体借助吸器吸附于宿主的肠黏膜上。虫体有四对鞭毛，按其位置分别称为前鞭毛、后鞭毛、腹鞭毛、尾鞭毛，虫体借助鞭毛的摆动而运动。染色虫体可见一对并列在吸器底部的泡状核，核内无核仁，核中央为一大的核体。吸器之后有一对大而弯曲、深染的中体（图8-3）。

2. 包囊　椭圆形，大小为（10~14）μm×（7.5~9）μm。碘液涂片包囊呈黄绿色，囊壁厚，囊壁与虫体之间有明显空隙。未成熟包囊2个核，成熟包囊4个核，位于包囊一端。包囊内还可见丝状物，为中体和鞭毛的早期结构（图8-3）。

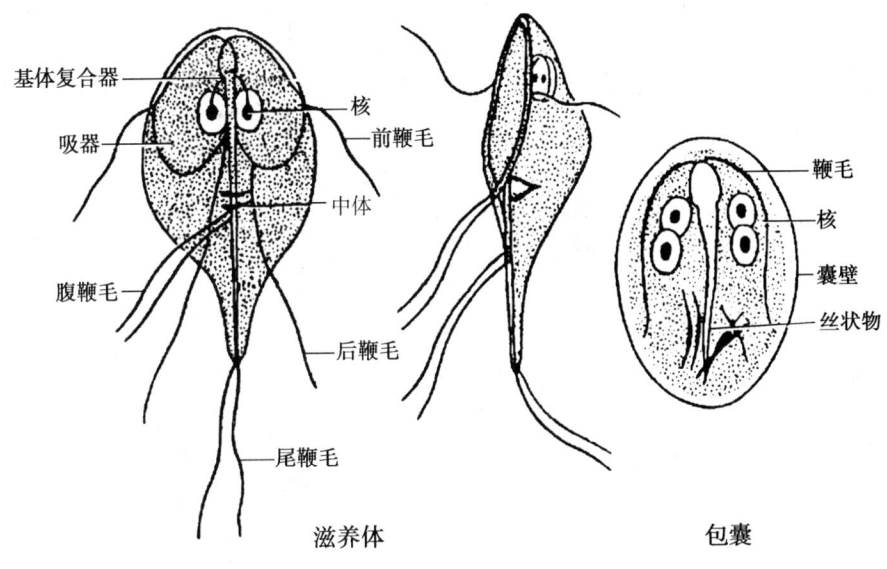

图8-3　蓝氏贾第鞭毛虫形态

【生活史】　当四核包囊污染水源和食物，被人摄入后虫体在十二指肠脱囊形成滋养体。滋养体主要寄生在人的十二指肠，以纵二分裂法生殖，虫体以吸器吸附在肠黏膜上，通过胞饮和渗透作用吸取营养，并造成肠黏膜损害。滋养体随肠内容物到达回肠下段或结肠，由于肠内环境的改变，如水分的减少，虫体分泌一层厚的囊壁形成包囊。囊内虫体可继续分裂形成四核包囊。包囊随成形粪便排到外界。据估计，在一次成形的粪便中可排出3亿个包囊。包囊对外界的抵抗能力较强，为传播阶段。如感染者出现腹泻，滋养体可随粪便排出，滋养体在外界不能形成包囊而很快死亡（图8-4）。

【致病】　正常人感染蓝氏贾第鞭毛虫多无症状，称带囊者。少数感染者可出现临床症状。

1. 致病因素　蓝氏贾第鞭毛虫的致病作用受宿主免疫力、肠道内环境和虫株毒力等多种因素的影响。通常免疫缺陷、丙种球蛋白缺乏、二糖酶（乳糖酶和木糖酶）缺乏、胃切除和患有胰腺疾病的人容易感染、发病。儿童感染高于成人。

2. 致病机制　滋养体在小肠上段借吸器吸附于肠上皮细胞，一般不侵入组织或细胞内。吸附部分的肠上皮细胞出现损伤，微绒毛移位、变形、形成空泡，黏膜柱状上皮高度降低，绒毛萎缩，肠固有膜出现淋巴细胞、浆细胞和多形核细胞浸润。上皮细胞刷状缘的酶活力降低。大量虫体引起机械性刺激及虫体覆盖使黏膜吸收能力下降，大部分可溶性脂肪不被吸收造成腹泻。

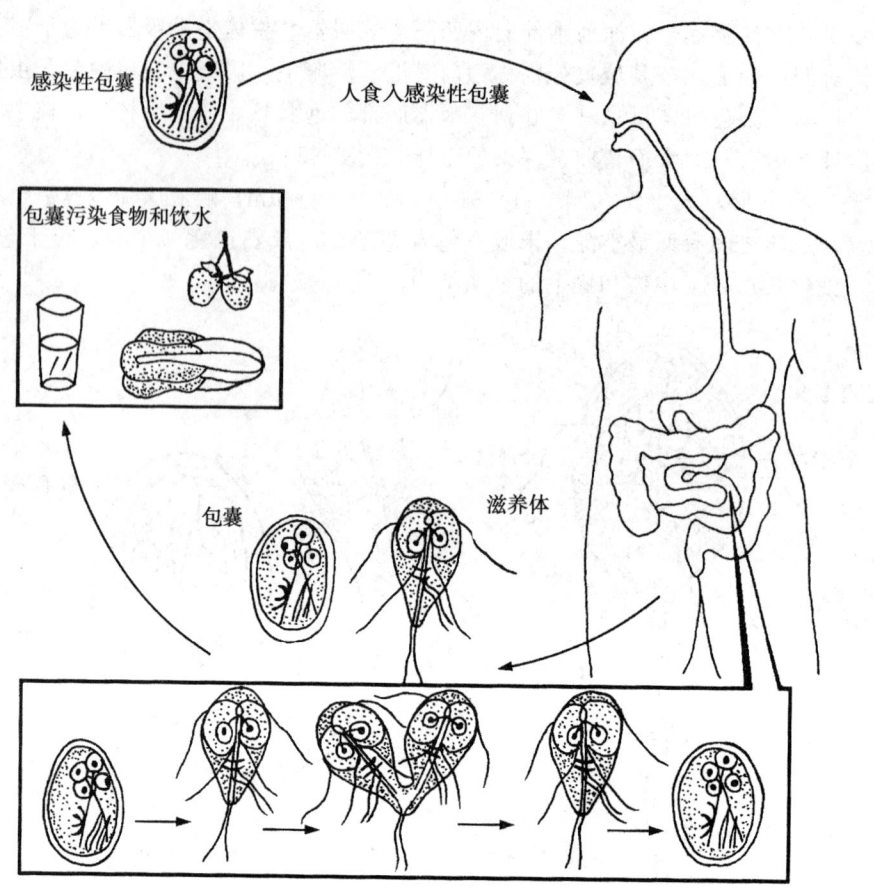

图 8-4 蓝氏贾第鞭毛虫生活史

3. 临床表现　患者可出现腹痛、腹泻。粪便呈水样,有恶臭;粪便中无脓血,含较多脂肪颗粒。伴有厌食、呕吐、发热。儿童常腹泻数月,导致脂溶性维生素缺乏,影响发育。少数寄生在胆管系统的滋养体可引起胆囊炎或胆管炎,产生胆绞痛和黄疸。

【实验诊断】　目前临床上主要用病原学诊断,免疫学和分子生物学方法也可用于辅助诊断。常用的病原学诊断方法有:

1. 生理盐水直接涂片法　常用,查稀便中活滋养体。

2. 碘液涂片法　查成形粪便中包囊,由于包囊的形成与排出有间歇性,故应隔天收集粪便检查,连续查3次以上。此法用于检查慢性期患者和带囊者。

3. 十二指肠引流法或肠检胶囊法　如粪便检查阴性,可检查小肠液中滋养体。此法的检出率较高。

【流行与防治】　蓝氏贾第鞭毛虫呈全球性分布。近年来在欧美许多国家曾多次暴发流行。此虫在我国分布较广,各地感染率在2%~10%,儿童感染率较高。旅游者多见,与旅游中的饮食和饮水卫生有关。此病在夏秋季发病率较高。

带囊者是本病的主要传染源。四核包囊是贾第虫病的感染阶段,它对外界环境有一定的抵抗力,在水中可存活4天,在一般氯化消毒水(0.5%)中可存活2~3天。粪便中的包囊污染水或食物,经口感染是蓝氏贾第鞭毛虫的主要侵入途径。蝇和蜚蠊等媒介昆虫也可机械性携带包囊,在贾第虫的传播上起重要作用。

治疗患者和带虫者常用药物有甲硝唑,疗效较好。

预防本病的感染需要加强粪便管理、保护水源不被污染;注意个人卫生、饮水卫生和饮食卫生,搞好环境卫生;消灭蝇和蜚蠊。注意预防艾滋病患者和其他免疫功能缺陷者的蓝氏贾第鞭毛虫感染。

(鱼艳荣)

第三节 阴道毛滴虫

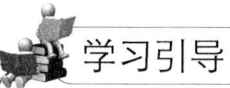

根据问题学习,学完本节后应能正确回答如下问题:
1. 描述阴道毛滴虫的形态特征,阐述其生活史特点。
2. 阐述阴道毛滴虫的感染阶段和传播途径。
3. 阴道毛滴虫的致病特点和病原学诊断方法有哪些?
4. 如何防治滴虫病?

阴道毛滴虫(*Trichomonas vaginalis* Donne,1837)主要寄生于女性阴道和泌尿道,引起滴虫性阴道炎和尿道炎,也可寄生于男性尿道、前列腺和精囊,导致滴虫性尿道炎及前列腺炎。阴道毛滴虫以性传播为主,全球分布,人群感染较普遍。

【形态】 阴道毛滴虫生活史仅有滋养体期,典型滋养体呈梨形或椭圆形,其表面常有丝状伪足,可能与黏附作用有关。条件不佳或衰老时,虫体变圆,细胞质内出现大量折光颗粒,甚至有空泡形成。虫体大小为(7~32)μm×(5~12)μm,细胞质均匀,透明,有折光性;虫体前端发出4根前鞭毛和1根后鞭毛,后鞭毛向后沿波动膜(undulating membrane)外缘内侧呈波浪式延伸,与波动膜外缘等长,无游离缘;波动膜是虫体一侧向外隆起形成的双层膜结构,表面光滑,是虫体的运动细胞器,长占虫体的1/3~1/2;虫体前端1/3处有一大的泡状细胞核,核的上缘有5颗排列成环状的基体(basal body),由此发出鞭毛;轴柱(axostyle)由微管组成,源于虫体前端,向后延伸,贯穿虫体,从其后端伸出;阴道毛滴虫属厌氧性寄生虫,无线粒体,但其体内有许多氢化酶体(hydrogenosome)颗粒沿轴柱和肋(costa)分布,其超微结构和功能类似线粒体(图8-5)。

滋养体活动力强,虫体借助鞭毛的摆动前进,以波动膜的波动做旋转式运动。

【生活史】 阴道毛滴虫生活史简单,滋养体既是感染阶段又是致病阶段。

滋养体主要寄生在女性阴道,以阴道后穹窿多见,也可在尿道、膀胱内发现;在男性感染者,滋养体一般寄生于尿道、前列腺,也可在睾丸、附睾或包皮下寄生。虫体以纵二分裂生殖,在外界环境生活力较强,有一定抵御不良环境的能力,可通过直接或间接接触传播。

【致病】 本虫的致病力与虫株的毒力有关。人体感染毒力弱的虫株可不出现临床症状,称为带虫者;感染毒力强的虫株可致滴虫性阴道炎。

阴道毛滴虫的感染、致病还与阴道内环境关系密切，也与女性生殖系统生理变化（月经、妊娠）和妇科疾病（卵巢功能减退）有关。健康妇女的阴道中存在乳酸杆菌，可酵解阴道上皮细胞中糖原，产生大量乳酸，使阴道pH维持在3.8～4.4，从而抑制其他细菌的生长繁殖，此为阴道的自净作用。如果泌尿生殖系统功能失调，如妊娠、月经后阴道内pH接近中性，有利于滴虫和细菌生长。而滴虫寄生阴道时，消耗糖原，妨碍乳酸杆菌的酵解作用，影响乳酸生成，使阴道的pH转变为中性或碱性，滴虫得以大量繁殖，还促进继发性细菌感染，炎症反应加重。阴道毛滴虫在阴道大量增殖并黏附于上皮细胞，可破坏细胞、白细胞浸润，阴道黏膜充血、水肿，分泌物增多，导致滴虫性阴道炎。

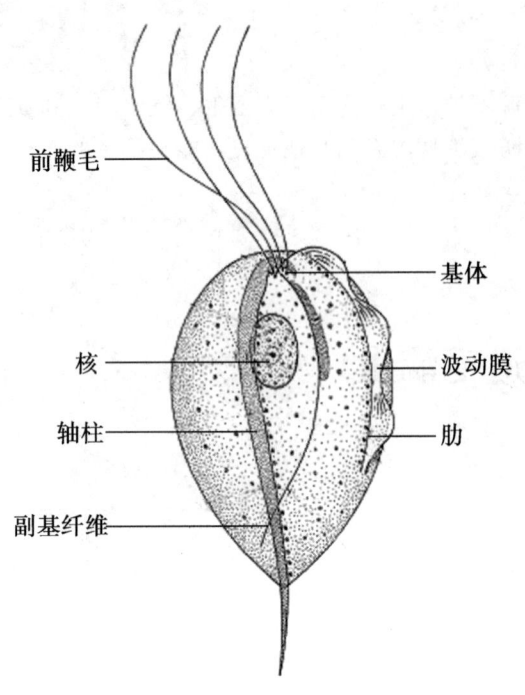

图8-5　阴道毛滴虫滋养体

研究结果显示，当滴虫与哺乳动物细胞离体共培养时，阴道毛滴虫表现出一种接触依赖性细胞病变效应。虫体对靶细胞的杀伤为直接接触方式，而并非吞噬方式。现已证明，至少有4种毛滴虫表面蛋白参与细胞黏附过程。此外，虫体鞭毛还可分泌细胞离散因子，该因子能够促使体外培养的哺乳动物细胞离散，这种现象与临床观察到的阴道黏膜病变、上皮细胞脱落相仿。细胞离散因子的生成量与临床感染的严重程度一致。因此离散因子可能是阴道毛滴虫的毒力标志。另有实验研究表明，滴虫性阴道炎的临床症状还受阴道内雌激素浓度的影响，雌激素浓度越高，临床症状越轻，反之亦然；其原因可能是β-雌二醇降低了细胞离散因子的活性。基于这一理论，临床上可在阴道内置入雌激素丸剂，以提高局部雌激素浓度，从而达到治疗的目的。

大多数女性感染者并无临床表现或症状不明显。滴虫性阴道炎患者常见症状有白带增多、外阴瘙痒或有烧灼感、性交疼痛。阴道内镜检查可见分泌物增多，呈灰黄色，泡状，有异味，或呈乳白色液状分泌物。合并细菌感染时，白带呈脓液状或粉红色黏液状。阴道壁可见弥散性黏膜充血和鲜红色点状损害，黏膜也可正常或仅见片状充血。当感染累及尿道时，患者出现尿频、尿急、尿痛等症状，还有少数病例可见膀胱炎。宫颈肿瘤的发生可能与阴道毛滴虫的感染有关。

产妇感染者在阴道分娩过程中，可将滴虫传染给婴儿。新生儿的感染主要表现为呼吸道和眼结膜的炎症病变。男性感染者常无临床表现，呈带虫状态，但可导致配偶连续重复感染，在其尿道分泌物或精液内有时可查得虫体。当感染累及前列腺、储精囊，或高位输尿管时症状往往比较严重，可出现尿痛、夜尿、前列腺肿大及触痛和附睾炎等。研究发现，阴道毛滴虫可出现在精液内，会吞噬精子，而感染者分泌物增多也可影响精子活力，因此有学者认为阴道毛滴虫感染可能导致男性不育。

【实验诊断】

1. 病原学诊断 取阴道后穹窿分泌物、尿液沉淀物或前列腺液,检出滋养体即为确诊。常用生理盐水直接涂片或涂片染色法,镜检滋养体。所得标本应及时送检,注意标本的保温及避免感染。此外,也可用培养法,将分泌物加入肝浸液培养基或 Diamond 培养基内,37℃温箱内培养 48h 后镜检,检出率较高,可用于轻度感染者及作为疑难病例的确诊及疗效评价的依据。

2. 分子生物学诊断 近年,利用斑点 DNA 杂交试验(dot‐blot DNA hybridization assay)检测阴道毛滴虫已开始在临床实践,其检出率要优于传统的病原学诊断方法,但会出现交叉反应。基于聚合酶链反应的检测方法也较普通镜检敏感,可用于阴道毛滴虫的诊断。

【流行与防治】 阴道毛滴虫呈全球性分布,感染率各地不同。女性以 16~35 岁年龄组感染率最高,感染率在青春期后逐渐增高,性旺盛期达高峰,更年期逐渐下降。男性滴虫感染有自限性,可能与前列腺分泌物中锌的杀滴虫作用及排尿机械冲刷作用有关。

滴虫性阴道炎患者、带虫者及男性感染者均为传染源,男性感染者尤其不容忽视,因其可致配偶重复感染。阴道毛滴虫的传播途径有两种:①直接接触:主要通过性交传播,男女双方均可感染,所以该病又被列为性传播疾病之一。②间接接触:主要通过坐式马桶、公共浴池、游泳池及使用公用浴具、游泳衣裤等感染。滋养体对外界环境的抵抗力较强,对干燥环境敏感。在 40℃和 46℃水浴中分别能存活 2h 和 20~60min,在潮湿的毛巾、内裤上可存活 23h,在 0.06%普通肥皂水中能存活 45~150min,在坐式便器上可生存 30min。因此在集体生活中,卫生习惯不良极易导致相互传染。

滴虫性阴道炎患者和带虫者应及时治疗,消除传染源。主要治疗药物为甲硝唑(灭滴灵),局部可用乙酰胂胺(滴维净)或灭滴灵栓剂,治疗过程中可用稀酸溶液或高锰酸钾溶液冲洗阴道,以增强自净作用。预防本病主要是加强卫生宣传,注意个人卫生,特别是经期卫生和孕期卫生。同时改进公共卫生设施,提倡淋浴和使用蹲式厕所,还应禁止患者、带虫者进入游泳池。

第四节 其他毛滴虫

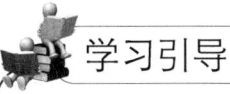

根据问题学习,学完本节后应能正确回答如下问题:
1. 人毛滴虫和口腔毛滴虫的感染阶段、感染方式和寄生部位各是什么?
2. 如何诊断和防治人毛滴虫病和口腔毛滴虫感染?

一、人毛滴虫

人毛滴虫(*Trichomonas hominis* Davaine,1860)是人体肠道常见的一种鞭毛虫,一般认为这是一种非致病性原虫。

滋养体呈梨形或椭圆形，比阴道毛滴虫小，大小为（8～20）μm×（3～14）μm。有前鞭毛3～5根，多为5根，常4根鞭毛同时摆动，而第5根鞭毛独立运动。后鞭毛1根附于波动膜外缘，由虫体后端伸出体外，波动膜与虫体等长。细胞核位于虫体前部，核仁小，核内可见分布不均匀的染色质粒。轴柱纵贯虫体，并伸出体外。胞质内有食物泡，多含细菌。虫体活泼，借鞭毛和波动膜运动，并常有伪足状运动（图8-6）。

人毛滴虫生活史中只有滋养体期，多见于回盲部和结肠。虫体以纵二分裂法生殖，以细菌和细胞碎片为食。滋养体多随腹泻粪便排出体外，为感染阶段。滋养体抵抗力较强，室温下在粪便中能活8天，土壤中可存活7天。

误摄入受污染的食物和水可致感染，蝇可作为机械性传播媒介。

一般认为人毛滴虫无致病力，通常滋养体都是从腹泻患者粪检中发现，但此时人毛滴虫都是与其他病原体（如蓝氏贾第鞭毛虫）共同存在于患者体内，因此无法断定腹泻是由人毛滴虫感染导致。但目前发现滋养体可对儿童尤其是新生儿致病，也有从肝脓肿中发现人毛滴虫的报道。

病原学检查可用粪便生理盐水涂片法镜检滋养体，或用Boeck及Drobohlav培养基分离虫体。

人毛滴虫为全球性分布，热带及亚热带环境卫生较差地区多见。儿童感染多于成人。

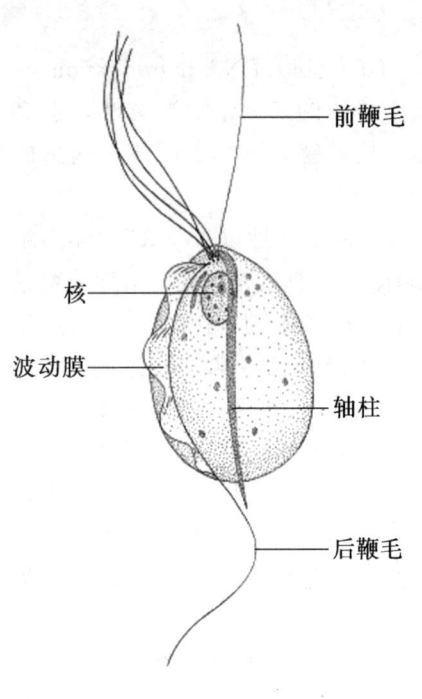

图8-6 人毛滴虫滋养体

人毛滴虫病常用的治疗药物有甲硝唑（灭滴灵）、卡巴胂（carbarsone，对脲基苯胂酸）、中药雷丸等。注意饮食及饮水卫生可有效地预防感染。

二、口腔毛滴虫

口腔毛滴虫（*Trichomonas tenax* Muller，1773）为寄生于口腔的鞭毛虫。仅有滋养体期，呈梨形，大小为（5～16）μm×（2～15）μm。前鞭毛4根，1根后鞭毛附着于波动膜外缘，无游离末端，波动膜约为2/3体长。细胞核椭圆形，位于虫体前部中央，深染，含多量染色质粒。轴柱纤细，从虫体末端伸出（图8-7）。

口腔毛滴虫常寄生于牙垢及龋齿的蛀穴和扁桃体隐窝，并常和齿槽溢脓等口腔疾病同时存在，为口腔共栖原虫，以细菌和上皮细胞为食，纵二分裂法生殖。主要经飞沫、唾液、污染的食物和餐具传播，也可通过接吻直接接触传播。滋养体在外界有一定的抵抗力，在室温下可生存3～6天，水中可活10～12h，在吐出的唾液中能生存48h，但如进入胃肠道则不能生存。一般认为本虫与口腔疾患无直接

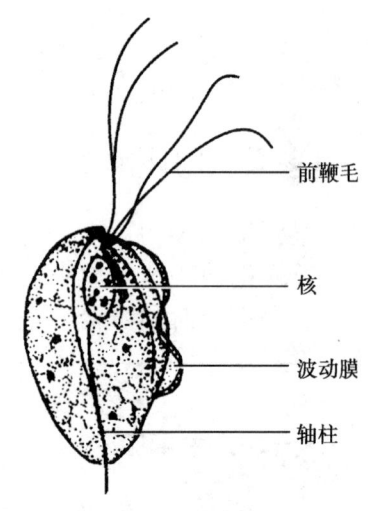

图8-7 口腔毛滴虫滋养体

关系，但有文献资料认为与牙龈炎、牙周炎、单纯龋齿、冠周炎等有关，曾有引起支气管炎、肺部感染的报道。

本虫为全球性分布，宿主为人和某些灵长类动物。感染大多发生在青少年，口腔卫生不良者感染率高，口腔卫生状况良好虫体可减少或消失。诊断可采用齿龈刮取物生理盐水涂片镜检或人工培养。人体感染者难以根除，甲硝唑对本虫有效。保持口腔清洁，注意个人口腔卫生，注意餐具清洁和消毒可有效预防感染。

第五节　致病性自生生活鞭毛虫

福氏耐格里阿米巴

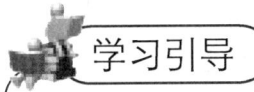

根据问题学习，学完本节后应能正确回答如下问题：
1. 描述福氏耐格里阿米巴的结构特征。
2. 讨论原发性阿米巴脑膜脑炎的致病机制。
3. 简述原发性阿米巴脑膜脑炎的病原学诊断方法和防治原则。

福氏耐格里阿米巴（*Naegleria fowleri* Carter，1970）生活在淡水、淤泥中，可寄生人体，引起致死性原发性阿米巴脑膜脑炎（primary amoebic meningoencephalitis，PAM）。

【形态与生活史】　福氏耐格里阿米巴生活史有滋养体和包囊两期。其滋养体分阿米巴型和鞭毛型，具有嗜热性，能在40～45℃温度下正常生长。培养基和脑脊液中滋养体呈阿米巴型，长圆形，直径15～35 μm，伪足宽大叶状，另一端形成指状伪尾区；运动活泼，摄食细菌，胞质中有伸缩泡和食物泡，侵入组织的滋养体可吞噬红细胞，虫体二分裂生殖。进入水中，虫体呈梨形或卵形，直径10～15 μm，前端长出2根或多根鞭毛，称鞭毛型；此阶段运动活泼，不摄食、不分裂，也不形成包囊。染色后，滋养体可见泡状细胞核，核仁大而居中，核仁与核膜间有明显间隙。鞭毛型与阿米巴型可以互变（双态营养型，trophic dimorphism），但只有阿米巴型才能直接形成包囊。包囊圆形，直径8～10 μm，核1个，囊壁厚而光滑（图8-8）。包囊多在外环境中形成，在组织内不成囊。

感染方式主要是游泳或接触污染水体时，滋养体或包囊侵入鼻腔。虫体在鼻组织和鼻窦增殖，沿嗅神经经筛板侵入脑内，迅速增殖、播散，引起原发性阿米巴脑膜脑炎。

【致病】　虫体的溶酶体释放水解酶类和溶血性磷酸脂酶可致髓磷脂降解，引起中枢神经系统组织坏死。患者起病急，突然头痛、低热、咽痛，部分患者嗅觉减退。2～3天内病情发展急剧，高热、呕吐、抽搐、谵妄、昏迷并伴有脑膜脑炎症状和体征（颈强直），感染后1周左右死于呼吸、循环衰竭。病理变化主要为化脓性脑膜炎和出血坏死性脑炎，以中性粒细胞浸润为主。病变多见于皮质表层和基底部，嗅叶、颞叶、额叶和小脑也可见到损害，累及嗅叶可能是最具特征的症状。阿米巴常群集于出血和坏死区附近的小血管周围，也可在脑脊液中。

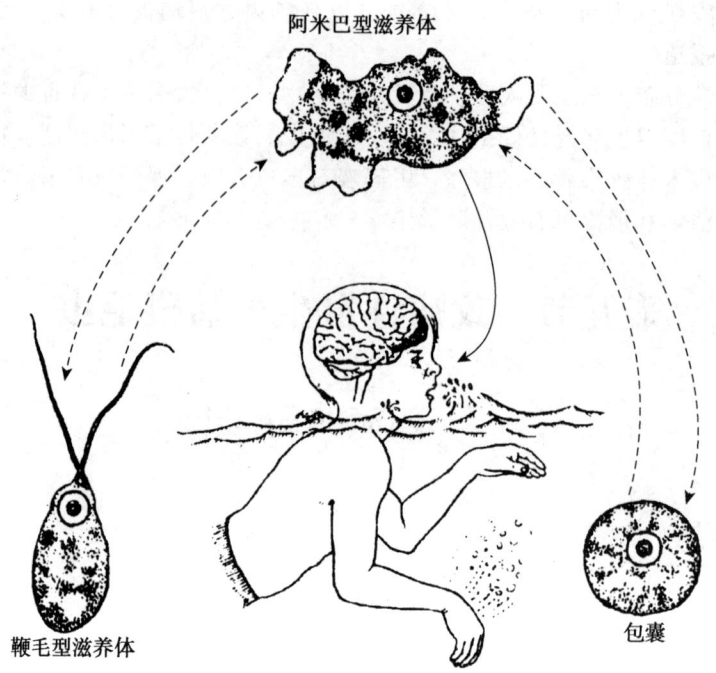

图 8-8 福氏耐格里阿米巴形态和生活史

【流行】 福氏耐格里阿米巴感染呈全球性分布，迄今为止约有 200 例 PAM，我国报道 3 例。感染通常发生在游泳、潜水时，或与淡水湖、池塘、河流、温泉、溪流水体接触时。感染多在夏季，以青少年为多。

【实验诊断】 病原学检查 取脑脊液直接涂片镜检，或取脑脊液自然沉淀物检查活动滋养体，也可涂片固定、经瑞氏或吉姆萨染色镜检。也可组织培养或鼠脑接种，待有症状后剖检小鼠脑组织检查滋养体。免疫学诊断一般无效，因疾病进展快，患者通常在 1~2 周内死亡，而短时间内不能刺激机体产生免疫应答。可以用分子生物学方法如特异性分子探针、PCR 进行检测。

【防治】 本病重在预防，避免污水进入鼻腔，是预防本病的关键。PAM 治疗困难，预后不良，两性霉素 B 静脉滴注和鞘内注射，可缓解临床症状，但死亡率仍高达 95% 以上。可联合应用两性霉素 B 和磺胺嘧啶，也可口服利福平。

小结

1. 寄生于人体的鞭毛虫有十几种。常见的鞭毛虫有杜氏利什曼原虫、蓝氏贾第鞭毛虫、阴道毛滴虫等。

2. 鞭毛虫的运动细胞器为鞭毛，有的有波动膜，虫体二分裂生殖。

3. 鞭毛虫的生活史除杜氏利什曼原虫需要两个宿主外，其他鞭毛虫均需一个宿主。杜氏利什曼原虫通过媒介昆虫白蛉传播，其他鞭毛虫在人与人之间传播。

4. 寄生于组织和血液中的鞭毛虫对人的危害严重，而寄生于腔道如消化道、泌尿生殖道的鞭毛虫对人的危害相对较轻。

5. 福氏耐格里阿米巴一般存在于淡水中，虫体通过鼻黏膜侵犯中枢神经系统，病情发展急剧，引起致死性原发性阿米巴脑膜脑炎。

表8-1 鞭毛虫小结

	杜氏利什曼原虫 Leishmania donovani	蓝氏贾第鞭毛虫 Giardia lamblia	阴道毛滴虫 Trichomonas vaginalis	人毛滴虫 Trichomonas hominis	口腔毛滴虫 Trichomonas tenax	福氏耐格里阿米巴 Naegleria fowleri
感染阶段	前鞭毛体	成熟包囊	滋养体	滋养体	滋养体	滋养体包囊
感染方式	白蛉叮咬	经口	接触	经口	经口	经鼻黏膜和筛板
寄生部位	单核巨噬细胞	十二指肠	阴道、尿道	回盲部和结肠	口腔	脑、脑膜
致病阶段	无鞭毛体	滋养体	滋养体	滋养体	滋养体	滋养体
主要临床表现	肝、脾、淋巴结肿大，全血细胞减少，发热	腹痛、腹泻、胆囊炎	阴道炎、尿道炎	腹痛、腹泻	与牙周炎、牙龈炎有关	头痛、发热、呕吐、昏迷
病原学诊断	骨髓穿刺、动物接种、体外培养	生理盐水涂片、碘液涂片、十二指肠引流法	生理盐水涂片	生理盐水涂片	生理盐水涂片	脑脊液涂片
保虫宿主	犬	无	无	无	无	无
流行	亚洲、欧洲的地中海沿岸地区及非洲和拉丁美洲；我国长江以北16个省、自治区、直辖市	全球性分布	全球性分布	全球性分布	全球性分布	全球性分布
治疗和预防	葡萄糖酸锑钠治疗；消灭保虫宿主，消灭白蛉	甲硝唑治疗；注意个人卫生、饮水卫生和饮食卫生	甲硝唑治疗；注意个人卫生，改进公共卫生设施	注意饮食及饮水卫生	保持口腔清洁	两性霉素B治疗；不接触污水

（贾默稚）

第九章

孢 子 虫

孢子虫门（Sporozoa）原虫全部是细胞内寄生虫。其生活史较为复杂，包括有性生殖和无性生殖方式，这两种生殖方式可以在同一个宿主或分别在两个宿主内完成。对人体危害较严重的孢子虫主要有疟原虫、刚地弓形虫和隐孢子虫。

第一节 疟 原 虫

学习引导

根据问题学习，学完本节后应能正确回答如下问题：
1. 什么是疟疾的潜伏期？
2. 阐述疟疾再燃、复发的定义，并论述其引起的原因。
3. 描述疟原虫红内期的主要形态特征。
4. 疟原虫生活史的要点有哪些？
5. 疟疾的典型发作过程如何？阐述其发作机制。
6. 疟疾多次发作后为什么会引起贫血和脾大？
7. 疟原虫感染的实验诊断方法有哪些？哪种方法可作为确诊的依据？
8. 疟原虫感染引起机体的免疫特点是什么？
9. 阐述引起疟疾流行的基本环节和流行因素。
10. 如何防治疟疾？

疟原虫（malaria parasite）是疟疾的病原体，呈全球性分布，目前已知有二百余种，可寄生于人、哺乳动物、鸟类和爬行类动物。

疟疾俗称"打摆子"，是严重危害人类健康的寄生虫病之一，以按蚊为传播媒介。我国古代对此早有认识，认为疟疾是由恶浊之气即所谓的瘴气引起。我国古代医书《内经素问》中的"疟论"及"刺疟篇"中，就有对疟疾病因、病症及针灸治疗的记载；在《神农本草经》中有常山治疗疟疾的论述。当代，由于各种现代化先进的实验技术如电镜技术、免疫学技术和分子生物学技术的广泛应用，有力地推动了对疟疾的研究。目前，在疟疾的诊断与疫苗研制方面有很大进展。

寄生于人体的疟原虫共有4种，包括间日疟原虫（*Plasmodium vivax* Grassi and Feletti，1890)、恶性疟原虫（*P. falciparum* Welch，1897)、三日疟原虫（*P. malariae* Laveren，1881)和卵形疟原虫（*P. ovale* Stephens，1922)，分别引起间日疟、恶性疟、三日疟和卵形疟。多年来，在东南亚各地发现寄生于灵长类动物的诺氏疟原虫（*P. knowlesi* Sinton *et* Mulligen，1932)可自然感染人体，近年已确认诺氏疟原虫为寄生人类的第五种疟原虫。在我国主要是间日疟原虫和恶性疟原虫的流行，三日疟原虫和卵形疟原虫少见。

【形态】 疟原虫在蚊体内和人体内有多个发育阶段。在人体内尤其是红细胞内寄生阶段包括环状体、滋养体、裂殖体和配子体四个时期，其形态结构对于疟疾的诊断和虫种的鉴别有重要意义。一般取患者外周血制成血涂片，经吉姆萨或瑞氏染色，在显微镜下可清楚地观察到四个时期的形态结构。

在红细胞内寄生的四种疟原虫基本结构相同，但形态各异。被寄生的红细胞会发生改变，包括体积变大、变形及颜色变浅。间日疟原虫和卵形疟原虫寄生的红细胞膜上会出现薛氏小点（Schüffner's dots），恶性疟原虫寄生的红细胞膜上出现茂氏小点（Maurer's dots），三日疟原虫寄生的红细胞膜上出现齐氏小点（Ziemann's dots），虫体和被寄生细胞出现的特征有助于鉴别虫种。下面以间日疟原虫为例描述疟原虫的形态特点（彩图Ⅰ）。

1. 环状体（ring form） 也称为早期滋养体。在红细胞内虫体环状，直径约为红细胞的1/3。染色后蓝色的细胞质呈环状，一个红色细胞核位于虫体的一侧，整个虫体像一枚镶有红宝石的戒指。此时被寄生的红细胞无变化。

2. 滋养体（trophozoite） 也称晚期滋养体或大滋养体，由环状体发育而来。虫体变大，细胞核增大但未分裂。细胞质增多，形状不规则，可有空泡或伪足；出现少量棕褐色、细小杆状疟色素（malarial pigment），疟色素为疟原虫吞噬血红蛋白后的代谢产物。被寄生的红细胞开始胀大，颜色变浅，并出现红色薛氏小点。

3. 裂殖体（schizont） 由滋养体继续发育，细胞核开始分裂形成。裂殖体有未成熟裂殖体和成熟裂殖体之分。未成熟裂殖体细胞核开始分裂、细胞质和疟色素增多。当细胞核分裂到一定数量（12～24个），每个核被一团细胞质包裹形成裂殖子（merozoite），疟色素逐渐集中，此为成熟裂殖体。被寄生的红细胞变化同滋养体时期。

4. 配子体（gametocyte） 裂殖体胀破红细胞释放出裂殖子，有些裂殖子侵入红细胞后可发育为配子体。配子体为圆形或卵圆形，细胞核一个，细胞质增多但无伪足，疟色素均匀分布在细胞质中。被寄生的红细胞变化同滋养体时期。配子体有雌、雄之分。雌配子体又称大配子体，体积大，几乎占满整个红细胞；细胞核稍小，染色质致密呈深红色，常位于虫体的一端，细胞质为深蓝色。雄配子体又称小配子体，体积小于雌配子体，细胞核较大，染色质疏松呈淡红色，常位于虫体中央，细胞质为蓝色略带红色。四种疟原虫配子体的形状、细胞核的位置、疟色素颗粒的分布差别较大，各具特征，有助于鉴别虫种。

四种疟原虫红细胞内期的形态特征见表9-1。

表 9-1　四种疟原虫红细胞内期的形态特征比较（瑞氏或吉姆萨染色）

	间日疟原虫 *Plasmodium vivax*	恶性疟原虫 *Plasmodium falciparum*	三日疟原虫 *Plasmodium malariae*	卵形疟原虫 *Plasmodium ovale*
环状体	胞质呈环状，淡蓝色，直径约等于红细胞的1/3；核1个，偶2个，位于虫体的一端；1个红细胞内寄生1个原虫，偶有2个	胞质呈环状，淡蓝色，直径约等于红细胞的1/5；核1~2个，位于虫体的一端；1个红细胞内寄生2个或以上原虫；有的虫体位于红细胞的边缘	胞质呈环状，深蓝色，直径约等于红细胞的1/3；核1个，位于虫体的一端；1个红细胞内寄生1个原虫，偶见2个	似间日疟原虫和三日疟原虫
滋养体	胞质增多，形状不规则，有伪足和空泡，呈淡蓝色；核1个；疟色素细小杆状、呈棕黄色，分散在细胞质中	一般不出现在外周血中，主要存在于内脏毛细血管内。体积小，圆形，胞质呈深蓝色；疟色素黑褐色，集中存在于胞质中	体积小，为圆形或宽带状，空泡少或无，也可呈大环状，不活动；疟色素棕黑色、颗粒状，位于胞质边缘	似间日疟原虫，胞质致密，空泡少，疟色素与间日疟原虫相似
未成熟裂殖体	核开始分裂，随核分裂虫体渐呈圆形，疟色素开始集中	一般不出现在外周血中。虫体似滋养体时期，但核分裂成多个	虫体圆形或宽带状，核分裂成多个，疟色素集中较迟	虫体圆形或卵圆形，核分裂成多个，疟色素数量较少
成熟裂殖体	内含12~24个裂殖子，常为16个，排列不规则；疟色素集中成堆。虫体占满整个红细胞	一般不出现在外周血中。内含8~36个裂殖子，常为18~24个，排列不规则；疟色素集中成团。虫体占红细胞体积的2/3或3/4	内含6~12个裂殖子，常为8个，排成一环；疟色素集中在中央。虫体占满红细胞	似三日疟原虫，但疟色素集中在虫体中央或一侧
雌配子体	圆形，占满整个红细胞；细胞质蓝色；核较小、致密，呈深红色，多位于虫体一侧；疟色素分散存在	新月形，虫体两端较尖；细胞质为蓝色；核较小、致密，呈深红色，位于中央；疟色素深褐色，多集中在核周围	似间日疟原虫，但体小；疟色素多而分散	似间日疟原虫，但体稍小
雄配子体	圆形，几乎充满整个红细胞；细胞质色蓝而略带红色；核疏松，呈淡红色，位于虫体中央；疟色素分散存在	腊肠形，虫体两端钝圆；细胞质色蓝而略带红色；核疏松，呈淡红色，位于虫体中央；疟色素黄棕色，多集中在核周围	似间日疟原虫，但体小；疟色素明显	似间日疟原虫，但体稍小
被寄生的红细胞	除环状体外，其余各期均胀大，出现薛氏小点；色淡，常呈长圆形	大小正常或略缩小，边缘常皱缩；常见有几粒粗大、紫褐色茂氏小点	大小正常，有时缩小，颜色无变化，偶见齐氏小点	胀大呈卵圆形，边缘常呈锯齿状；薛氏小点较间日疟虫粗大，环状体期即可出现

【生活史】 寄生人体的疟原虫生活史基本相同，包括在人体内进行无性生殖和有性生殖初期发育和在雌性按蚊体内进行有性生殖和无性生殖。疟原虫在人体内的发育包括在肝细胞

内进行的红细胞外期裂体生殖（exo-erythrocytic schizogony，简称红外期裂体生殖）在红细胞内的裂体生殖（erythrocytic schizogony，简称红内期裂体生殖）及配子体形成。在蚊体内包括配子生殖（gametogony）和孢子生殖（sporogony）两个发育过程。

以间日疟原虫为例叙述疟原虫的生活史（图9-1）。

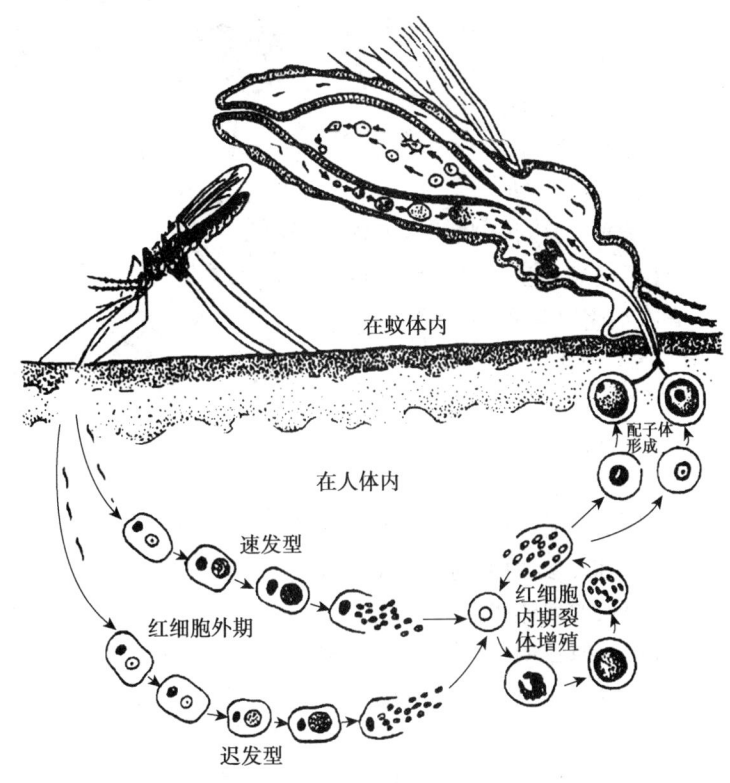

图9-1　疟原虫生活史

1. 在人体内的发育

（1）红细胞外期：疟原虫子孢子（sporozoite）侵入人体后先进入肝细胞，在肝细胞内进行裂体生殖的过程称红细胞外期（exo-erythrocytic stage，简称红外期）。当唾液腺中带有成熟子孢子的雌性按蚊刺吸人血时，唾液中的梭形子孢子进入人体，约经30min随血流侵入肝细胞内，进行裂体生殖，虫体由长梭形变成圆形，细胞核不断分裂，达到一定数量后细胞质分裂，并包绕细胞核，形成多个裂殖子，此时的疟原虫称红外期裂殖体。成熟的红外期裂殖体内含有数以万计的裂殖子，最终肝细胞被胀破，释放出大量裂殖子，入血后一部分裂殖子被巨噬细胞和多形核白细胞吞噬，一部分侵入红细胞，开始红细胞内期的发育。

完成红外期裂体生殖所需的时间各虫种间有所差异，间日疟原虫、恶性疟原虫、三日疟原虫和卵形疟原虫分别为8天、5.5~6天、13天和9天。

目前认为间日疟原虫和卵形疟原虫的子孢子有两种不同的遗传类型，即速发型子孢子（tachysporozoite, TS）和迟发型子孢子（bradysporozoite, BS）两个类型。当子孢子侵入肝细胞后，速发型子孢子立即进行红外期裂体生殖；而迟发型子孢子则需经过一段较长的休眠期后才开始红外期裂体生殖。处于休眠期的疟原虫称休眠子（hypnozoite）。恶性疟原虫和三日疟原虫均无休眠体。

（2）红细胞内期：被红外期裂殖体寄生的肝细胞破裂，红外期裂殖子释放入血，侵入红细胞，进行红细胞内的发育称红细胞内期（erythrocytic stage，简称红内期）。

裂殖子侵入红细胞的过程：①裂殖子特异性识别红细胞膜表面受体并与之结合。这种识别的特异性决定了疟原虫感染红细胞的不同：间日疟原虫和卵形疟原虫主要侵犯网织红细胞，三日疟原虫多寄生老龄红细胞，恶性疟原虫可寄生于各时期的红细胞。②与裂殖子接触的红细胞形态迅速发生改变，红细胞膜在环绕裂殖子处向内凹陷，裂殖子侵入红细胞（图9-2）。

侵入红细胞内的裂殖子，经过环状体、滋养体的发育，再由滋养体经过裂体生殖发育为未成熟裂殖体和成熟裂殖体，成熟裂殖体内含12～24个裂殖子。被寄生的红细胞破裂，释放出裂殖子，一部分裂殖子被吞噬细胞吞噬，其余裂殖子侵入新的红细胞，重复红内期的裂体生殖。如此反复，可使越来越多的红细胞被破坏。

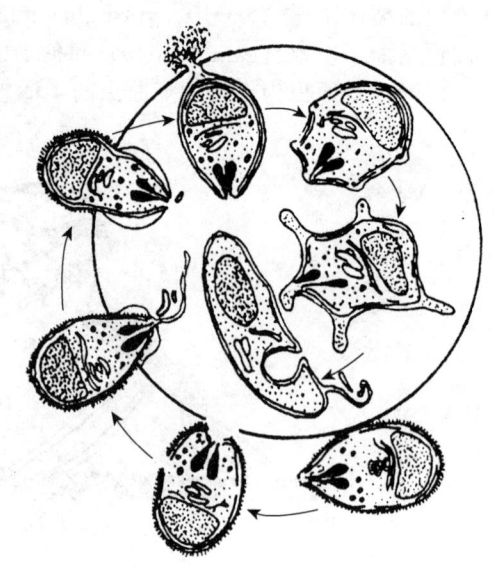

图9-2 诺氏疟原虫裂殖子侵入红细胞的过程

完成一代红内期裂体生殖所需的时间，间日疟原虫和卵形疟原虫为48h，三日疟原虫为72h，恶性疟原虫为36～48h。红内期的裂体生殖时间与疟疾的发作关系密切。

疟原虫经过几代红内期裂体生殖后，部分裂殖子侵入红细胞不再进行裂体生殖，而发育为雌、雄配子体，开始疟原虫的有性生殖。恶性疟原虫的配子体主要在肝、脾和骨髓等器官的血窦或微小血管里发育，成熟后才出现在外周血中。配子体的进一步发育需要在蚊胃中进行，否则在人体内经30～60天，配子体就会衰老变性而被吞噬细胞吞噬。

2. 在蚊体内的发育　疟原虫在蚊体内的发育包括有性生殖（配子生殖）和无性生殖（孢子生殖）。

（1）配子生殖：当雌性按蚊刺吸感染者血液时，红细胞内疟原虫各个发育阶段随血液进入蚊胃，除配子体外，其他各期的疟原虫均被消化。在蚊胃内，雌配子体发育为圆形雌配子（female gamete），雄配子体发育为4～8条细丝状、可游动的雄配子（male gamete）。雄配子钻入雌配子体内受精。形成圆形合子（zygote），合子变长发育为动合子（ookinete），动合子穿过蚊胃壁上皮细胞，在蚊胃壁的弹力纤维膜下发育成圆球形卵囊（oocyst）。

（2）孢子生殖：卵囊在蚊胃壁弹力纤维膜下继续发育，逐渐长大，囊内核与胞质反复分裂，形成成千上万个细长、梭形子孢子，即为孢子生殖。成熟子孢子可随卵囊破裂释出或从囊壁微孔逸出（图9-3），随血淋巴集中到蚊的唾腺。当受染蚊叮咬人吸血时，子孢子随唾液进入人体，开始在人体内的发育过程。

【致病】　疟原虫生活史的红内期是主要致病阶段。疟疾的典型临床表现有周期性寒热发作、贫血和肝脾大，这是由疟原虫红内期的裂体生殖引起的。

1. 潜伏期　子孢子侵入人体到出现临床症状之前所需的时间，包括红外期的发育时间和几代红内期裂体生殖所需时间。潜伏期长短与进入人体的疟原虫虫株、子孢子数量及人体免疫力有关。在我国，间日疟虫株有短潜伏期和长潜伏期两种类型，短潜伏期为11～25天，长潜伏期为6～12个月，可长达2年。恶性疟潜伏期最短为9～10天，三日疟最短为15～16天，卵形疟最短为10～14天。

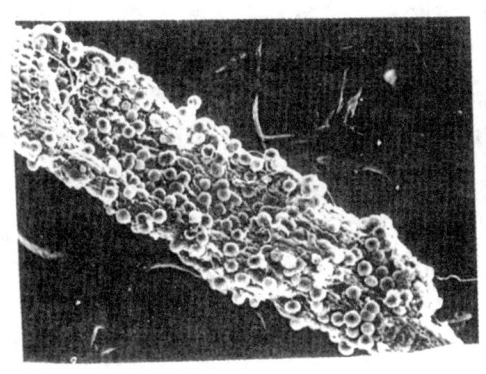
蚊胃壁上的卵囊

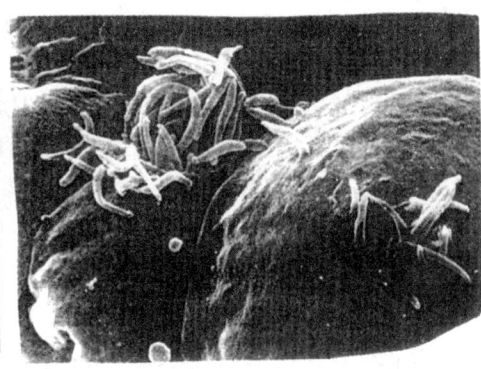
子孢子从卵囊逸出

图 9-3 食蟹猴疟原虫

2. 疟疾发作（paroxysm） 疟疾的一次典型发作包括寒战、高热和出汗热退三个连续阶段。发作是疟原虫的红内期裂体生殖所致。红内期的疟原虫经过几代裂体生殖后，血中虫体密度达到发作阈值时，引起疟疾发作。发作原因为红内期成熟裂殖体胀破红细胞，疟原虫的裂殖子和代谢产物、残余和变性的血红蛋白以及红细胞碎片等一并进入血流，其中一部分被巨噬细胞和中性粒细胞吞噬，刺激这些细胞产生内源性热原质，内源性热原质与疟原虫代谢产物共同作用于下丘脑的体温调节中枢，引起发热。

疟疾发作初期患者自觉畏寒，甚至寒战、面色苍白，唇、指发绀，此后体温逐渐升高，可高达40℃。随着血液内刺激物被吞噬和降解，机体通过大量出汗调节体温，使体温逐渐恢复正常，机体进入发作间歇期。一次典型发作需8～12h。

疟疾的发作具有周期性，此周期性与疟原虫的红内期裂体生殖时间一致。间日疟原虫和卵形疟原虫红内期裂体生殖时间是48h，故隔日发作一次；三日疟72h发作一次；恶性疟的发作不规律，发热期长，可能持续高热，也可能体温有所起伏，患者在两次发作之间没有明显好转的感觉，因此恶性疟的发作周期性不很明确（图9-4）。在初发患者，由于体内疟原虫处于不同的发育阶段，因此发作的周期性不明显，症状也不典型。

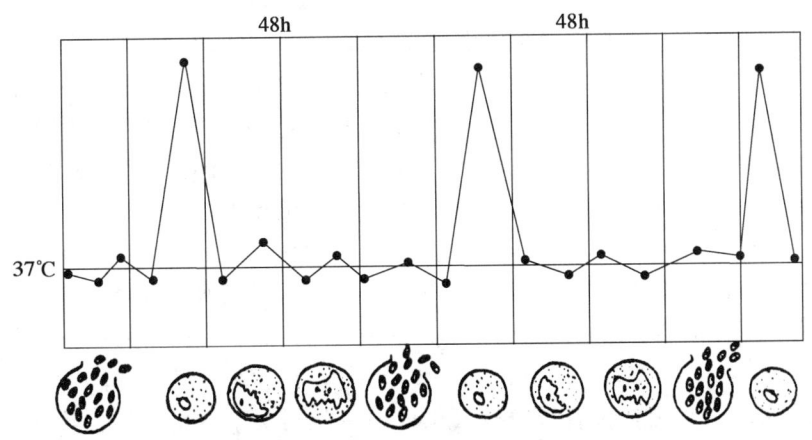

图 9-4 间日疟热型与疟原虫红内期发育的关系

3. 再燃（recrudescence）与复发（relapse） 疟疾患者治疗不彻底或疟疾发作后机体产

生一定的免疫力，大部分红内期疟原虫被杀死，发作停止，患者若无再次感染，仅由体内残存的少量红内期疟原虫在一定条件下大量增殖又引起疟疾的发作，称疟疾再燃。再燃与宿主的抵抗力和适应性免疫力下降以及疟原虫的抗原变异有关。

经过治疗或患者自身的免疫力作用，红内期疟原虫全部被杀死，发作停止，患者若无再次感染的情况下又出现疟疾发作，称疟疾复发。复发的原因是由于肝细胞内的迟发型子孢子形成的休眠体经一段时间休眠后复苏，进行裂体生殖，释放的红细胞外期裂殖子进入红细胞内发育引起。恶性疟原虫和三日疟原虫无迟发型子孢子，因此只有再燃而无复发。间日疟原虫和卵形疟原虫既有再燃也有复发。

4. 贫血　疟疾发作数次后，患者可出现贫血，贫血的程度与疟疾发作的次数有关，发作次数越多，贫血越严重。贫血的原因与疟原虫红内期裂体生殖直接破坏红细胞有关，此外，还有下述机制：

（1）脾大，脾功能亢进，巨噬细胞增多，活性增强，吞噬能力增大，不仅吞噬被感染的红细胞，也吞噬正常红细胞。

（2）免疫溶血：被疟原虫感染的红细胞细胞膜受损后隐蔽的抗原成分暴露，可刺激机体产生自身抗体，通过细胞毒作用破坏红细胞；疟原虫的可溶性代谢产物（异种蛋白），可刺激机体产生抗体，抗体与可溶性代谢产物结合形成抗原抗体复合物，附着在红细胞表面，激活补体，导致红细胞溶解。

（3）骨髓造血功能受到抑制，红细胞生成障碍，也可加重贫血。

5. 肝脾大　初发患者在发作3~4天后，脾开始肿大，可增大2~6倍。由于充血，脾质地柔软，抗疟药物治疗后可恢复正常大小。慢性患者的脾内巨噬细胞增生，逐渐纤维组织增生，导致高度纤维化，质地坚硬，虽经抗疟治疗也不能恢复正常。疟疾患者常伴有肝充血、肝窦扩张、血窦内的库普弗细胞（Kupffer cell）增生，导致肝大。

6. 疟性肾病　常见于三日疟长期不愈的患者，以非洲儿童患者居多。临床表现为水肿、腹水、蛋白尿及高血压，严重者可出现肾衰竭，用抗疟药物治疗无效。疟性肾病发生的原因：疟原虫的可溶性代谢产物（异种蛋白）作为抗原可刺激机体产生抗体，抗体与可溶性代谢产物结合形成抗原抗体复合物，沉积在肾小球基底膜，激活补体，引起肾小球基底膜破坏所致。急性期疟疾患者也可出现一过性肾病，经抗疟治疗后可痊愈。

7. 凶险型疟疾　多由恶性疟原虫感染所致，间日疟原虫偶见。其发病特点为来势凶猛，病情险恶，临床表现复杂，死亡率高。可分为脑型、厥冷型、超高热型和胃肠型。其中以脑型疟（cerebral malaria，CM）最常见，患者可表现为剧烈头痛、呕吐、烦躁不安、高热、嗜睡或昏迷、惊厥等类似脑炎及脑膜炎症状。若诊断治疗不及时，死亡率高达90%。发生人群常为缺乏免疫力的流行区儿童、非流行区旅游者和流动人口。

凶险型疟疾的发病机制复杂，目前多数学者认同微血管阻塞学说。微血管阻塞学说认为聚集在脑部微血管内受染红细胞与血管内皮细胞粘连，造成微血管阻塞及局部缺氧所致。病理学检查证实，恶性疟死者的内脏（包括脑）的微血管内，常有密集的被恶性疟原虫寄生的红细胞。

8. 先天性疟疾　是指在没有被按蚊叮咬或输血的情况下，由母体传给新生儿的疟疾。主要原因是胎盘受损，孕妇疟疾患者的血液直接进入胎儿血；或分娩过程中母体血液污染胎儿伤口。胎儿出生后即可出现贫血和脾大等症状。

案例 9-1

患者刘某，男性，45岁，建筑工程师，现就职于北京某建筑公司。2013年被公司外派至坦桑尼亚援建半年，11月8日回国。1周后在家中出现发热症状，以为受凉感冒，自行购买非处方类感冒药服用，3天后有所好转。几日后又出现发热症状，到社区医院就诊，医院以"上呼吸道感染"进行治疗，但病情未见好转反而逐渐加重，社区医院建议患者转至综合性医院发热门诊进行发热筛查。22日患者至综合性医院就诊，但此时已无发热症状。患者主诉高热（体温可高达39℃以上）、寒战、血尿、头痛、乏力、全身不适、食欲缺乏。入院检查：体温37℃，神志清，精神差，巩膜、皮肤无黄染；腹部有轻压痛；血压110/80mmHg，心率98次/分。X线检查显示双肺纹理增多；B超显示轻度脾大、副脾。实验室检查：白细胞总数（white blood cell，WBC）$8.0×10^9$/L，中性粒细胞（neutrophil，NE）59.5%，血红蛋白（hemoglobin，Hb）110g/L，谷丙转氨酶127.8U/L，天门冬氨酸136.6U/L，谷氨酰转移酶113.2U/L，总胆红素27.2μmol/L，直接胆红素13.5μmol/L。结合患者的工作经历，医护人员认为其患疟疾的可能性很大，问诊得知患者在国外工作时多次被蚊虫叮咬，检验室随即采集外周血、涂片、镜检，并未发现疟原虫。医生就检验结果与患者进一步交流时发现患者有发热表现，经测量体温39.8℃，立即再次采集外周血镜检，厚血膜发现疟原虫环状体。

患者住院即采用青蒿琥酯静脉注射液治疗，每日1次，每次60mg，首剂加倍，共7天。同时对症治疗，补充足量葡萄糖，预防低血糖。待病情缓解后改用ACT口服剂型，继续治疗一个疗程。

【免疫】

1. 固有免疫（innate immunity） 即宿主对于疟原虫先天不易感染。固有免疫与宿主种类和遗传特性有关，无需感染即已存在。由于固有免疫的存在，宿主可以完全抵抗疟疾的感染或减轻疟疾的发病程度。

疟原虫有比较严格的宿主特异性，某一物种的疟原虫只能特异感染这一物种或与其亲缘关系相近的其他物种。此外，宿主红细胞表膜上疟原虫受体、细胞膜的结构以及红细胞内营养物质等都会影响宿主的易感性。例如，Duffy血型抗原为间日疟原虫裂殖子的受体，Duffy血型阴性者不能被间日疟原虫感染；镰状细胞血红蛋白对恶性疟原虫有抵抗作用；葡萄糖-6-磷酸脱氢酶（G-6-PD）缺乏症患者对疟原虫不易感。

2. 适应性免疫（adaptive immunity） 即机体通过感染疟原虫而获得的对疟原虫的免疫能力，具有种的特异性，包括体液免疫和细胞免疫。

多种疟原虫成分，如虫体的代谢产物、死亡崩解产物、表膜成分以及疟原虫空泡内容物等均可刺激机体产生免疫应答。

（1）体液免疫：是血清中特异性抗体对疟原虫的免疫作用，在疟疾的保护性免疫中具有一定作用。疟原虫血症出现后，血清中IgG、IgM水平明显升高，但其中特异针对疟原虫抗原的抗体非常少。这些特异性抗体可与红细胞膜上的虫体抗原结合，或与细胞外的疟原虫表面抗原结合，从而影响虫体对红细胞的黏附和钻入，或破坏虫体膜引起疟原虫死亡。

（2）细胞免疫：在疟疾感染中细胞免疫起重要作用。细胞免疫可通过单核吞噬细胞、T

淋巴细胞和自然杀伤细胞以及各种细胞因子（如 IFN-γ、TNF）等作用，杀灭细胞内寄生的疟原虫。

3. 疟原虫的免疫特点

（1）带虫免疫（premunition）：人或动物感染疟原虫后，机体可产生一定的保护性免疫力，这种免疫力能抵抗同种疟原虫的再感染，并可杀死血液中的大部分疟原虫，使血液内的疟原虫数量控制在较低水平，宿主多呈带虫状态，此为带虫免疫。当虫体被彻底清除后，这种免疫力也随之消失。

（2）疟原虫诱发的宿主免疫力有种、株、期的特异性。机体获得的免疫力只针对同一种、株、期的疟原虫，而对其他的种、株、期的疟原虫无效。

【实验诊断】

1. 病原学检查　从患者外周血中查见疟原虫为确诊依据。检查方法为厚、薄血膜检查法。

自患者的耳垂或指尖采血，制成厚、薄血膜，经吉姆萨或瑞氏染色、镜检。厚血膜上原虫集中，易检出，但因红细胞被溶解，原虫皱缩、变形，不易识别。薄血膜中虫体形态特征明显，容易识别，并可借助红细胞的变化鉴别虫种，但原虫密度低易漏检且费时。基于厚、薄血膜各自的优缺点，最好在一张载玻片上同时制作两种血膜，在厚血膜查到疟原虫后再查薄血膜鉴定虫种。为提高检出率，应注意采血时间，间日疟的采血时间宜在发作后数小时至 10 小时，可检出环状体、滋养体、裂殖体和配子体；恶性疟应在发作时采血，可检出环状体和配子体。用抗疟药及抗生素后，原虫数量减少，形态发生明显变化，影响检查效果，应注意鉴别。

2. 免疫学诊断　常用于疟疾流行病学调查、检测及筛选输血对象。

常用的方法有间接荧光抗体试验（IFAT）、间接血凝试验（IHA）和酶联免疫吸附试验（ELISA）等，既可以检测抗原也可检测抗体。由于患者治愈后，血液内的抗体仍可维持 1～2 年，因此疟原虫抗体的检测常用于流行病学调查，临床只作为辅助诊断。利用单克隆抗体技术检测受检者血清中疟原虫抗原，可以确定受检者是否为现症感染。

3. 分子生物学技术　随着分子生物学技术的发展和推广，一些新技术已应用于疟疾的诊断，如核酸探针（DNA 探针）、聚合酶链反应（PCR）等，具有极高的敏感性和特异性，但费用较高。

【流行】

1. 分布　疟疾分布于全球 106 个国家和地区，尤以热带及亚热带地区较为严重，是严重危害人体健康的疾病之一。疟疾也是我国的主要寄生虫病之一，我国除西北、西南高寒干燥地区外，疟疾遍布全国。间日疟主要流行于长江流域以南平原和黄淮下游一带，恶性疟主要见于长江以南山区，特别是在海南省和云南南部山区较为多见，三日疟在我国少见，卵形疟仅发现几例。

2. 流行因素

（1）流行基本环节：传染源为外周血中有雌、雄配子体的现症患者和带虫者，传播媒介是按蚊，传播途径为按蚊叮咬。我国主要的传疟按蚊是中华按蚊、嗜人按蚊、微小按蚊和大劣按蚊。一般人群对疟疾普遍易感。

带虫者献血可导致受血者感染疟疾，这种情况易被临床医师忽视而延误诊断，对孕妇、婴儿及免疫功能低下者常会发生致命的危险，因此必须引起重视，对献血者要进行有效的筛选，特别注意排除无症状带虫者。

（2）自然因素：适宜的温度和雨量有利于按蚊的孳生、繁殖和吸血活动。25℃左右最适合疟原虫在蚊体内的发育，温度高于30℃或低于16℃时，疟原虫不能在蚊体内发育，称疟疾传播休止期。

（3）社会因素：经济、文化、卫生水平及人类的社会活动等直接或间接地影响疟疾的传播与流行。居民的居住条件、防蚊设备、露宿习惯及经济状况也与疟疾流行有关。各级组织对防疟工作的重视程度及防疟措施的落实，在防止疟疾流行上也起了重要作用。

【防治】 针对疟疾流行的基本环节，制定和落实综合防治措施。

1. 治疗患者、控制传染源 抗疟药物种类很多，可针对疟原虫生活史各期。杀灭红外期裂殖体及休眠子的药物有伯氨喹，也称根治药；乙胺嘧啶对红外期疟原虫也有一定作用，是一种较好的预防药。作用于红内期裂体生殖期的药物有氯喹及哌喹、青蒿素及蒿甲醚等，其中，源于我国的青蒿素已成为现今首选抗疟药。世界卫生组织（WTO）为保证青蒿素的治疗效果，同时延缓疟原虫抗药性的产生，已要求使用以青蒿素为基础的联合用药（artemisinin – based combination therapy，ACT）。

2. 保护易感人群 在疟疾流行季节，对流行区的人群和进入流行区的无免疫力人群进行预防用药。常用预防药物为氯喹或乙胺嘧啶加磺胺多辛，但使用不宜超过半年。

3. 防蚊灭蚊 见医学节肢动物部分。

第二节　刚地弓形虫

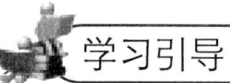

根据问题学习，学完本节后应能正确回答如下问题：
1. 描述刚地弓形虫的主要形态特点。
2. 刚地弓形虫的生活史要点有哪些？
3. 阐述刚地弓形虫的致病机制和主要临床表现。
4. 弓形虫病的病原学诊断方法有哪些？
5. 阐述弓形虫病流行广泛的原因。
6. 弓形虫病的防治原则有哪些？

刚地弓形虫（*Toxoplasma gondii* Nicolle and Manceaux，1908）简称弓形虫，广泛寄生于人和温血动物的有核细胞内，是一种重要的机会致病原虫（opportunistic protozoa），可引起人兽共患弓形虫病（toxoplasmosis）。孕妇如果感染弓形虫，可影响胚胎发育，导致流产、死胎或胎儿畸形。

【形态】 弓形虫生活史中有5个发育阶段，即速殖子、包囊（内含缓殖子）、裂殖体、配子体及卵囊，其中速殖子、包囊、卵囊与致病和流行有关。

1. 速殖子（tachyzoite） 是滋养体（trophozoite）的一种形式，外形呈香蕉形或半月形，长 4～7μm，经吉姆萨或瑞氏染色胞质呈蓝色，胞核紫红色，位于虫体中央（图 9-5）。侵入细胞内的滋养体以内二芽殖法不断繁殖，形成含数个至数十个虫体的集合体，这种由宿主细胞膜包绕的虫体集合体称假包囊（pseudocyst）（图 9-5）。

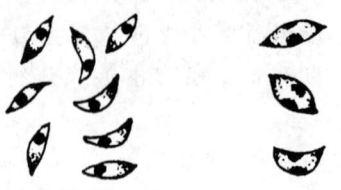
游离于体液中的滋养体　分裂中的滋养体

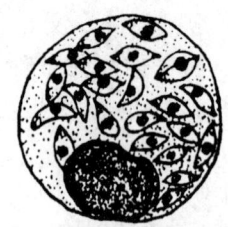
滋养体寄生于细胞内（假包囊）

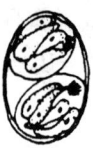
卵囊

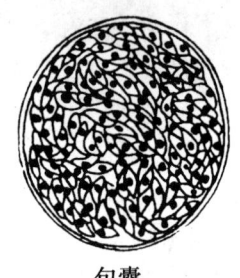
包囊

图 9-5　刚地弓形虫形态

2. 包囊（cyst）　圆形或椭圆形，直径 5～100μm，具有一层由虫体分泌形成的坚韧囊壁。囊内含数个至数百上千个缓殖子，其形态与速殖子相似，但虫体较小，核稍偏后（图 9-5）。包囊可在宿主组织内长期生存。

3. 卵囊（oocyst）　圆形或椭圆形，大小为（9～11）μm×（10～13）μm，具两层光滑透明的囊壁。成熟卵囊内含有 2 个孢子囊（sporocyst），每个孢子囊内含 4 个新月形子孢子（sporozoite）。

【生活史】　弓形虫生活史包括在终宿主体内的无性裂体生殖、有性配子生殖和在中间宿主体内的无性生殖（图 9-6）。

1. 在终宿主体内的发育　终宿主为猫及猫科动物。猫食入成熟卵囊或动物肉中的包囊及假包囊后，子孢子或滋养体在小肠逸出，侵入小肠绒毛上皮细胞内进行裂体生殖。成熟的裂殖体内含有许多裂殖子，胀破寄生的上皮细胞，释放出裂殖子，再侵入新的上皮细胞发育、繁殖，如此反复。经数代裂体生殖后，部分裂殖子侵入上皮细胞不再进行裂体生殖，而发育为雌、雄配子体，然后发育为雌、雄配子，雌、雄配子结合形成合子，再发育为卵囊。卵囊破上皮细胞进入肠腔，随粪便排出体外。卵囊在外界适宜温、湿度下，经 2～5 天发育为具有感染性的成熟卵囊。

2. 在中间宿主体内的发育　当卵囊或动物肉类中的包囊或假包囊被中间宿主如人、羊、牛、猪等吞食后，在肠道内逸出子孢子、速殖子或缓殖子，随即侵入肠壁，经血流或淋巴扩散到宿主的各种组织，侵入有核细胞内，以二分裂或内二芽殖法发育、繁殖，形成假包囊。当速殖子增殖到一定数量，细胞破裂，速殖子逸出又侵入新的组织细胞，如此反复增殖。在免疫功能正常的宿主体内，部分速殖子侵入机体细胞，特别是侵入脑、眼、骨骼肌的虫体，增殖速度缓慢，分泌成囊物质，形成含缓殖子的包囊。包囊在宿主体内可存活数月、数年甚至伴随宿主终身。当宿主免疫功能低下或缺陷时，组织内的包囊可破裂，释出的缓殖子进入血流和其他新的组织细胞内继续发育、增殖。包囊是在中间宿主之间或中间宿主与终宿主之间相互传播的主要阶段。

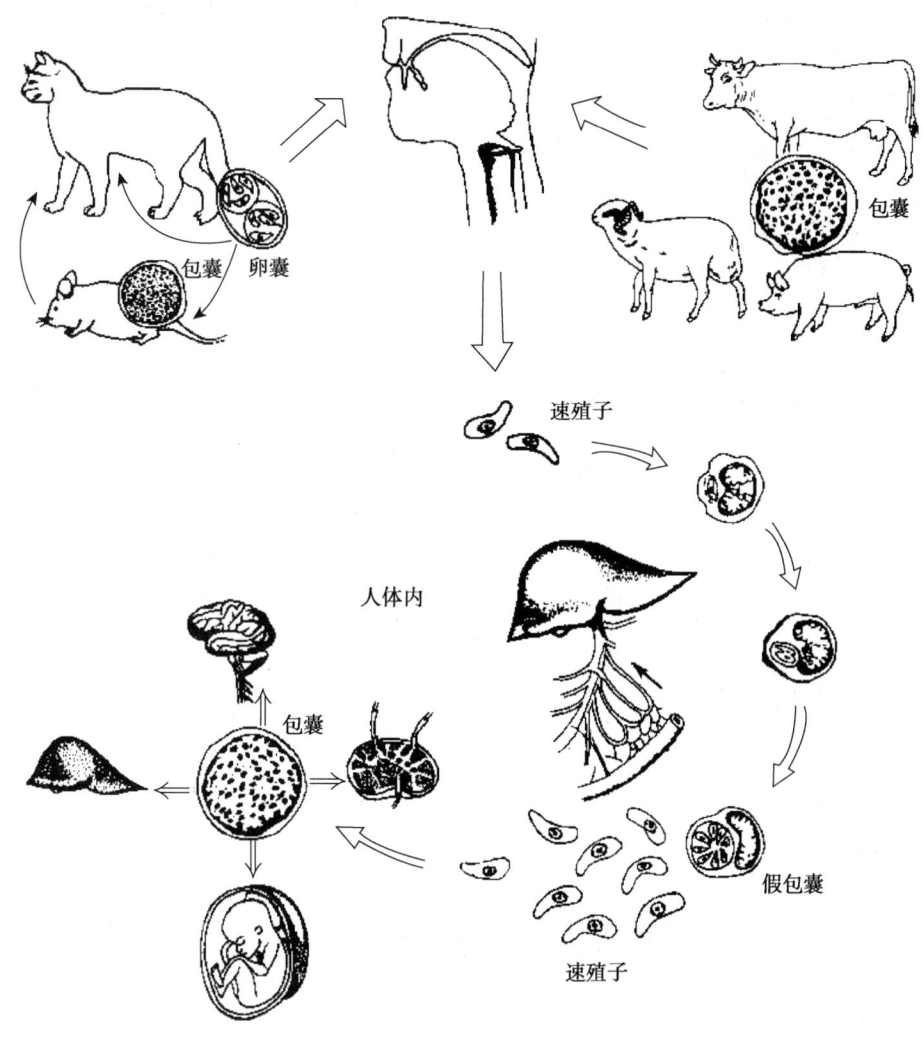

图 9-6 刚地弓形虫生活史

【致病】

1. 致病机制 弓形虫的致病作用与虫株毒力和宿主的免疫状态有关。速殖子是弓形虫的主要致病阶段，虫体在有核细胞内迅速发育、繁殖，破坏细胞，刺激淋巴细胞和巨噬细胞浸润，导致组织的急性炎症和坏死。包囊内缓殖子是宿主慢性感染的主要形式，缓殖子不断增殖，包囊增大，压迫周围组织。包囊一旦破裂可引起迟发型超敏反应，产生肉芽肿，病变多见于脑、眼等部位。

2. 临床表现 人体感染弓形虫绝大多数为隐性感染，没有明显的症状和体征，少数引起弓形虫病。弓形虫病分为先天性和获得性两类。先天性弓形虫病是妊娠妇女孕早期感染弓形虫后病原体经胎盘感染胎儿,可造成流产、早产、畸胎或死产;其中畸胎发生率高,主要累及大脑和眼,以脑积水、脑钙化、视网膜脉络膜炎和精神、运动障碍为典型症状。获得性弓形虫病为摄入被卵囊污染的食物或水以及含包囊、假包囊的未熟肉类而感染。免疫力正常者多呈隐性感染,仅表现为血清特异性抗体增高。有症状者以淋巴结肿大最常见,多见于颈后与颌下淋巴结,同时伴有低热、疲倦、肌肉不适等。当感染者免疫功能低下或缺陷时(如患艾滋病、恶性肿瘤、器官移植后长期服用免疫抑制剂等),弓形虫可迅速增殖、播散,导致脑膜脑炎、肝炎、肺炎、心肌心包炎、广泛性肌炎等多脏器病变或功能衰竭而死亡。

【实验诊断】

1. 病原学检查 取急性期患者的腹水、胸腔积液、羊水、脑脊液等,离心后取沉淀物涂片,或取骨髓、血液或活组织穿刺物涂片,经吉姆萨或瑞氏染色,镜检滋养体。

2. 动物接种分离法或细胞培养法 将标本接种于小鼠腹腔内,1周后取腹腔液镜检滋养体。样本也可接种于离体培养的单层有核细胞,查假包囊或游离虫体。

3. 血清学检查 常用方法有间接血凝试验(IHA)、弓形虫染色试验(dye test,DT)、酶联免疫吸附试验(ELISA)、间接免疫荧光抗体试验(IFA)等,其中IHA和ELISA应用较广且效果较好。近年来PCR和DNA探针技术已试用于本病的诊断,具有敏感性高、特异性强的优点。

【流行】 弓形虫病呈世界性分布,人群和动物感染相当普遍。据血清学调查,人群抗体阳性率为25%~50%,我国2001—2004年人群血清阳性率为7.88%。

弓形虫感染普遍的原因:①多种生活史期都具有感染性;②中间宿主广,家畜、家禽均易感;③可在终宿主之间、中间宿主之间、终宿主与中间宿主之间多向交叉传播;④包囊在中间宿主组织内可长期生存;⑤卵囊排放量大,且对外界环境抵抗力强;⑥传播途径多,可经口、胎盘、输血、器官移植等感染。

【防治】 预防弓形虫病应加强卫生宣传教育,防止猫粪污染手、食物及水源,不食未熟的肉类及乳品等。目前尚无理想的治疗弓形虫病的特效药物,乙胺嘧啶、磺胺类药物、螺旋霉素、阿奇霉素等有一定疗效。磺胺药物与乙胺嘧啶联合使用,效果更好,但孕妇不宜使用。螺旋霉素毒性小,在器官中分布浓度高,为孕妇首选药。

第三节 隐 孢 子 虫

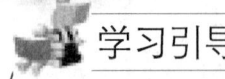

根据问题学习,学完本节后应能正确回答如下问题:
1. 描述隐孢子虫的主要形态特点。
2. 隐孢子虫主要生活史要点有哪些?
3. 阐述隐孢子虫的致病机制和临床表现。
4. 隐孢子虫病的病原学诊断方法有哪些?
5. 隐孢子虫病的主要传染源有哪些?

隐孢子虫（*Cryptosporidium* spp.）是一类重要的机会性致病原虫，可引起人与动物隐孢子虫病（cryptosporidiosis），也是引起艾滋病、肿瘤及其他免疫功能低下患者死亡的主要原因之一。感染人体及大多数哺乳动物的隐孢子虫主要是微小隐孢子虫（*Cryptosporidium parvum*）。

【形态及生活史】 隐孢子虫生活史中有滋养体、裂殖体、配子体和卵囊等阶段。卵囊圆形或椭圆形，直径 4～6μm；成熟卵囊内含 4 个月牙形子孢子和一团颗粒状物质组成的残留体（图9-7）。

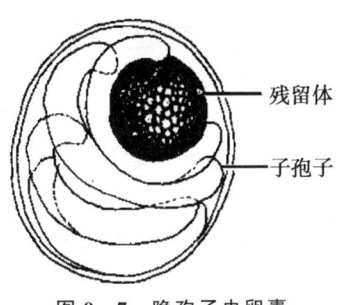

图9-7 隐孢子虫卵囊

人误食成熟卵囊后，在宿主消化液的作用下子孢子脱囊而出，附着并侵入肠上皮细胞，发育为滋养体，进行裂体生殖，经 3 次核分裂后形成Ⅰ型裂殖体。裂殖体破裂，释出裂殖子，再感染其他肠上皮细胞进行裂体生殖。部分裂殖子侵入肠上皮细胞经 2 次核分裂发育为Ⅱ型裂殖体，Ⅱ裂殖体释出的裂殖子则发育为雌、雄配子体，经减数分裂形成雌、雄配子，继而两性配子结合形成合子，随后行孢子生殖，发育为卵囊。卵囊分薄壁卵囊和厚壁卵囊两种。薄壁卵囊约占 20%，仅有 1 层单位膜，在宿主体内可破裂，释出的子孢子直接侵入宿主肠上皮细胞，继续裂体生殖，造成宿主自体内重复感染；厚壁卵囊约占 80%，成熟后脱落，进入肠腔，随宿主粪便排出体外。完成整个生活史需要 5～11 天（图9-8）。

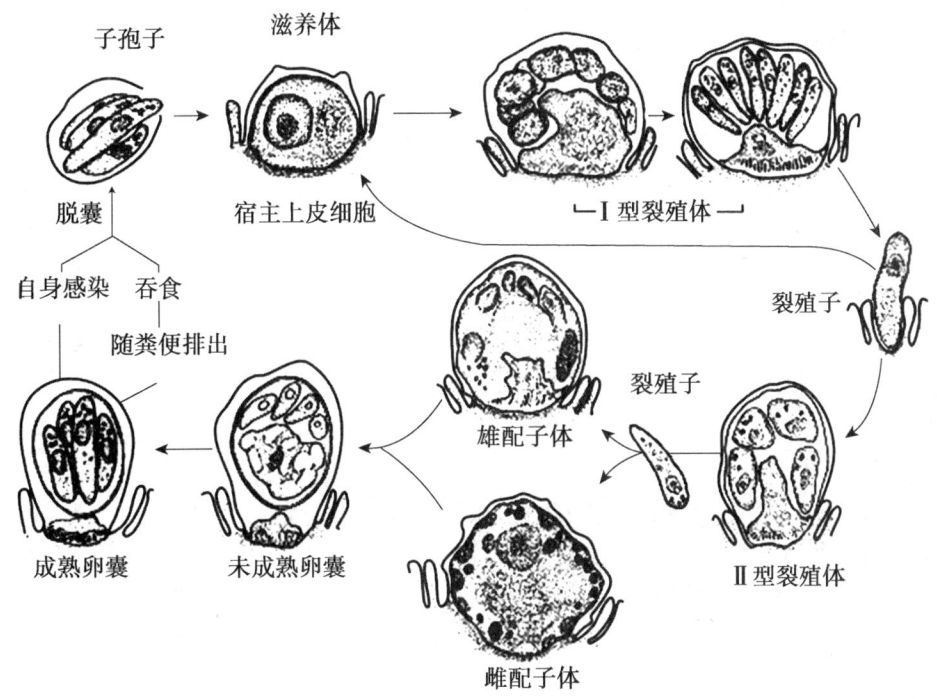

图9-8 隐孢子虫生活史（引自 Spring-Verlag，1987）

【致病】 隐孢子虫侵入小肠上皮细胞，在其刷状缘内形成纳虫空泡。严重感染者，小肠绒毛表面可出现凹陷，肠绒毛萎缩、变短变粗，或融合、移位甚至脱落，破坏微绒毛的正常功能，引起消化和吸收障碍。隐孢子虫病潜伏期为 1 周左右。免疫功能正常者感染后常表现为自限性腹泻，病程一般持续 1～2 周。腹泻停止后，患者粪便内卵囊的排出仍可持续数周。

免疫功能异常者，腹泻的程度往往更为严重，多数患者出现持续性霍乱样水泻，一日数次至数十次，严重者可致死亡。本病已成为艾滋病患者死亡的主要原因之一。

【实验诊断】 病原学检查以在腹泻患者粪便内查出卵囊为确诊依据，检查方法多用粪便直接涂片后染色镜检。金胺-酚染色阳性后，再用改良抗酸染色进行鉴别，可提高检出率。

免疫学诊断可应用荧光标记单克隆抗体法和 ELISA，特异性和敏感性均较高。分子生物学检测可用 PCR 法检测粪便标本中隐孢子虫 DNA 片段。

【流行与防治】 隐孢子虫呈世界性分布，迄今为止已有六大洲 90 多个国家发现隐孢子虫病。国内自韩范等（1987）首次报道 2 例隐孢子虫感染后，全国许多省、自治区、直辖市陆续开展了不同规模的调查。许隆祺等（2000）的调查结果显示，我国 14 个省、自治区、直辖市腹泻儿童隐孢子虫平均感染率为 2.14%。

该病主要经"粪-口"途径传播，因此加强人畜粪便管理，注意个人卫生、饮食卫生和饮水卫生是主要的预防措施。隐孢子虫病尚无治疗特效药，可缓解临床症状或缩短病程的药物有巴龙霉素、阿奇霉素、螺旋霉素等，国内试用的大蒜素也有一定疗效。

小结

寄生于人体的孢子虫主要有寄生人体的疟原虫（间日疟原虫、恶性疟原虫、三日疟原虫、卵形疟原虫）、刚地弓形虫和隐孢子虫，寄生于宿主的不同细胞内，其中刚地弓形虫和隐孢子虫为机会性致病寄生虫。孢子虫的生活史均比较复杂，需要一个或两个宿主，有两种生殖方式，即无性生殖阶段的孢子生殖和裂体生殖；有性生殖阶段的配子生殖。三种孢子虫的生活史、致病、病原学诊断列于表 9-2。

表 9-2 三种孢子虫生活史、致病、病原学诊断总结表

虫种	宿主	感染阶段	感染途径	寄生部位	致病	检查方法
寄生人体的疟原虫 Plasmodium	人为中间宿主；按蚊为终宿主	子孢子	媒介昆虫叮咬、输血、胎盘	肝细胞红细胞	致病阶段为红细胞内期裂体生殖，主要引起疟疾发作、贫血、脾大、凶险型疟疾、疟性肾病	厚、薄血涂片查疟原虫
刚地弓形虫 Toxoplasma gondii	猫科动物为终宿主；人、哺乳动物为中间宿主	卵囊、假包囊、包囊、滋养体	经口、胎盘、输血、器官移植	有核细胞	速殖子为致病阶段，寄生于有核细胞，导致细胞破坏和增殖，引起组织炎症反应	血液、渗出液及穿刺物涂片查滋养体。动物接种或细胞培养查滋养体
隐孢子虫 Cryptosporidium	人、牛、羊、猫、犬等	成熟卵囊	经口	肠上皮细胞	滋养体、裂殖体为致病阶段，虫体寄生造成肠黏膜细胞的损害	粪便涂片，改良抗酸染色查卵囊

（贾默稚）

第十章

纤 毛 虫

学习引导

根据问题学习,学完本章后应能正确回答如下问题:
1. 描述结肠小袋纤毛虫滋养体和包囊的形态特点。
2. 结肠小袋纤毛虫主要生活史要点有哪些?
3. 阐述结肠小袋纤毛虫的致病机制和临床表现。
4. 结肠小袋纤毛虫的实验诊断方法有哪些?
5. 结肠小袋纤毛病的主要传染源是什么?简述其防治原则。

纤毛虫(ciliate)隶属纤毛虫门(Ciliophora),以体表纤毛作为运动细胞器,体内有大核和小核各一个。虫体以横二分裂法进行无性生殖,有性生殖的方式是接合生殖。多数纤毛虫营自生生活,少数营寄生生活,与医学有关的纤毛虫仅有结肠小袋纤毛虫。

结肠小袋纤毛虫

结肠小袋纤毛虫[*Balantidium coli*(Malmsten,1857)Stein,1862]属直口纲、胞口目、肠袋科,是人体最大的寄生原虫。该虫寄生于人体结肠,可侵犯宿主的肠壁组织,引起结肠小袋纤毛虫痢疾(balantidial dysentery)。

【形态】 生活史中有滋养体和包囊两个阶段。

滋养体椭圆形,无色透明或淡灰略带绿色,大小为(30~200)μm×(25~120)μm,虫体易变形,全身披有纤毛,可借纤毛摆动迅速旋转前进。前端有一凹陷的胞口,下接漏斗状胞咽(cytopharynx),颗粒食物借胞口纤毛的摆动进入虫体,形成食物泡,消化后的残渣经虫体后端的胞肛排出体外。虫体中、后部各有一伸缩泡(contractile vacuole),具有调节渗透压的功能。苏木精染色可见1个肾形大核和1个圆形小核,小核位于大核的凹陷处。包囊圆形或椭圆形,直径40~60μm,淡黄色或浅绿色;囊壁厚而透明,囊内可见1大核(图10-1)。

【生活史】 包囊随污染的食物、饮水经口感染人体,虫体在小肠脱囊,逸出滋养体。滋养体寄生于结肠,以食物残渣、淀粉颗粒、细菌和肠壁组织细胞为食,迅速生长,以横二分裂法生殖,有时也进行接合生殖。在一定条件下,滋养体可侵入肠壁组织。部分滋养体随肠蠕动到达结肠下段时,由于肠道内理化环境的变化,部分虫体变圆、分泌囊壁、形成包囊,随宿主粪便排出体外,但滋养体在人体内极少成囊。若滋养体随粪便排出,也可能在外界成囊。

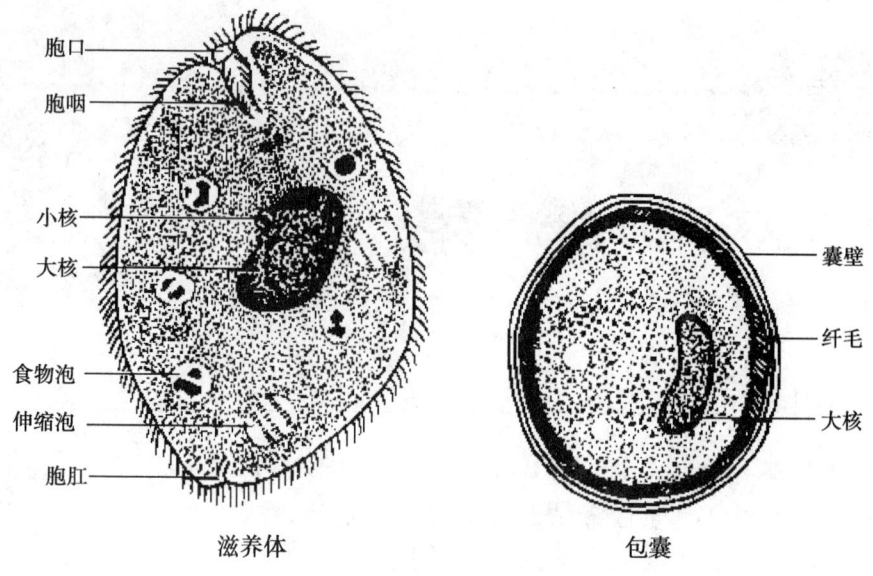

图 10-1 结肠小袋纤毛虫

【致病】 结肠小袋纤毛虫的致病性与虫体自身因素、宿主肠道环境及机体免疫状态有关。滋养体寄生于结肠，大量繁殖，可分泌透明质酸酶，并借助机械运动侵犯结肠黏膜和黏膜下层，引起肠壁溃疡。急性患者多有腹痛、腹泻、黏液血便，伴有里急后重，有的出现脱水、营养不良和消瘦。慢性患者表现为周期性腹泻，粪便呈粥样或水样，常带黏液而无脓血。多数感染者并不出现临床症状，称带虫者，因此，结肠小袋纤毛虫很可能是一种机会性致病原虫。

【实验诊断】 粪便直接涂片法查到滋养体或包囊即可确诊。因结肠小袋纤毛虫在人体内极少成囊，所以直接涂片时以查滋养体为主，滋养体在体外易死亡，应取新鲜粪便，并反复检查可提高检出率。必要时可用乙状结肠镜进行活检或采用体外培养。

【流行与防治】 本病呈全球性分布，主要流行于热带和亚热带地区，人体病例多为散发。我国云南、广西、广东、福建、四川、湖北、河南、河北、山东、山西、陕西、吉林、辽宁、台湾等都有报道。通常认为人的感染来源于猪，不少病例都有与猪的接触史，故认为猪是本病的主要传染源。人主要通过摄入被包囊污染的食物和饮水而感染。

预防本病应加强人粪和猪粪的管理，防止包囊污染食物和水源，注意个人卫生、饮水卫生和饮食卫生。治疗患者可用甲硝唑或小檗碱（黄连素）。

小结

结肠小袋纤毛虫生活史中有滋养体和包囊两个阶段。包囊为感染阶段，主要通过摄入被包囊污染的食物和饮水而感染。滋养体寄生于结肠，可借机械运动和分泌的透明质酸酶的作用侵入肠壁形成溃疡。急性患者有腹痛、腹泻、黏液血便；慢性患者表现为周期性腹泻。粪便直接涂片法查到滋养体或包囊可确诊。猪是本虫重要的保虫宿主。治疗患者可用甲硝唑或小檗碱。

（贾默稚）

第三篇　医学蠕形动物

医学蠕形动物概述

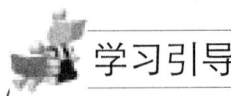 学习引导

根据问题学习，学完本部分后应能正确回答如下问题：
1. 何为医学蠕虫？
2. 根据发育方式蠕虫可分为哪几类？
3. 何为幼虫移行症？

蠕虫（helminth）是借肌肉伸缩而做蠕形运动的多细胞无脊椎动物，在自然界分布甚广，多数营寄生生活。寄生于人体且与医学有关的蠕虫称为医学蠕虫。由蠕虫引起的疾病称蠕虫病（helminthiasis）。

医学蠕虫主要包括扁形动物门的吸虫和绦虫、线形动物门的线虫和棘颚门的棘头虫。

1. 线形动物门　寄生在人体的线虫大都属于分肠纲和有腺纲，如似蚓蛔线虫、蠕形住肠线虫、毛首鞭形线虫、旋毛形线虫、钩虫和丝虫等。

2. 扁形动物门　寄生在人体的吸虫和绦虫分别属于复殖纲（如华支睾吸虫、布氏姜片吸虫、卫氏并殖吸虫和日本血吸虫等）和绦虫纲（如链状带绦虫、肥胖带绦虫、短膜壳绦虫和细粒棘球绦虫等）。

3. 棘颚门　寄生在人体的棘头虫主要属于原棘纲，如猪巨吻棘头虫。

蠕虫成虫左右对称，形态大小因种而异，体壁由皮层和肌肉层组成，体内含有已分化的内部器官，无肢体、无体腔或仅有假体腔。

蠕虫依生活史是否需中间宿主分为两大类：

1. 不需要中间宿主（土源性蠕虫）　生活史简单，在发育过程中不需要中间宿主，其卵或幼虫直接在外界发育为感染阶段。食入被污染的食物或接触土壤而感染宿主。绝大多数线虫，尤其是肠道寄生线虫都属于此类。

2. 需要中间宿主（生物源性蠕虫）　生活史复杂，在发育过程中幼虫必须经过中间宿主体内发育为感染阶段，所有吸虫和棘头虫，大部分绦虫和少数线虫（旋毛形线虫、丝虫）均属于此类。

某些寄生于动物的蠕虫，侵入非正常宿主，仅保持幼虫状态，不能发育成熟，且无固定的寄生部位，在皮肤和内脏中长期移行造成局部或全身性病变，称为幼虫移行症。依据病变部位不同，可分为皮肤幼虫移行症和内脏幼虫移行症。

第十一章

吸 虫

第一节 概 述

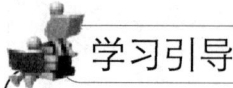学习引导

根据问题学习，学完本节后应能正确回答如下问题：
1. 简述吸虫的形态特征。
2. 阐述吸虫的生活史的特点。
3. 寄生人体的吸虫主要有哪几种？

吸虫（trematode）属扁形动物门复殖纲（又称吸虫纲），包括 3 个目：鸮形目、棘口目和斜睾目。已知感染人体的吸虫有 210 多种，我国常见的主要有华支睾吸虫、布氏姜片吸虫、卫氏并殖吸虫、斯氏并殖吸虫及日本血吸虫等。

【形态】

1. 成虫 多数背腹扁平，叶状或舌状，两侧对称；有的呈圆柱状。大小差异甚大，小者不足 1mm，大者可达 80mm。具有口吸盘和腹吸盘，无体腔。体壁由皮层、间质、肌层及实质组成，中间为实质组织，消化、生殖、排泄、神经系统等分布其中，具有感觉、保护和吸收、转运营养的生理功能。

消化系统 复殖吸虫的消化道不完全，包括口、前咽、咽、食道和肠管，无肛门。口位于虫体前端的口吸盘中央。咽为球状，咽后食道甚短，肠支分为左右两支，沿身体两侧蜿蜒向后延伸至末端，其末段为盲肠。

生殖系统 除血吸虫外，均为雌雄同体。雄性生殖器官包括睾丸、输出管、输精管、贮精囊、射精管、前列腺、阴茎或阴茎袋。雌性生殖器官有卵巢、输卵管、卵模、梅氏腺、受精囊、劳氏管、卵黄腺和子宫等。雌、雄性生殖器官远端均开口于生殖孔。吸虫可自体或异体受精，卵细胞通常在输卵管内受精，受精卵和从卵黄腺排出的卵黄细胞中前体物质在卵模内形成卵壳，之后进入子宫，经生殖孔排出。

排泄系统 由焰细胞、毛细管、集合管与排泄囊组成，经排泄孔排出体外（图 11-1）。

2. 虫卵 大多呈椭圆形，淡黄或金黄色，一端有卵盖，个别无卵盖（如血吸虫）。卵内含有一个卵细胞和多个卵黄细胞，或含一毛蚴。

3. 毛蚴 椭圆形。体表遍被纤毛，运动活泼。体内有原肠、头腺和胚细胞等。

4. 胞蚴 呈袋状。体内含有数目不等的胚细胞团，分裂发育形成多个雷蚴。有的吸虫有两代胞蚴，即母胞蚴和子胞蚴。

5. 雷蚴 呈长袋状或圆筒状。体前端有口、咽，后接一囊状原肠。体内含有胚细胞团，分裂发育为多个尾蚴，有的吸虫有两代雷蚴，即母雷蚴和子雷蚴。

6. 尾蚴 分体部和尾部。体部有口吸盘、腹吸盘、肠管及穿刺腺和（或）成囊腺。尾部长短不一，分叉与否因虫种而异。

7. 囊蚴 呈圆形或椭圆形，外有囊壁，内为虫体。虫体已具成虫雏形，有口吸盘、腹吸盘、消化道及排泄囊等（图11-2）。

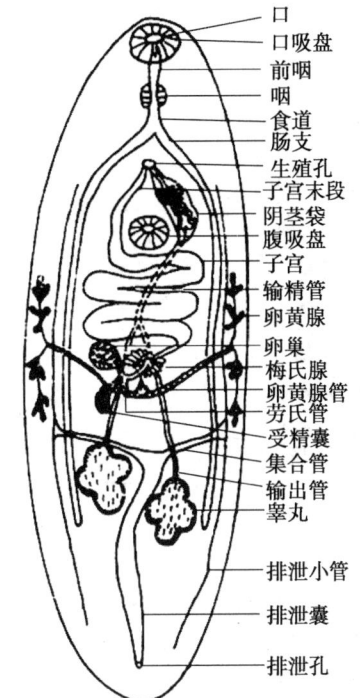

图 11-1 复殖吸虫成虫构造模式图

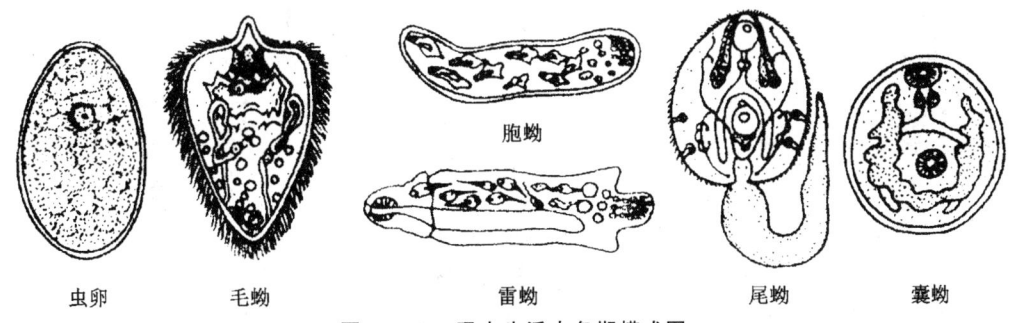

图 11-2 吸虫生活史各期模式图

【生活史】 吸虫的生活史复杂，完成生活史必需水的环境，不但具有世代交替（有性生殖和无性生殖交替发生），还有宿主转换。无性世代通常在中间宿主（淡水螺）体内进行，有性世代在终宿主（人或哺乳动物）体内进行。其发育过程包括卵、毛蚴、胞蚴、雷蚴、尾蚴、囊蚴、童虫和成虫。

卵随宿主粪便或痰液排出体外，落入淡水中，在水中或螺体内孵出毛蚴。毛蚴进入中间宿主体内发育为胞蚴、雷蚴、尾蚴，尾蚴成熟后从螺体内逸出，再侵入第二中间宿主或附着在水生植物表面形成囊蚴。如被人或其他终宿主食入，在消化道内脱囊为童虫，然后移行至适宜部位发育为成虫。血吸虫无雷蚴和囊蚴阶段，尾蚴直接侵入终宿主体内发育为成虫。

第二节 华支睾吸虫

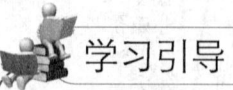

根据问题学习，学完本节后应能正确回答如下问题：
1. 阐述华支睾吸虫成虫特点。
2. 阐述华支睾吸虫的生活史。
3. 阐述华支睾吸虫的致病特点。
4. 阐述华支睾吸虫的实验诊断方法。

华支睾吸虫（*Clonorchis sinensis* Cobbold，1875）简称肝吸虫。成虫寄生于终宿主的肝胆管内，引起华支睾吸虫病（clonorchiasis），又称肝吸虫病。1975年在我国湖北省江陵县出土的西汉古尸粪便中发现本虫虫卵，继而又在该县战国楚墓古尸内找到该虫虫卵，证明此病在我国流行至少有2300多年。

【形态】

1. 成虫　虫体背腹扁平，体形狭长，前端稍窄，后端钝圆，形似葵花子仁。体壁薄而柔软、半透明。活时橙红色，死后灰白色。虫体大小一般为（10～25）mm×（3～5）mm。口吸盘略大于腹吸盘，前者位于虫体前端，后者位于虫体前1/5处。消化道简单，由口、咽、食道及肠管组成；口居于口吸盘中央；咽为球状，食道很短，肠管分为左右两支，沿虫体两侧分布，肠支末段为盲端。生殖系统发达。雄性生殖器官有一对睾丸，呈树枝状分支，前后排列，位于虫体后1/3处；两睾丸各发出一条输出管，在虫体中部汇合为输精管，向前略膨大成管状贮精囊，经射精管开口于腹吸盘前方的生殖孔，无阴茎袋。雌性生殖器官有卵巢1个，分叶状，位于睾丸之前；其斜后方有一椭圆形受精囊和略弯曲的劳氏管，管状子宫盘绕于卵巢与腹吸盘之间，其内充满虫卵，开口于生殖孔；卵黄腺分布于虫体两侧中段。

2. 虫卵　为蠕虫卵中最小者。形似芝麻状，黄褐色，大小为（27.3～35.1）μm×（11.7～19.5）μm。前端较窄且有明显卵盖，盖周围的卵壳增厚形成肩峰，后端有一小疣。卵内含有一个成熟毛蚴（图11-3）。

【生活史】　成虫寄生在人或哺乳动物的肝胆管内，每条虫体每天排卵量可超过2400个。虫卵随胆汁进入肠腔，然后随患者粪便排出体外。虫卵落入水中，被第一中间宿主淡水螺（赤豆螺、长角涵螺、纹沼螺等）吞食，则在螺的消化道内孵出毛蚴，经胞蚴、雷蚴、尾蚴的发育和增殖，产生大量尾蚴。成熟尾蚴自螺体逸出，进入水中，可存活1～2天，遇到第二中间宿主淡水鱼、淡水虾时，尾蚴吸盘吸附其体表，借头端分泌腺分泌的透明质酸酶和蛋白水解酶等，并借助尾蚴的摆动侵入其体内，脱去尾部形成囊蚴。终宿主因食入含活囊蚴的淡水鱼、虾而感染。囊蚴经消化液的作用，在十二指肠脱囊为童虫。童虫经胆总管移行至肝胆管，也可经血管或穿过肠壁，进入肝胆管，发育为成虫。从食入囊蚴到发育成熟、产卵，约需1个月。人体感染成虫数量差别较大，曾有多达21 000条的报道。成虫在人体的寿命

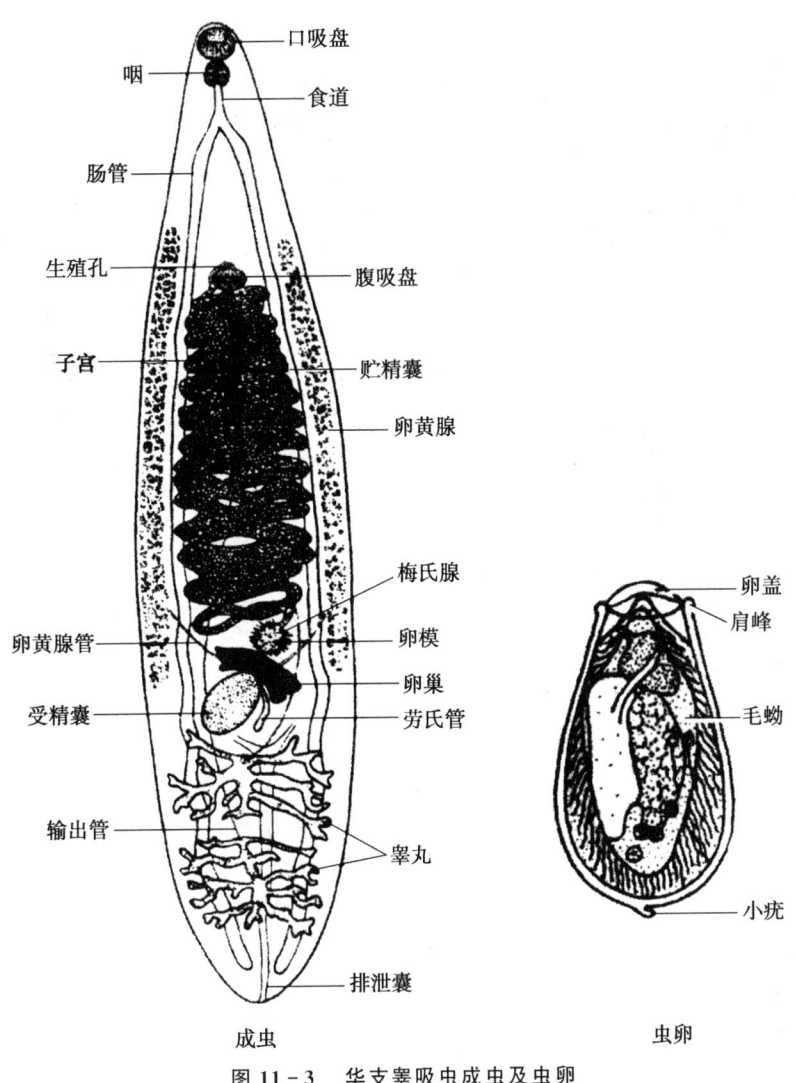

图 11-3 华支睾吸虫成虫及虫卵

一般可达 20~30 年（图 11-4）。

【致病】

1. 致病机制　成虫寄生在肝胆管内，其病变程度因感染虫数和感染持续时间不同，轻重不等。轻者感染数量较少，不表现出症状。重者感染虫数多至数千条，病变明显。由于虫体在胆管中吸附、运动、吸食胆管上皮及其分泌物等的刺激及代谢产物诱发的超敏反应，可引起胆管内膜及胆管周围炎症反应，使胆管局限性扩张、胆管上皮增生和纤维化，管壁变厚，管腔变窄，甚至堵塞，引起胆汁淤滞，严重时可出现阻塞性黄疸。由于虫体堵塞胆管，易合并细菌感染，可出现胆管炎、胆囊炎、胆管肝炎。感染严重时门脉区周围可出现纤维组织增生，纤维组织渐向肝小叶延伸，形成假小叶，肝细胞变性坏死，肝小叶中央出现脂肪变性和萎缩，终致肝硬化。死亡虫体碎片、虫卵、胆管上皮脱落细胞可构成核心，形成胆管结石。华支睾吸虫感染引起胆管上皮细胞增生可致癌变，主要是腺癌。2009 年世界卫生组织明确了华支睾吸虫与胆管癌的关系。

2. 临床表现　潜伏期一般为 30 天左右。根据患者的感染程度、病程长短、有无并发症

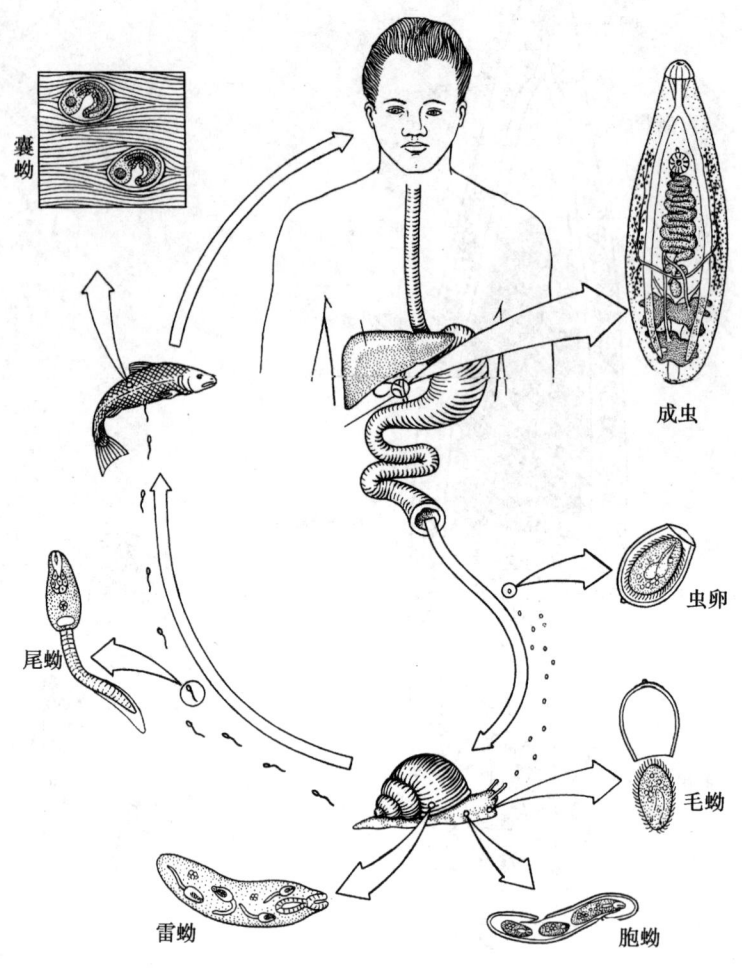

图 11-4 华支睾吸虫生活史（采自 Roberts 等，2005）

将其分为三型：

(1) 轻度型：大多数患者感染程度轻，无明显自觉症状或症状轻微，仅在粪检中偶然发现虫卵而确诊。

(2) 中度型：多为中度感染或病程较长的迁延型患者，主要表现为消化道症状，如食欲缺乏、乏力、腹胀、腹泻，以及肝区胀痛或肝大，左叶更明显；嗜酸性粒细胞增多或轻度肝功能损伤。

(3) 重度型：重度感染且病程较长的患者，其综合表现以胆汁性肝硬化为主，如肝硬化、腹水、阻塞性黄疸、肝脾大，严重者可因肝昏迷和消化道大出血而死亡。

此外，在华支睾吸虫病的患者中，糖尿病的发生率较高，提示华支睾吸虫感染还可影响到胰岛细胞。或诱发有胆石症、胰腺炎等并发症。

案例 11-1

患者：王某，男，45岁，广东省江门人。

主诉：右上腹反复疼痛，伴黄疸5年余。

现病史：患者于2008年8月来因腹痛、黄疸伴肝功能异常，来院诊治，分别诊断为"胆囊结石""慢性活动性肝炎""肝硬化"等。曾行"胆囊切除术"。但黄疸一直未消退，时有右上腹疼痛、乏力、食欲缺乏、消瘦等症状。而再次来院治疗。

既往史：当地有爱吃鱼生的习惯，患者自工作后近5年来经常有食生鱼片史。

体检：体温37.5℃，巩膜黄染，心肺（一）；腹部稍膨胀，移动性浊音阴性；肝脾区无叩击痛，肝剑突下1.5cm，有轻度压痛，脾可触及；未见蜘蛛痣、出血点及腹壁静脉曲张。R 46次/分，P 71次/分，BP 120/80mmHg。

检验：血常规 WBC $7.5×10^9$/L，N 65%，L 31%；尿常规正常。粪便三次生理盐水直接涂片均未见虫卵，用十二指肠引流法查见肝吸虫卵。

【实验诊断】

1. 临床诊断　华支睾吸虫病患者无特异症状和体征，临床表现不典型，诊断较为困难。应注意与传染性肝炎、肝囊炎、胆结石等鉴别，因本病流行有一定的地方性，且与饮食习惯有关，注意询问病史，有助于本病的诊断。

2. 病原学诊断　在粪便或十二指肠引流液中查获虫卵是确诊的主要依据。一般在感染后1个月可在粪便中发现华支睾吸虫虫卵，主要方法有涂片法和沉淀法等。

（1）生理盐水直接涂片法：操作简便，但检出率不高，容易漏诊，故至少应检查3片。

（2）改良加藤法：可用于定性和定量检查。华支睾吸虫虫卵检出率可达95%以上。在大规模肠道寄生虫调查中，被认为是最有效的粪检方法之一。

（3）沉淀法：阳性率较直接涂片法高。可用醋酸乙醚离心沉淀法、盐酸乙醚离心沉淀法等。

（4）十二指肠引流液检查：虫卵检出率高，可达100%，同时还可引流出活成虫。还可离心沉淀胆汁检查，但操作复杂，患者有一定痛苦，故不常用。

3. 免疫学诊断　可用于普查筛选和辅助诊断。

（1）皮内试验：用成虫抗原作皮内试验，阳性率达97.9%。

（2）酶联免疫吸附试验（ELISA）：敏感性和特异性均较强，阳性率为94.9%～98.4%，是目前较理想的免疫学诊断方法。另外，斑点-酶联免疫吸附试验（dot-ELISA）、葡萄球菌A蛋白-酶联免疫吸附试验（SPA-ELISA）均优于ELISA。

（3）间接血凝试验（IHA）：诊断效果较好。

4. 辅助诊断　B超与CT检查对该病的诊断有一定参考价值。

【流行】　华支睾吸虫主要分布于亚洲，如中国、日本、朝鲜、越南、东南亚及俄罗斯远东地区等。在我国除青海、甘肃、宁夏、新疆、内蒙古、西藏尚未报道外，已有25个省、自治区、直辖市均有不同程度流行，据2001—2004年全国人体重要寄生虫病现状调查报告，我国华支睾吸虫感染者达1249万人，其感染率比1990年前上升了75%，其中广东、广西和吉林三省的感染率上升了1.6~6.3倍。

造成本病流行的主要原因有以下几点：

1. 传染源　华支睾吸虫病为人兽共患寄生虫病。终宿主（患者及带虫者）和保虫宿主（猫、犬和猪等）均为本病的传染源。人群感染率高的地区，传染源以人为主；动物感染率较高的地区，传染源则以动物为主，动物对人群感染具有潜在威胁。

2. 传播途径　人、兽粪便污染的水源是造成螺、鱼感染的关键因素。华支睾吸虫的感染主要是食入生的或未煮熟的淡水鱼、虾。囊蚴可寄生于鱼体全身，以肌肉为最多，其次为皮下、鳃、鳞和鳍等部位。厚约1mm鱼片内囊蚴在90℃热水中，1秒即死亡。囊蚴在醋和酱油中分别可活2h和5h。在烧、烤、烫或蒸全鱼时，可因温度不够、时间不足或鱼肉过厚等原因，未能杀死全部囊蚴。在广东，居民喜食"鱼生""鱼生粥"或烫鱼片；东北朝鲜族有食生鱼佐酒的习惯；四川、山东、河南等省儿童有野外烧烤鱼虾的习惯。此外，抓鱼后不洗手或使用切过生鱼的刀及砧板切熟食品，用盛过生鱼的器皿盛熟食品均可使人感染。

3. 中间宿主　华支睾吸虫生活史需两个中间宿主。第一中间宿主为淡水螺（赤豆螺、长角涵螺、纹沼螺等），第二中间宿主为淡水鱼、虾。淡水鱼有草鱼、鳊鱼、鲤鱼、麦穗鱼、白鲩等；淡水虾有米虾、沼虾。这些螺、鱼、虾在沟渠、坑塘、湖泊普遍存在，其种类多，数量大，再加上粪便管理不严，如在池塘上建厕所，用人粪喂鱼等均是造成本病流行的重要因素。

4. 易感人群　华支睾吸虫的感染无男女老幼和种族之分，与职业无固定关系。人群普遍易感。一般男性多于女性，可能与男女的饮食习惯不同有关。

【防治】　预防华支睾吸虫病的关键在于减少或杜绝本病的传播，防止再感染或重度感染的发生。

1. 开展卫生宣传教育，改善饮食方法，不食生的或未熟的淡水鱼、虾，不饮生水；注意制做生、熟食物的厨具分开使用。

2. 搞好环境卫生　加强粪便管理，不用未经处理的粪便施肥，禁止在鱼塘上或坑塘边修建厕所，改变人粪喂鱼的习惯，防止虫卵污染水域。

3. 治疗患者及带虫者　吡喹酮为首选药物，治愈率达95％以上。此外，还可用阿苯达唑。同时，注意对感染的保虫宿主进行驱虫或捕杀。

第三节　布氏姜片吸虫

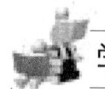

学习引导

根据问题学习，学完本节后应能正确回答如下问题：
1. 阐述布氏姜片吸虫成虫和虫卵的特点。
2. 阐述布氏姜片吸虫的生活史。
3. 布氏姜片吸虫对人体有哪些危害？
4. 人是如何感染布氏姜片吸虫的？

布氏姜片吸虫（*Fasciolopsis buski* Lankester，1857）简称姜片虫，又称肠吸虫。成虫寄生于人体小肠，引起布氏姜片吸虫病（fasciolopsiasis）。1960年从广州两具明代的干尸粪便中发现布氏姜片吸虫卵，证明在460多年前的明代，我国就有本病流行。而有关布氏姜片吸虫的记载，可追溯到1600多年前的东晋时代。祖国医书中称之为"赤虫""肉虫"。

【形态】

1. 成虫　虫体肥厚，背腹扁平，虫体后端略宽，不透明。长椭圆形，两侧对称。活虫为肉红色，固定后呈灰白色，长20～75mm，宽8～20mm，厚0.5～3.0mm，为寄生人体最大的吸虫。口吸盘位于虫体前端，直径约为0.5mm，其后为腹吸盘，直径2～3mm，较口吸盘大4～5倍，肌肉发达，呈漏斗状，肉眼可见。消化道由口、咽、食道和两肠管组成；肠管波浪状弯曲，分布在虫体两侧，末段为盲端。雌雄同体，雄性生殖器官有睾丸一对，高度分支，呈珊瑚状，前后排列于虫体后半部两肠管之间。雌性生殖器官有卵巢1个，分3支，每支又分细支，呈鹿角状，位于虫体中部睾丸之前，子宫盘绕于卵巢与腹吸盘之间，其内充满虫卵；无受精囊；卵黄腺发达，分布于虫体两侧。雌、雄性生殖器官均开口于腹吸盘前方的生殖孔。

2. 虫卵　椭圆形，淡黄色。大小为（130～140）$\mu m \times$（80～85）μm，为人体最大的蠕虫卵。卵盖不明显，卵壳薄而均匀，卵内含1个卵细胞和20～40个卵黄细胞（图11-5）。

【生活史】　成虫寄生在人或猪的小肠上段，偶见于大肠。每条成虫每天产卵量1.5万～2.5万个，受精卵随患者粪便排出体外，落入水中，在适宜温度（26～32℃）下，经3～7周发育为毛蚴。毛蚴自卵内逸出，钻入中间宿主（扁卷螺）体内，在螺体内发育需1～2个月，经胞蚴、母雷蚴、子雷蚴、尾蚴的发育和增殖，成熟尾蚴自螺体逸出，附着于水生植物菱角、荸荠、茭白或其他物体的表面，分泌出成囊物质包裹体部，脱去尾部，形成囊蚴。从毛蚴进入扁蜷螺至尾蚴逸出，约需45天。终宿主食入含囊蚴的水生植物而被感染。囊蚴经消化液和胆汁作用，囊壁破裂，童虫逸出，吸附在肠黏膜上，摄取营养物质，经1～3个月发育为成虫。寄生虫数一般数条至数十条，严重感染者可达数百条，甚至数千条。感染人体虫数最多可达3 721条，猪体为4 041条。成虫寿命约1年，长者可达4～5年（图11-6）。

【致病】　该虫的致病机制主要是机械性损伤和代谢产物引起的超敏反应。布氏姜片吸虫腹吸盘肌肉发达，吸附能力强，造成吸附部位的肠黏膜与附近组织发生炎症反应，引起充血、水肿，严重者可见出血、溃疡、脓肿等，炎症部位可见中性粒细胞、淋巴细胞和嗜酸性粒细胞浸润。感染人体虫数较多时，虫体附着于宿主肠壁，摄取肠道中营养物质，并覆盖肠黏膜，妨碍肠道消化与吸收功能，导致营养不良和消化功能紊乱；大量感染时，成团虫体堵塞肠腔，可引起肠梗阻。此外，虫体的代谢产物、分泌物可引起超敏反应和嗜酸性粒细胞增多。

潜伏期为1～3个月。是否出现临床症状取决于患者的感染度和营养状况。轻者感染无明显症状，或仅有轻度消化系统症状，占感染者的8.4%～30.4%。中度感染者表现为上腹不适、脐周隐痛、食欲缺乏，或有消化不良性腹泻，上腹部肠鸣音亢进。重度感染者主要表现为营养不良和肠功能紊乱，可有精神萎靡、倦怠无力、消瘦、贫血、腹泻与便秘交替、面部或下肢水肿等症状。儿童长期重度感染可出现不同程度发育障碍，智力减退等，甚至因衰竭而死亡。

【实验诊断】　在流行区有生食水生植物史和消化系统症状，血液中嗜酸性粒细胞增多者，应考虑本病的可能。

1. 布氏姜片吸虫病的诊断主要依赖于病原学检查。

（1）粪便检查：实验室查获虫卵是确诊的主要依据。一般用直接涂片法、沉淀集卵法及改良加藤法。前者连续检查3张涂片，检出率可达90%；后两者可提高检出率。

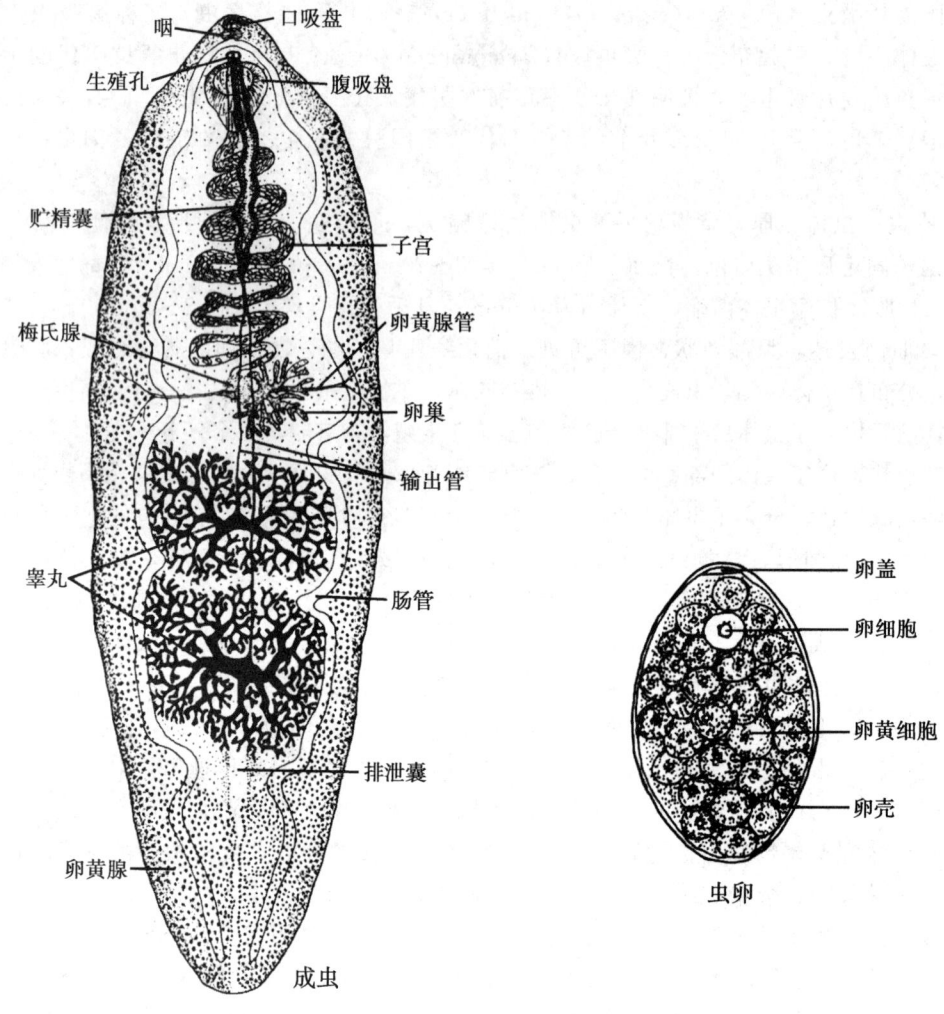

图 11-5 布氏姜片吸虫

（2）成虫鉴定：检查粪便中排出或偶尔呕出的成虫，按其形态进行鉴别。

2. 免疫学诊断方法用于感染早期或普查，有较好的辅助诊断价值。

【流行】 本病是人、猪共患寄生虫病，主要流行于亚洲的温带和亚热带地区，多分布在广种水生植物的湖沼地区。在我国，除东北和西北外，其他19个省、自治区、直辖市均有病例报道，以长江流域及南方某些地区为重。据2002—2004年全国人体重要寄生虫病现状调查发现，我国人群的姜片虫感染率为0.006%～0.15%，个别地区感染率为0.39%。流行区多呈小面积点状分布，部分地区呈大面积、片状或带状分布。

1. 传染源 患者、带虫者和猪是本病的主要传染源。家猪是主要保虫宿主，猪的感染主要是以水浮莲、浮萍等水生植物作为喂猪的青饲料有关。用人粪、猪粪做肥料，种植水生植物，使含卵粪便污染水体，是造成本病流行的主要因素之一。

2. 中间宿主和植物媒介 中间宿主扁卷螺和植物媒介的存在是该虫流行的基本环节之一。扁卷螺广泛分布于沟渠、池塘、沼泽、湖泊及水田，常附着于枝叶茂密的水生植物叶下。绝大多数水生植物如菱角、荸荠、茭白、蕹菜、水浮莲等都可成为布氏姜片吸虫的传播媒介。

3. 传播途径 流行区居民喜生食荸荠、茭白、菱角等水生植物，或用牙齿啃皮是感染本

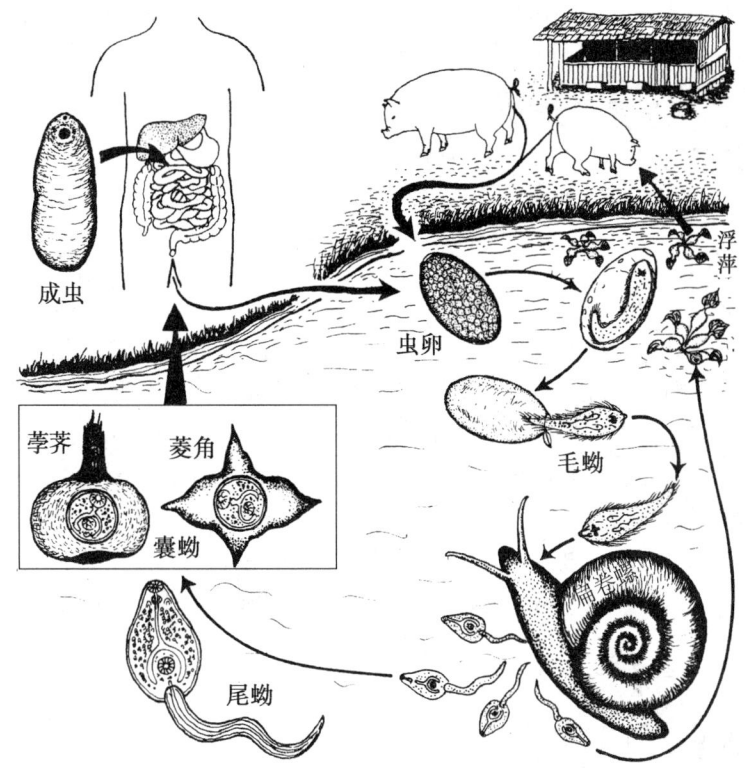

图 11-6　布氏姜片吸虫生活史（采自 Ichiro Miyazaki，1991）

病的主要方式。实验表明姜片虫尾蚴也可在水面成囊，因此，误饮含囊蚴的生水，也可感染。

囊蚴对热的抵抗力弱，日光下暴晒1日或沸水中均可死亡。5℃潮湿环境下可活1年。

【防治】

1. 开展卫生宣传　普及防病知识，把好"病从口入"关，不生食荸荠、茭白、菱角等水生植物，不喝池塘内生水。加强粪便管理，不用未经处理的粪便施肥，防止虫卵污染水域。提倡用发酵或熟饲料喂猪。消灭中间宿主，采用药物灭螺、生物灭螺等。

2. 普查普治　治疗患者及病畜可选用吡喹酮、阿苯达唑、硫氯酚，中药槟榔煎剂或粉剂驱虫效果均较好。

第四节　并殖吸虫

学习引导

根据问题学习，学完本节后应能正确回答如下问题：
1. 卫氏并殖吸虫是如何感染人的？肺吸虫病主要临床表现有哪些？
2. 卫氏并殖吸虫与其他吸虫在形态上有何不同？
3. 卫氏并殖吸虫病如何诊断与治疗？
4. 阐明卫氏并殖吸虫与斯氏并殖吸虫在生活史、致病及防治上的主要异同点。

并殖吸虫（Paragonimus）简称肺吸虫（lung fluke），主要寄生于人的肺部，引起肺吸虫病（paragonimiasis）。在我国主要有两种，即卫氏并殖吸虫（*Paragonimus westermani* Kerbert，1878）和斯氏并殖吸虫（*Paragonimus skrjabini* Chen，1959）。

一、卫氏并殖吸虫

【形态】

1. 成虫　虫体腹面扁平，背面隆起，肥厚，似半粒黄豆或花生米，呈椭圆形。长7.5～12mm，宽4～6mm，厚3.5～5.0mm，宽长之比为1∶2。活虫为红褐色，固定后呈灰白色。虫体表面布满单生皮棘。口、腹吸盘大小相近，口吸盘位于虫体前端，腹吸盘位于虫体中部稍前。消化器官有口、咽、食道，两肠支均形成3～4个弯曲，沿虫体两侧延伸至后端，末端为盲端。睾丸2个，分支较少，左右并列于虫体后1/3处；卵巢1个，分5～6叶，指状，与盘曲的子宫并列于腹吸盘之后，卵黄腺位于虫体两侧。排泄孔开口于虫体末端（图11-7）。

2. 虫卵　金黄色，椭圆形，但不规则，大小为（80～118）μm×（48～60）μm。前端较宽，后端稍窄。卵盖明显，略倾斜，常位于虫卵宽的一端。卵壳厚薄不均，一般近卵盖端较薄，无盖端较厚。卵内含1个卵细胞及10余个卵黄细胞（图11-8）。

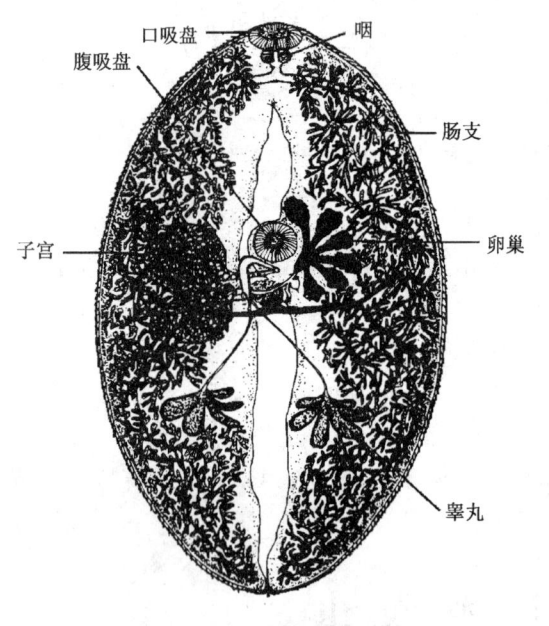
图11-7　卫氏并殖吸虫成虫

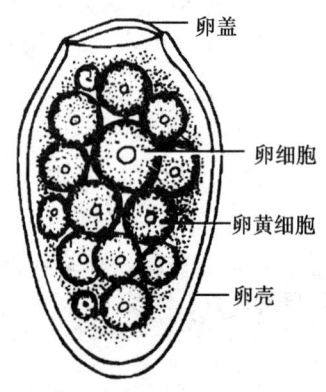
图11-8　卫氏并殖吸虫虫卵

【生活史】成虫除寄生于人体外，还可寄生于多种肉食类哺乳动物的肺部，如犬、猫、虎、豹等。成虫产卵，随痰咳出，或经吞咽随粪便排出体外。虫卵入水，在25～30℃，经2～3周发育为成熟毛蚴。毛蚴自卵壳中逸出，在水中遇第一中间宿主短沟蜷时即钻入其体内，经胞蚴、母雷蚴、子雷蚴的发育和增殖，形成许多尾蚴。成熟尾蚴从螺体逸出，如遇第二中间宿主（溪蟹、蝲蛄），可侵入其体内，也可因溪蟹、蝲蛄捕食受染螺进入其体内，形成囊蚴。终宿主因生食或半生食含有活囊蚴的溪蟹、蝲蛄而感染，幼虫在小肠内脱囊而出，形成童虫。虫体有很强的穿透能力，可穿过肠壁进入腹腔，游走于腹腔各脏器之间，一般经1～3周窜扰移行，部分虫体穿过横膈，进入胸腔，侵入肺组织，发育为成虫。部分童虫在移行过程中，可侵犯脑、眼、皮下、肌肉等器官和组织。异位寄生的虫体不能继续发育，长期处于滞育状态。从感染阶段进入宿主体内发育到成虫产卵，需2~3个月。成虫寿命5~6年，个别可达20年（图11-9）。

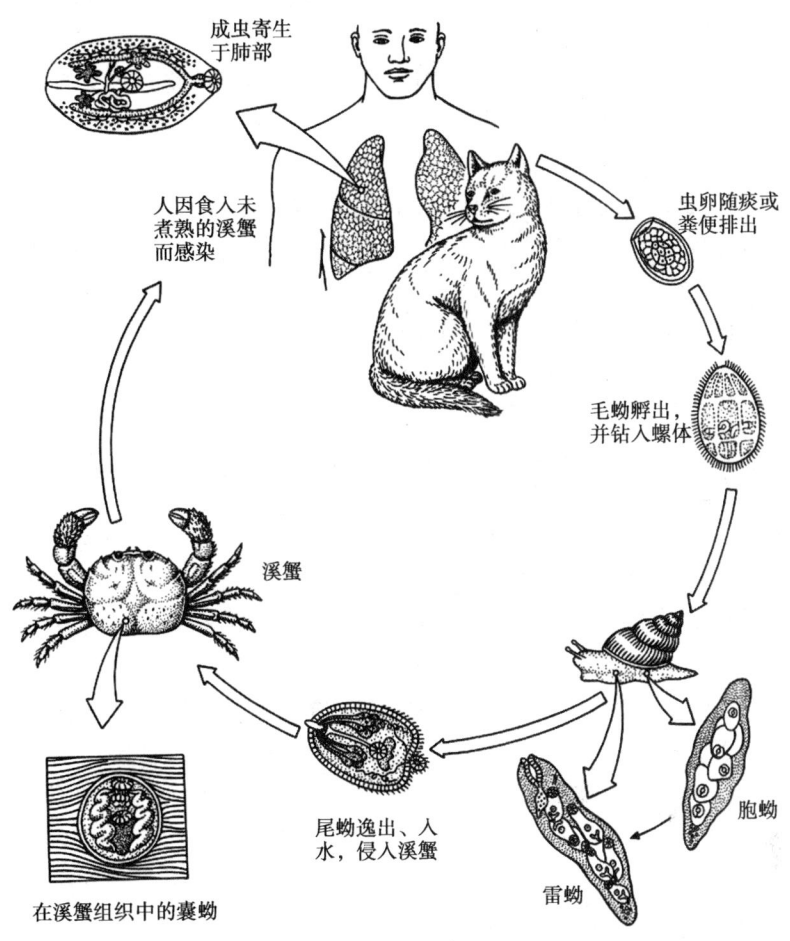

图11-9 卫氏并殖吸虫生活史

【致病】

1. 致病机制　主要是童虫或成虫在组织器官内移行及寄居造成的机械性损伤，以及代谢产物引起的免疫病理损害。病变发展过程可分急性期和慢性期。

（1）急性期：主要为童虫在人体组织与器官内移行、窜扰所致。童虫穿过肠壁引起局部出血或脓性窦道；在腹腔移行可引起炎性渗出，内含大量嗜酸性粒细胞；侵入腹壁可致出血性或化脓性肌炎；在肝表面移行或穿过肝组织，引起局部出血、坏死。

（2）慢性期：为童虫在肺部发育及成虫寄生引起的病变，其病理变化过程大致可分为3期：

1）脓肿期：主要因虫体在组织器官内移行，造成隧道状、窟穴状组织损伤和出血，继而出现以中性粒细胞和嗜酸性粒细胞为主的炎性渗出，逐渐形成脓肿。病灶周围形成肉芽组织，构成薄膜状脓肿壁。

2）囊肿期：因脓肿内大量浸润的细胞变性、坏死、液化，液体逐渐吸收，脓肿内容物逐渐变成赤褐色黏稠液体，内含夏科-莱登结晶和大量虫卵。囊壁因肉芽组织增生而变厚，形成边界清楚的结节状虫囊。若虫囊相互贯通，则可显示多房性囊样阴影。

3）纤维瘢痕期：虫体死亡或转移，其内容物逐渐被吸收或排空，囊腔被肉芽组织填充，继而纤维化，形成瘢痕。X 线显示硬结性或条索状阴影。

由于虫体在肺组织内不断移行，新的病灶不断出现，因此以上 3 期病变常可同时并存。另外，卵中胚细胞的代谢产物可经过卵壳微孔到达周围组织，引起超敏反应。

2. 临床表现　临床表现复杂多样，根据病情及累及部位可将卫氏并殖吸虫病分为急性并殖吸虫病、慢性并殖吸虫病及隐性感染。

（1）急性并殖吸虫病：潜伏期短，常在食入囊蚴后数天至 1 个月左右发病，重度感染者在第 2 天即可出现症状。轻度感染仅表现为食欲缺乏、乏力、腹痛、腹泻、低热等症状。重度感染者起病急骤，初发症状为腹痛、腹泻、黏液血便，伴有食欲缺乏；继而出现畏寒、发热、胸痛、胸闷、气短、咳嗽、肝大、腹水及荨麻疹等表现。血象检查嗜酸性粒细胞明显增高。

（2）慢性并殖吸虫病：临床上根据受损器官及部位的不同，将本病分为以下几型：

1）胸肺型：该型是肺吸虫病最常见的类型，典型的临床表现为咳嗽、胸痛、咳铁锈色血痰。血痰中可见大量虫卵及夏科-莱登结晶。当虫体侵犯胸膜时，可致胸膜炎、胸膜增厚、胸膜粘连、胸腔积液等。侵入心包可引起心包炎、心包积液。X 线检查肺部有明显的炎症表现，易被误诊为肺结核或肺炎。

2）腹型：约占病例的 30%，一般多见于并殖吸虫病的早期。童虫穿过肠壁进入腹腔，可引起腹痛、腹泻及便血。严重者可出现腹腔脏器粘连，肠梗阻等。

3）肝型：常见于儿童患者，约占儿童病例的 50%。患者症状以乏力、食欲缺乏、发热、肝大、肝功能异常为主。血清 γ-球蛋白升高，清蛋白/球蛋白比例倒置。

4）皮下包块型：约占患者的 10%。皮下包块具有游走性特征，此起彼伏。包块或结节大小为 1～3cm，表面皮肤正常，触之可动。包块常为单个散发，偶可多个成串。活检时有时可查到童虫、成虫或虫卵。常见部位为腹壁、胸背部、大腿内侧、头颈部。

5）脑脊髓型：该型占患者的 10%～20%，多见于儿童与青壮年。主要表现为阵发性剧烈头痛、癫痫、偏瘫、视力障碍、脑膜炎等症状。本病脊髓受损部位多在第十胸椎附近，表现为下肢感觉和运动障碍、大小便失禁或困难，甚至截瘫。

（3）隐性感染或称亚临床型：在流行区有些感染者有食生蟹史，免疫学试验阳性，嗜酸性粒细胞增多，伴有肝功能损害，但无明显的临床症状和体征。这类患者可能是轻度感染者，或是感染早期或虫体已消失。

临床上的分型还有根据虫体引起的病变部位分为肺内型并殖吸虫病和肺外型并殖吸虫病；按临床症状轻重分为暴发型、重型、轻型和潜隐型；按虫体染色体核型分为三倍体型和二倍体型等。

【实验诊断】

1. 病原学诊断　从痰或粪便中检出虫卵即可确诊。典型的痰液呈铁锈色，检出率较高。轻者收集 24h 痰液，加等量 10% 氢氧化钠消化后离心检查。活检皮下包块或结节，发现虫体也可确诊。

2. 免疫学诊断　早期感染、异位寄生患者及痰、粪便中未查到虫卵的可疑患者，免疫学诊断有一定的价值。常用的方法有皮内试验、对流免疫电泳、补体结合试验、金标免疫渗滤试验、IHA、ELISA 等，应用其中 2～3 种方法检测，综合分析，可提高准确性。

3. 分子生物学诊断　DNA 探针、PCR、PCR-ELASA 等技术已应用于肺吸虫病的诊断。

X线片或CT检查可辅助诊断，特别是脑型患者。此外，是否有食生的或半熟溪蟹、蝲蛄史有重要参考价值。

【流行】

1. 分布　卫氏并殖吸虫分布于亚洲、非洲等30多个国家。在我国，除西藏、新疆、内蒙古、青海、宁夏未报道外，其他27个省、自治区、直辖市均有本虫存在，其中12个省、自治区、直辖市有人体感染报道。尤以浙江、台湾、福建、四川、辽宁、吉林、黑龙江等省较严重。

2. 流行因素

（1）传染源：成虫除寄生于人体外，尚可寄生于多种食肉哺乳动物，如虎、豹、犬、狼、猫和果子狸等多种野生动物和家养动物均可感染，属人兽共患病，具有自然疫源性。

（2）传播途径：本病属于食源性寄生虫病之一。流行区的居民常有生食或半生食溪蟹、蝲蛄的习惯是本病流行的重要因素，人因食腌蟹、醉蟹、活蟹、蝲蛄酱或蝲蛄豆腐等（这些烹调方法均不能完全杀死囊蚴）造成感染。此外，活囊蚴污染炊具、食具、手、食物等亦可造成感染。

（3）转续宿主：野猪、猪、兔、大鼠、蛙、鸡、鸟等多种动物可作为该虫的转续宿主。大型食肉类动物如虎、豹等因捕食这些动物而感染；人因生食或半生食野猪等转续宿主的肉，也可造成感染，因转续宿主的种类多、数量大、分布广，在流行病学上是一个不可忽视的因素。

（4）易感人群：不同性别和年龄的人均对本虫易感。

【防治】　在流行区开展卫生宣传教育工作，改变生吃或半生吃溪蟹、蝲蛄、野猪肉等的习俗，讲卫生，不饮生水，防止囊蚴污染食物、饮具等。

目前常用的治疗药物为吡喹酮，具有疗效高、疗程短、毒性低等特点。外科手术摘除皮下包块，兼有治疗及诊断作用。

二、斯氏并殖吸虫

斯氏并殖吸虫（*Paragonimus skrjabini*，Chen，1959）首先由陈心陶于1935年在果子狸的肺部发现，人是其非正常宿主，主要引起内脏和皮肤幼虫移行症。

【形态】

1. 成虫　虫体窄长，前宽后窄，两端较尖，长11.0～18.5mm，宽3.5～6.0mm。腹吸盘位于虫体前1/3处，略大于口吸盘。卵巢分支，细而长，雌、雄生殖器官并列的特点与卫氏并殖吸虫相同（图11-10）。

2. 虫卵　椭圆形，多数不对称，金黄色。大小可因地区和宿主的种类不同而异，平均为（64～87）μm×（40～55）μm。卵壳厚薄不均匀，后端增厚。卵内含1个卵细胞和9～12个卵黄细胞。

【生活史】　与卫氏并殖吸虫相似。第一中间宿主为拟钉螺和小豆螺；第二中间宿主为溪蟹（锯齿华溪蟹、

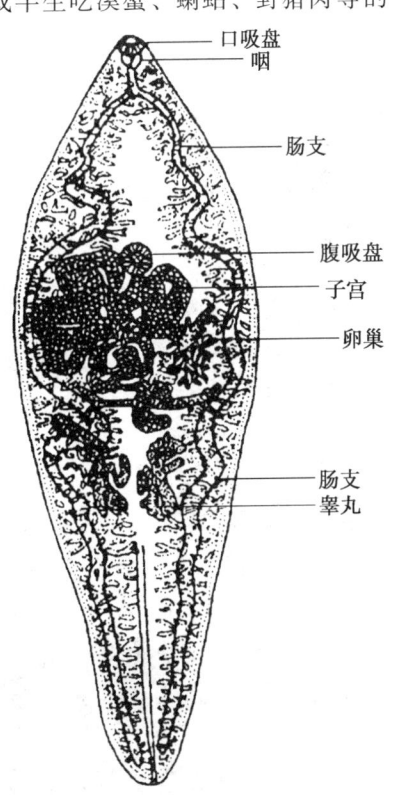

图11-10　斯氏并殖吸虫成虫

河南华溪蟹等)。终宿主为果子狸、犬、猫、豹等。人是其非正常宿主,虫体在人体处于滞育状态,检获的虫体绝大多数为童虫,少有发育成熟,以寄生皮下为多见,亦可寄生于其他部位。蛙、鼠、鸡、鸭、鸟等为本病的转续宿主。人因生食或半生食含囊蚴的蟹或未熟的转续宿主的肉而感染。

【致病】

1. 致病机制 斯氏并殖吸虫童虫在人体组织器官中移行、窜扰,造成组织损伤、坏死、嗜酸性肉芽肿形成,表现为局部或全身性的幼虫移行症。

2. 临床表现 本虫引起的幼虫移行症可分为皮下型和内脏型。

(1) 皮下型:表现为皮下游走性包块或结节,占患者的50%~80%。结节大小一般为1~3cm,多为单个,偶有多个或成串,常见于腹部、胸背部、头颈、四肢、臀部、腹股沟、阴囊及腋窝等处。包块边界不清,局部皮肤大多正常。活检可见隧道样虫穴,多查不到虫体。

(2) 内脏型:表现因侵犯器官不同而异。童虫侵犯腹部以腹痛、腹泻、腹内肿块为主;侵犯肝引起的组织损伤远较卫氏并殖吸虫为重,患者可出现肝区疼痛、肝大及转氨酶升高;童虫游走于胸、肺,患者可出现胸闷、胸痛、咳嗽、咳痰等症状,痰量少,痰中常无虫卵;侵犯脑可出现头痛、呕吐、癫痫、偏瘫等症状;侵入心包可致血性心包积液,表现为心悸、气短等;侵犯眼眶可导致眼球突出。全身症状有低热、乏力、食欲缺乏。血象检查嗜酸性粒细胞明显增多。因本病受损器官不定,可多个脏器同时受损,因此临床表现多样。

【实验诊断】 本病为幼虫移行症,患者的痰液或粪便中几乎查不到虫卵,皮下包块活检检查童虫是主要诊断方法。皮下包块活检可见嗜酸性肉芽肿,有时可见夏科-莱登结晶。免疫学和分子生物学检查对本病诊断具有重要参考价值。

【流行】 斯氏并殖吸虫仅在国内有报道。主要分布于甘肃、陕西、山西、云南、广西、贵州、四川、重庆、湖北、湖南、河南、广东、福建、浙江、江西等15个省、自治区、直辖市。

本病的传染源是家猫、犬、豹猫、果子狸、狐等野生动物。野猪、鼠、鸟、鸡、鸭和蛙等动物可作为该虫的转续宿主。人因生食或半生食含有活囊蚴的淡水蟹或含有童虫的转续宿主的肉而感染。

【防治】 防治措施与卫氏并殖吸虫基本相同。

第五节　日本裂体吸虫

根据问题学习,学完本节后应能正确回答如下问题:
1. 血吸虫病主要在我国的哪些地区流行?有何特点?
2. 日本血吸虫成虫寄生于人体何部位?在粪便中为什么可检出虫卵?
3. 简述日本血吸虫虫卵肉芽肿的形成机制。虫卵主要对哪些器官与组织造成损害?
4. 阐述日本血吸虫病的临床表现。如何防治?

裂体吸虫也称血吸虫（blood fluke）。寄生人体的血吸虫主要有 6 种，即日本血吸虫（*Schistosoma japonicum* Katsurada, 1904）、埃及血吸虫（*S. haematobium* Bilharz, 1852）、曼氏血吸虫（*S. mansoni* Sambon, 1907）、间插血吸虫（*S. intercalatum* Fisher, 1934）、湄公血吸虫（*S. mekongi* Voge Bruekner and Bruce, 1978）及马来血吸虫（*S. malayensis* Greer et al, 1988）。

血吸虫病是当代发展中国家 10 种主要热带病之一，危害严重。在我国仅有日本血吸虫病，本病在我国流行历史悠久，在湖南长沙马王堆西汉女尸及湖北江陵西汉男尸体内，均发现有日本血吸虫卵，由此推测至少存在 2100 多年历史。

【形态】

1. 成虫　雌雄异体，虫体细长，呈圆柱形。虫体前端有一口吸盘，腹面近前端有一腹吸盘，突出如杯状。消化系统有口、食道、肠支，肠支在腹吸盘后分为两支，延伸至体中部后汇合成单一肠管，以盲端终于体末端。

(1) 雄虫：较雌虫粗短，乳白色，长 12～20mm，宽 0.5～0.55mm。自腹吸盘后虫体扁平，两侧向腹中线内褶形成抱雌沟，雌虫位于抱雌沟内。生殖系统有睾丸 7 个，椭圆形，呈串珠状排列于腹吸盘后方的背侧，各发出一输出管，向前汇成一输精管，通入位于睾丸前的贮精囊，开口于腹吸盘后方的生殖孔（图 11-11）。

(2) 雌虫：细长，圆柱形，前细后粗，形似线虫；长 20～25mm，宽 0.1～0.3mm。肠管内充满红细胞消化后残留的黑褐色残留物，故虫体呈深褐色或黑色。生殖系统有卵巢 1 个，长椭圆形，位于虫体中部；输卵管自卵巢后端发出，沿卵巢侧缘上行，至卵巢上方与卵黄腺管汇合，形成卵模（卵模外被梅氏腺）；再向前延伸为子宫，生殖孔开口于腹吸盘后方（图 11-11）。

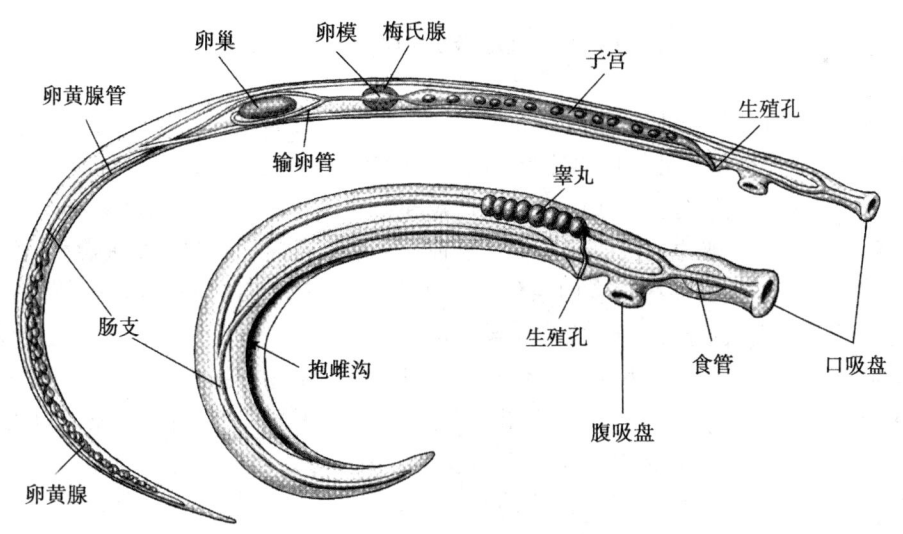

图 11-11　日本血吸虫成虫

2. 虫卵　成熟虫卵椭圆形，淡黄色，大小为 (74～106) μm × (55～80) μm。卵壳薄而均匀，无卵盖，一侧有一指状小棘，卵壳表面常附有坏死组织或粪渣。内含一成熟毛蚴，在毛蚴与卵壳的间隙中常有大小不一的油滴状毛蚴分泌物，为可溶性虫卵抗原（soluble egg

antigen，SEA），可通过卵壳微孔渗出到组织中。未成熟虫卵比成熟虫卵小，内含卵细胞和卵黄细胞或胚胎（图 11-12）。

3. 毛蚴　活动时呈长椭圆形；静止或固定后呈灰白色，卵圆形或梨形。平均大小为 99μm×35μm，周身披有纤毛。体内前部中央有袋状顶腺，其两侧有一对侧腺，毛蚴腺体可分泌中性黏多糖、蛋白质和酶等，是虫卵 SEA 的主要成分（图 11-12）。

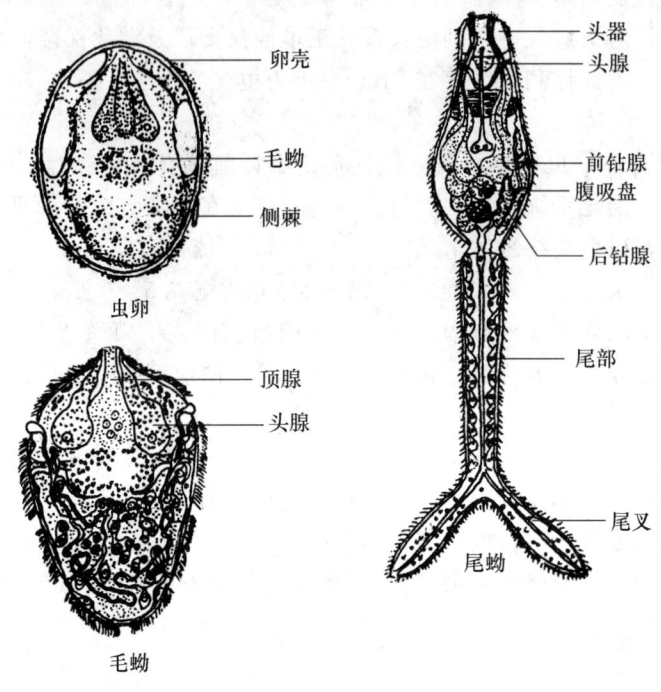

图 11-12　日本血吸虫虫卵、毛蚴和尾蚴

4. 尾蚴　属叉尾型，由体部和尾部组成，尾部分尾干和尾叉。大小为（280～360）μm×（60～95）μm。全身披有小棘。体前端为一头器，有腹吸盘，在腹吸盘两侧有 5 对单细胞钻腺，内含与侵入宿主皮肤有关的嗜酸性分泌颗粒和嗜碱性分泌颗粒（图 11-12）。

【生活史】　日本血吸虫成虫寄生于人及多种哺乳动物的门静脉和肠系膜静脉内。虫卵随粪便排出体外，一旦入水，在适合的条件下，卵内毛蚴孵出并主动侵入钉螺体内，经母胞蚴、子胞蚴的无性生殖形成许多尾蚴。尾蚴自螺体逸出，如遇终宿主则迅速从皮肤侵入，脱去尾部形成童虫，经移行到达其寄生部位，逐渐发育为成虫并排卵。

1. 虫卵排出与毛蚴孵化　成虫寄生于门静脉和肠系膜静脉内，雌雄合抱，虫体常逆血流移行至肠黏膜下层的静脉末梢交配产卵，每条雌虫每日产卵 300～3000 个。卵随血流入肝，部分虫卵沉积于结肠壁小静脉。卵约经 11 天发育成熟，卵内毛蚴分泌的可溶性抗原（SEA）透过卵壳进入组织，引起炎症反应，导致组织坏死，形成嗜酸性脓肿。由于肠蠕动，腹内压力和血管内压力的作用，使坏死组织向肠腔破溃、脱落，虫卵随粪便排出体外。粪便中排出的虫卵多为成熟虫卵。不能排出的虫卵则沉积于肝、肠壁组织中逐渐死亡、钙化。

虫卵入水，一定的光照、水 pH 7.5～7.8、水质清均有利于毛蚴孵出。毛蚴孵出需要一定温度，在 5～35℃ 之间均可孵出，以 25～30℃ 最为适宜。经 2～32h 孵出毛蚴。毛蚴在水中作直线运动，可存活 1～3 天，遇中间宿主钉螺，即侵入螺体。

2. 在钉螺体内的发育繁殖及尾蚴逸出 在钉螺体内毛蚴发育为母胞蚴，其体内胚细胞增殖形成许多子胞蚴，子胞蚴内胚细胞分裂、增殖形成大量尾蚴，经 42 天即可孵出成熟尾蚴。

影响尾蚴逸出的主要因素是水温。水温在 15～35℃均可逸出，最适宜温度为 20～25℃。一个毛蚴在螺体内经增殖可产生约 10 万条尾蚴，分批陆续逸出，在水面游动，每天约逸出 100 条，钉螺逸出尾蚴的时间可长达 2 年以上。尾蚴借助头腺和钻腺分泌物的溶解作用、尾部摆动及体部伸缩协同作用，钻入宿主皮肤。

3. 在终宿主体内的发育 当遇终宿主皮肤时，尾蚴经数分钟甚至 10 秒，即可钻入宿主皮肤，脱掉尾部，形成童虫。童虫在皮下组织停留数小时后，侵入小血管或淋巴管，随血流至右心，经肺至左心，进入体循环到达肠系膜动脉，经毛细血管网入肠系膜静脉，到肝门静脉生长发育，至性器官初步分化后雌雄合抱，发育成熟后逆血流至肠系膜静脉寄生、产卵。从尾蚴侵入至成虫成熟产卵约需 24 天。成虫主要以血液为食，每条雌虫和雄虫每小时分别可摄食 33 万个和 3.9 万个红细胞。成虫寿命一般 4.5 年，长者可达 20～30 年（图 11-13）。

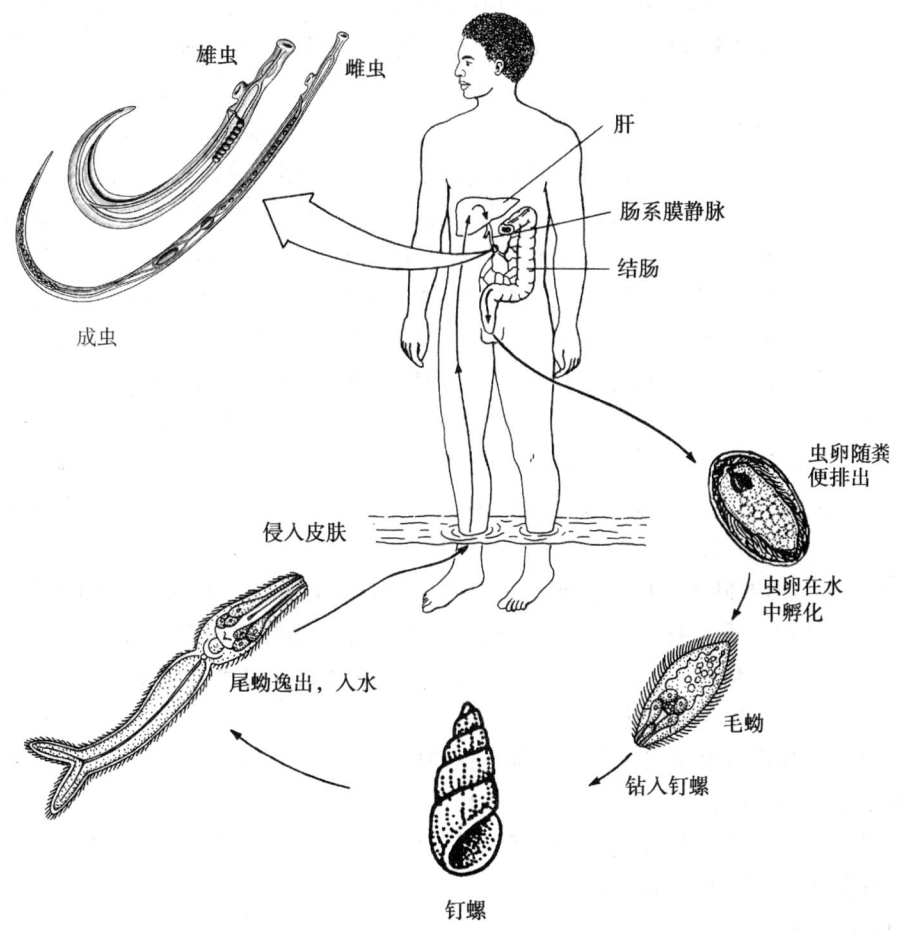

图 11-13 日本血吸虫生活史

【致病】 在日本血吸虫感染的过程中，各不同发育阶段的虫体（尾蚴侵入、童虫移行、成虫寄生、虫卵沉积）以及各虫期的分泌物、代谢产物和死亡后的分解产物，均能对人体造成复杂的免疫病理损害,以虫卵致病最为严重。因此,血吸虫病是一种免疫性疾病。

1. 致病机制

(1) 尾蚴和童虫所致损害:尾蚴侵入皮肤可引起Ⅰ型和Ⅳ型超敏反应。局部皮肤出现丘疹、红斑和瘙痒等,称尾蚴性皮炎。尾蚴重复侵入,皮疹反应逐渐加重。童虫在宿主体内移行引起所经过组织器官的血管充血、栓塞、破裂、点状出血和炎症,是因童虫的毒素、代谢产物和死亡虫体的分解产物所致的超敏反应。童虫移行至肺部,患者常出现咳嗽、咯血、发热、嗜酸性粒细胞增多等。

(2) 成虫所致损害:成虫一般无明显的致病作用,但其吸盘吸附于血管壁,可引起静脉炎与静脉周围炎。虫体的代谢产物、分泌物、排泄物和更新脱落的表膜等抗原物质,与机体内相应抗体结合,引起免疫复合物型(Ⅲ型)超敏反应。成虫寄生尚可引起宿主贫血、嗜酸性粒细胞增多等。

(3) 虫卵所致的损害:血吸虫病的病变主要由虫卵引起。成熟活卵沉积在组织中,其毛蚴分泌物(SEA)诱发的虫卵肉芽肿及随之发生的纤维化是血吸虫病的主要病理变化。雌虫刚产出的虫卵为未成熟卵,周围的宿主组织对其无反应或仅有轻微的反应。随着卵内毛蚴发育成熟,分泌的 SEA 经卵壳微孔释放到周围组织中,通过巨噬细胞呈递给辅助性 T 细胞(Th),致敏的 Th 细胞再次受到同种抗原刺激后产生各种淋巴因子。如 IL-2、IFN-γ、IL-4、IL-5、IL-10、肿瘤坏死因子-α(tumor necrosis factor,TNF-α)以及粒细胞-巨噬细胞集落刺激因子(granulocyte-macrophage colony-stimulating factor,GM-CSF)、纤维生成因子等,在其共同作用下,引起淋巴细胞、嗜酸性粒细胞、中性粒细胞、成纤维细胞、巨噬细胞、浆细胞聚集于虫卵周围,形成虫卵肉芽肿(又称虫卵结节),这属于Ⅳ型超敏反应。虫卵肉芽肿在在病理上可分为4个期:

1) 急性期:成熟虫卵周围出现大量嗜酸性粒细胞浸润,并伴有很多巨噬细胞。因嗜酸性粒细胞变性、坏死,液化后呈脓肿样病变,故称为嗜酸性脓肿。在染色的组织切片上,虫卵周围可见放射状的抗原-抗体复合物,称为何博礼现象(Hoeppli phenomenon)。

2) 过渡期:虫卵周围仍有大量炎性细胞浸润,包括淋巴细胞、嗜酸性粒细胞、巨噬细胞、浆细胞及中性粒细胞,类上皮细胞开始出现。肉芽肿周围由数层成纤维细胞包绕。

3) 慢性期:虫卵周围出现大量巨噬细胞和成纤维细胞浸润,并可见少量的淋巴细胞和浆细胞等。坏死组织被吸收,虫卵崩解、破裂甚至钙化。

4) 瘢痕期:肉芽肿体积明显缩小,虫卵消失或仅残存卵壳。肉芽肿周围出现大量胶原纤维,使之纤维化。重度感染者,肝门脉区发生广泛纤维化,出现典型的干线型纤维化(pipestem fibrosis)和肝硬化,导致门脉高压,引起肝脾大、腹水、腹壁、食管及胃底等部位的静脉曲张,上消化道出血等症状。

(4) 免疫复合物所致损害:血吸虫寄生在静脉内,童虫、成虫及虫卵的代谢产物、分泌物和排泄物以及脱落的虫体表膜等构成循环抗原。循环抗原与宿主产生的相应抗体结合形成免疫复合物,当其过多而不能被巨噬细胞吞噬和清除时,沉积在肾小球毛细血管基底膜上引起Ⅲ型超敏反应,导致血吸虫性肾病。

2. 临床表现

(1) 急性血吸虫病:常见于初次感染者,慢性患者再次大量感染尾蚴后亦可发生。潜伏期长短不一,大多数病例于感染后 5~8 周出现症状。临床上表现为畏寒、发热、腹痛、腹泻、黏液血便、荨麻疹、淋巴结及肝脾大。重症患者可有神志迟钝、黄疸、腹水、高度贫血、消瘦、营养不良性水肿等症状。

(2) 慢性血吸虫病：急性期症状消失而未经病原治疗者，或经反复轻度感染而获得免疫力的患者常出现隐匿型间质性肝炎或慢性血吸虫性结肠炎，临床上可分为无症状和有症状两类。在流行区90%患者一般无症状，少数可有轻度的肝或脾大，但肝功能正常。有症状的患者主要表现为慢性腹泻、黏液血便，肝功能试验除丙种球蛋白可增高外，其余在正常范围。脾多数呈轻度肿大。

(3) 晚期血吸虫病：晚期血吸虫病是指出现肝纤维化门脉高压综合征，严重生长发育障碍或结肠显著肉芽肿性增殖的血吸虫病患者。根据主要临床表现，我国将晚期血吸虫病分为腹水型、巨脾型、结肠增殖型和侏儒型。

1) 腹水型：是晚期血吸虫病门脉高压与肝功能代偿失调的结果，常在呕血、感染、过度劳累后诱发。高度腹水者可出现腹胀、呼吸困难、脐疝、股疝、下肢水肿、胸腔积液和腹壁静脉曲张，此型容易出现黄疸。肝性昏迷以腹水型最多。

2) 巨脾型：指脾大超过脐平线或横径超过腹中线。伴有脾功能亢进、门脉高压或上消化道出血。

3) 结肠增殖型：是一种以结肠病变为突出表现的临床类型，由于大量虫卵沉积于肠壁，刺激肠壁形成肿块或息肉。表现为腹痛、腹泻、便秘或便秘与腹泻交替出现，严重者可出现不完全性肠梗阻。本型可能并发结肠癌。

4) 侏儒型：系患者在儿童时期反复感染血吸虫，引致慢性或晚期血吸虫病，影响内分泌功能，其中以腺垂体和性腺功能不全最为明显，患者表现为身材矮小、面容苍老、无第二性征等临床征象，但智力无减退。此型患者现已罕见。

(4) 异位血吸虫病：重度感染时，童虫也可能在门脉系统以外寄生并发育为成虫，此为异位寄生。异位寄生的成虫产出的虫卵沉积于门脉系统以外的器官或组织，也可引起虫卵肉芽肿反应，由此造成的损害称异位损害（ectopic lesion）或异位血吸虫病。人体常见的异位损害部位在肺和脑，其次为皮肤、甲状腺、心包、肾、肾上腺皮质、生殖器及脊髓等组织或器官。

案例11-2

患者：王××，男，28岁，微山县人。

主诉：发热、腹痛、脓血便1个月。

现病史：3个月前患者乘船到湖北、湖南农村，由于天气炎热多次在河湖边洗澡、洗脚，当时足、手臂等处皮肤有小米粒状的红色丘疹，发痒，有时出现风疹块，以为是蚊叮咬所致。几天后发热、咳嗽、咳痰，服感冒药经几天就好了。1个多月后开始发热、"拉痢"、有脓血，每天2~4次，上腹部不适、疼痛、食欲缺乏、消瘦，曾到乡卫生院就诊，认为是痢疾，多次服药无效，后到镇人民医院就诊。

既往史：曾患过疟疾，经有效治疗治愈。

体检：体温39℃；发育尚可，消瘦病容，神志清楚，腹部稍膨胀；肝剑突下3cm，有压痛，脾可触及；体重60kg。

检验：血常规 WBC 12.5×10^9/L，N 48%，L 35%，E 17%。尿常规正常。用粪便生理盐水直接涂片法发现血吸虫卵。

【免疫】

1. 固有免疫　人体免疫不能有效地防止日本血吸虫感染，但对禽类（毛毕属吸虫）及动物（东毕属吸虫）的血吸虫具有先天性的不感受性，其尾蚴虽可侵入机体，造成皮肤损伤，但不能在体内发育为成虫。

2. 适应性免疫

（1）抗原：血吸虫是一种多细胞动物，寄生人体的各虫期的排泄物、分泌物、虫体表膜或死亡虫体的崩解产物均可成为抗原。不同种、株及各虫期间既有共同抗原，也有各自的特异性抗原，且抗原成分相当复杂，包括蛋白质、多肽、糖蛋白、糖脂和多糖等。血吸虫虫体的表面抗原和排泄分泌抗原可直接接触或致敏宿主的免疫细胞，因此，虫体表面抗原是免疫效应攻击的靶抗原。排泄分泌抗原进入血流成为循环抗原，可诱发宿主的保护性免疫，或形成抗原抗体复合物引起免疫病理变化，循环抗原为免疫诊断检测的对象。

（2）免疫应答：血吸虫在人体寄生的虫期包括童虫、成虫和虫卵，各虫期的抗原物质均可使宿主免疫系统致敏和引起免疫应答。宿主的免疫应答是指其免疫活性细胞，即T细胞和B细胞受到血吸虫抗原刺激后分化、增殖并释放淋巴因子或（及）分泌抗体的过程。免疫应答的结果诱发病理反应或适应性免疫。抗体依赖的细胞介导的细胞毒作用（ADCC）是人体直接杀伤再次入侵的早期童虫的主要免疫效应机制。

（3）伴随免疫：宿主感染血吸虫后对再感染可产生不同程度的抵抗力，即适应性免疫。这种抵抗力主要表现为对再次入侵的童虫具有一定的杀伤作用，而对原发感染的成虫不起杀伤作用，这种原发感染的成虫继续存在，而对再感染具有一定免疫力的现象称为伴随免疫。

（4）免疫逃避：血吸虫成虫能在免疫功能正常的宿主体内长期生存，表明成虫具免疫逃避现象，其机制可能有如下几点：

1）抗原伪装：血吸虫成虫体表获得宿主分子或宿主抗原，如血型抗原（A、B、H型）和组织相容性抗原等，借此隐蔽虫体自身表面抗原表位，从而逃避宿主对其的免疫识别。

2）抗原模拟：血吸虫可能具有与宿主相对应的基因，当其寄生在宿主体内时，在宿主的某些因素激活下，这些基因能合成宿主样抗原，并呈现于虫体表面。这种现象称为抗原模拟或分子模拟，借此血吸虫可逃避宿主免疫系统的攻击。

3）表膜改变：表面抗原因虫体表膜更新而不断缺失和变化，使虫体逃避宿主的免疫识别，增强对抗宿主免疫攻击的能力，逐渐产生对宿主免疫攻击力的耐受性。

4）表面受体作用：血吸虫童虫能逃避宿主的免疫攻击与其表面受体有关。研究发现尾蚴侵入宿主皮肤后早期童虫体表具有IgG的Fc受体，IgG能与这些受体发生特异性的结合，从而影响ADCC作用。

【实验诊断】

1. 病原学诊断　病原学诊断是确诊血吸虫病的依据，但对轻度感染者和晚期患者及经过有效防治的疫区感染人群，病原学检查常常会发生漏检。

（1）粪便直接涂片法：此法简单，但虫卵检出率低，仅适用于重感染患者和急性感染者。

（2）毛蚴孵化法：利用虫卵中毛蚴在适宜条件下孵出，并在水中运动的特点而设计，用肉眼或放大镜观察。由于孵化法可采用全部粪便沉渣，因此检出率较直接涂片法高。

（3）尼龙袋集卵法：此法常与毛蚴孵化法、甘油透明法联用，适用于基层大规模普查。但应注意防止由于尼龙袋处理不当而造成的污染。

(4) 定量透明法：常用的有加藤法、改良加藤法和定量透明集卵法。此类方法可作虫卵计数，因此可用于测定人群的感染度和考核防治效果。

(5) 直肠镜活检：适用于慢性特别是晚期血吸虫病患者。对于临床上怀疑血吸虫病而多次粪检阴性者，可做直肠镜检。直肠镜活检发现虫卵只能证明感染过血吸虫，体内是否还有活虫，必须根据虫卵的死活进行判断。

2. 免疫学诊断

(1) 皮内试验（intracutaneous test，ID）：此法操作简便、快速，判断结果容易。曾用于大规模人群的普查过筛，但目前几乎不用。

(2) 环卵沉淀试验（circumoval precipitating test，COPT）：该方法具有敏感性高（94.1%～100%），假阳性率较低（2.5%～5.6%），且具有操作简单、经济等优点。可用作综合查病和血清流行病学调查。

(3) 间接血凝试验（IHA）：IHA与粪检虫卵的阳性符合率达92.3%～100%，假阳性率为2.5%。IHA操作简单，用血量少，判断结果快，有早期诊断价值，适用于血吸虫病普查过筛或流行病学调查。

(4) 酶联免疫吸附试验（ELISA）：此法具有较高敏感性和特异性，且可半定量检测相应抗体的水平，阳性检出率95%以上。ELISA已较广泛应用于检测患者体内抗体，进行诊断或评价防治工作效果。为方便现场应用，近年来研制出若干改良的ELISA方法，如斑点酶联免疫吸附试验（dot-ELISA）和快速酶联免疫吸附试验等。

(5) 免疫印迹试验：该法不但能对血吸虫的特定组分蛋白进行分析和鉴定，并通过检测抗原、抗体表达谱诊断患者和区分不同病期。敏感性和特异性均较高。

此外，间接荧光抗体试验（IFAT）、胶乳凝集试验（latex agglutination test，LAT）、免疫酶染色试验（immune enzyme staining test，IEST）等，各具优、缺点。

(6) 检测循环抗原：宿主体液中的循环抗原随血吸虫感染的终止而很快消失。因此，检测循环抗原无论在诊断上，还是在考核疗效方面均具有重要意义。目前检测循环抗原的技术基本类同于检测抗体的酶联免疫吸附试验。

3. 分子生物学检测　聚合酶链反应（PCR）、反转录-PCR与DNA探针等技术已应用于血吸虫病的诊断。

【流行】

1. 日本血吸虫病流行于中国、菲律宾、印度尼西亚和日本等亚洲国家。除日本外，其他国家仍处于流行状态。

日本血吸虫病曾在我国长江流域及其以南的湖南、湖北、江西、安徽、江苏、云南、四川、浙江、广东、广西、福建及上海等12个省、自治区、直辖市的427个县（市、区）流行，累计感染者达1161.2万人，受威胁人口1亿以上。经过五十余年的努力，至2010年，上海、浙江、福建、广东、广西等省、自治区、直辖市达到血吸虫病传播阻断标准。以山丘型流行区为主的四川省和云南省和以湖沼型流行区为主的江苏省已达到传播控制标准，以湖沼型流行区为主的安徽、江西、湖北、湖南4省已达到疫情控制标准。据2010年全国血吸虫病疫情通报，全国估计血吸虫病患者32.58万人，其中晚期血吸虫病患者30.19万人，急性血吸虫病患者43例，取得了显著的成效。

2. 流行因素

(1) 传染源：日本血吸虫病为人兽共患寄生虫病。除人外，多种家畜和野生动物均可感染血吸虫，其中患者和病牛是最重要的传染源。现已发现自然感染的动物有四十余种。家畜有黄牛、山羊、猪、马、犬、家兔等；野生动物有野兔、家鼠、野猪、猴、野鼠等，其中感染血吸虫的牛、羊、猪、犬及野鼠为主要的动物传染源。

(2) 传播途径：含有血吸虫卵的粪便污染水体、水中存在钉螺以及人群接触疫水是造成血吸虫病传播的三个重要环节。粪便污染水源的方式有多种，如用新鲜粪便施肥，在河、沟中洗刷粪桶，动物粪便直接入水等。流行区人群因生产、生活需要（如耕种水田、割湖草、捕捉鱼虾、洗衣、游泳等）接触含有血吸虫阳性钉螺的疫水而感染。感染途径主要是经皮肤，其次为口腔黏膜。

湖北钉螺是日本血吸虫的唯一中间宿主，为水陆两栖淡水螺。钉螺螺壳小，呈圆锥形，有6～8个右旋螺层。钉螺一般孳生在气候温暖、土质肥沃、杂草丛生、水流缓慢的小沟、河畔、湖汊、洲滩、草滩、水田、小溪、山涧等处。

根据钉螺孳生地和地理环境及流行病学特点，我国血吸虫病流行区划分为水网型、湖沼型和山丘型。

1) 水网型：主要在长江下游与钱塘江之间的长江三角洲广大平原地区，包括上海、浙江和江苏。该型地区气候温和、雨量充足、河道纵横交错如蛛网，钉螺随网状水系分布，人群主要因生产、生活活动接触疫水而感染。

2) 湖沼型：主要在长江中、下游两岸的大片湖沼地区，包括湖北、湖南、安徽、江西、江苏等省的沿江洲滩及与长江相通的大小湖泊沿岸。洲滩有"冬陆夏水"的特点，钉螺分布面积大，此型是当前我国血吸虫病流行的主要地区。

3) 山丘型：该型地理环境复杂，根据地形特征又可分为平坝型、丘陵型和高山型三种。钉螺一般沿山区水系分布，面积不大，但范围广。由于地形复杂、交通不便和当地经济条件的限制，防治难度较大。该型流行区主要在我国南部，包括福建、四川、云南、广西等省、自治区。

(3) 易感者：人群普遍易感，但儿童、青少年及由非疫区进入疫区缺乏免疫力的人群更容易感染。

【防治】 当前防治我国血吸虫病的基本方针是积极防治、综合措施、因时因地制宜。

1. **控制传染源** 积极治疗患者、病畜是控制传染源的有效途径。对流行区人群进行普查普治。吡喹酮是当前治疗血吸虫病的首选药物，对于晚期患者采用对症治疗。

2. **切断传播途径**

(1) 消灭钉螺：是阻断血吸虫病传播的关键环节。灭螺应采用综合措施，主要措施是结合农田水利建设和生态环境改造、改变钉螺孳生环境以及使用杀螺药。目前WHO推荐使用的化学灭螺药为氯硝柳胺。

(2) 粪便管理：感染血吸虫的人畜粪便污染水体是血吸虫病传播的重要环节。因此加强人畜粪便管理，进行无害化处理至关重要。不使用新鲜粪便施肥，不随地大便，推广贮粪池、沼气池等。

(3) 安全用水：结合农村卫生建设规划，因地制宜建立安全供水设施，可避免和减少居民直接接触疫水的机会。尾蚴不耐热，在60℃水中会立即死亡，因此家庭用水可采用加温的方法杀灭尾蚴。此外，使用河水时可用漂白粉、碘酊和氯硝柳胺等杀灭尾蚴。

3. **保护易染者**

(1) 加强健康教育：向疫区人群宣传血吸虫病危害、血防知识与防护技能，以提高人们自我保健能力和意识，引导人们改变不良的生产方式、生活方式。

(2) 做好个人防护：对难以避免接触疫水者，可使用防护药、具，如穿防护靴、防护裤，在皮肤上涂搽防蚴宁、氯硝柳胺脂剂、苯二甲酸二丁酯油膏等防护药。对已接触过疫水者，在接触疫水后第7天至第10天服用青蒿琥酯，可达到早期治疗的目的。

第六节　毛毕属和东毕属血吸虫

学习引导

根据问题学习，学完本节后应能正确回答如下问题：
1. 尾蚴性皮炎的病原体是什么？
2. 禽类和畜类血吸虫成虫是否可寄生人体？对人体造成哪些危害？
3. 如何防治尾蚴性皮炎？

尾蚴性皮炎（cercarial dermatitis）是指由禽类和畜类血吸虫尾蚴侵入人体皮肤引起的超敏反应。因尾蚴侵入人体但不能发育为成虫，故属于幼虫移行症范畴。尾蚴性皮炎在许多国家均有流行或病例报道，在国外，人多因游泳而感染，故称"游泳者痒"（swimmer's itch）；我国的吉林、辽宁、江苏、湖南、福建、广东、四川、上海等省、直辖市也有流行，人们主要因种植水稻、养鸭或捕鱼等而感染，在我国水稻种植区尾蚴性皮炎又称"稻田皮炎"。

迄今国内外已证实可引起尾蚴性皮炎的致病虫种近70种。在我国主要是寄生于禽类的毛毕属（*Trichobilharzia*）的包氏毛毕吸虫（*Trichobilharzia paoi*）、集安毛毕吸虫（*T. jianensis*）、眼点毛毕吸虫（*T. ocellata*）、巨毛毕吸虫（*T. gigantica*）和寄生于畜类的东毕属（*Orientobilharzia*）的土耳其斯坦东毕吸虫（*O. turkestanica*）、程氏东毕吸虫（*O. cheni*）。

该类虫种的终宿主为禽类（如鸭）或畜类（如牛），中间宿主是淡水螺类（椎实螺科）。虫卵随禽、畜粪便入水，孵出毛蚴，感染中间宿主椎实螺，经1个月左右，成熟尾蚴从螺体逸出，在水中游动，遇到禽或畜类经皮肤侵入，随血液循环到达门静脉和肠系膜静脉内发育为成虫。人因接触疫水而感染，这些尾蚴侵入人体皮肤后不能发育为成虫，仅以童虫存在于皮肤内。

尾蚴性皮炎属Ⅰ型和Ⅳ型超敏反应。在尾蚴侵入皮肤后1h至2天，入侵部位出现刺痛感、痒，继之出现点状红斑和丘疹，丘疹数量多可融合成风疹块，如搔破皮肤，可出现继发性感染。

尾蚴性皮炎属自限性疾病，若无继发感染，一般几天后即可自愈。治疗主要是止痒，局部止痒可用1%～5%樟脑酒精、鱼黄软膏或复方炉甘石洗剂，中药如五倍子、蛇床子等煎水洗浴也有止痒作用。症状严重者可用抗过敏药。

本病的预防应注意个人防护，尽量避免接触养鸭池塘及沟渠水。在生产活动中必须接触疫水时，可在皮肤上涂搽防护剂，或穿长筒胶靴、戴胶手套等。流行区应结合农田水利建设采用多种方法灭螺。禽畜粪便要经无害化处理后才施于水田。

小结

在我国寄生人体的吸虫主要有5种，即华支睾吸虫（肝吸虫）、布氏姜片吸虫（姜片虫）、卫氏并殖吸虫（肺吸虫）、斯氏并殖吸虫、日本裂体吸虫（血吸虫）。

生活史特征：吸虫均为生物源性蠕虫，生活史复杂。除血吸虫、布氏姜片吸虫外，均需两个中间宿主。幼虫时期多种，且均有幼体繁殖。其生活史、致病等特点见表11-1。

表11-1 5种吸虫的生活史、致病及治疗用药

虫种		华支睾吸虫（*Clonorchis sinensis*）	布氏姜片吸虫（*Fasciolopsis buski*）	卫氏并殖吸虫（*Paragonimus westermani*）	斯氏并殖吸虫（*Paragonimus skrjabini*）	日本血吸虫（*Schistosoma japonicum*）
宿主	终宿主	人	人	人	果子狸、猫、犬	人
	中间宿主	第一中间宿主：豆螺、沼螺；第二中间宿主：淡水鱼和虾	中间宿主：扁卷螺	第一中间宿主：短沟蜷；第二中间宿主：溪蟹和蝲蛄	第一中间宿主：拟钉螺和小豆螺；第二中间宿主：溪蟹	中间宿主：钉螺
	保虫宿主	犬、猫、鼠、猪等	猪	犬、猫等		牛、鼠、猪等
	转续宿主			野猪、兔、鼠等	人	
幼虫时期		毛蚴、胞蚴、雷蚴、尾蚴、囊蚴、童虫	毛蚴、胞蚴、母雷蚴、子雷蚴、尾蚴、囊蚴、童虫	毛蚴、胞蚴、母雷蚴、子雷蚴、尾蚴、囊蚴、童虫	毛蚴、胞蚴、母雷蚴、子雷蚴、尾蚴、囊蚴、童虫	毛蚴、母胞蚴、子胞蚴、尾蚴、童虫
寄生部位		肝胆管	小肠	主要是肺	人体各组织	肠系膜静脉、门静脉
感染阶段		囊蚴	囊蚴	囊蚴	囊蚴	尾蚴
感染方式		经口	经口	经口	经口	经皮肤
主要致病		消化道症状，以及胆管炎、胆囊炎、黄疸、胆结石、肝大、肝硬化	成虫吸附小肠壁引起溃疡，常出现消化道症状如腹痛、腹泻等	成虫可引起肺脓肿、肺囊肿和异位损害。多有高热、胸痛、咳嗽、咳铁锈色痰、嗜酸性粒细胞增多等	引起皮肤和内脏幼虫移行症	卵在肝、结肠引起肉芽肿与纤维化；出现急性、慢性与晚期血吸虫病；发热（38～40℃）、咳嗽、腹痛、腹泻、黏液血便、腹水、肝脾大、上消化道出血等

续表

实验诊断	改良加藤法；沉淀法；十二指肠引流；免疫学诊断	直接涂片法；沉淀法	痰或粪便中查虫卵；皮下包块或结节活检；免疫学诊断	取包块活检；免疫学检查	沉淀法；毛蚴孵化法；厚涂片法；免疫学诊断
流行	我国除西藏、内蒙古、青海、宁夏未报道外，其他省、自治区、直辖市均有	湖北、广西、云南、江苏、安徽、江西、湖南、贵州等19个省、自治区、直辖市	广东、湖北、广西、云南、江苏、安徽、江西、湖南、贵州等12个省、自治区、直辖市	广东、湖北、广西、云南、贵州等14个省、自治区、直辖市	在我国流行于长江流域及其以南的12个省、自治区、直辖市，如江苏、安徽、江西、湖南、四川、福建等
治疗	吡喹酮	吡喹酮和槟榔	吡喹酮	吡喹酮，外科手术摘除皮下包块	吡喹酮

（汪　涛　汤自豪）

第十二章

绦 虫

第一节 概 述

学习引导

根据问题学习，学完本节后应能正确回答如下问题：
1. 绦虫纲各虫期的形态特征是什么？
2. 何为中绦期？圆叶目和假叶目绦虫的中绦期分别有哪些？
3. 圆叶目和假叶目绦虫生活史有何异同？
4. 对人致病的绦虫主要有哪些？分属什么目？
5. 绦虫成虫主要内部结构包括哪些？圆叶目和假叶目绦虫生殖系统有何异同？

绦虫（cestode），属于扁形动物门绦虫纲（Class Cestoda），因成虫背腹扁平，长如带状，又称带虫。寄生于人体的绦虫有30余种，分属于多节绦虫亚纲中的圆叶目（Cyclophyllidea）和假叶目（Pseudophyllidea）。

圆叶目绦虫主要有链状带绦虫、肥胖带绦虫、细粒棘球绦虫、多房棘球绦虫、微小膜壳绦虫等。属于假叶目的主要有曼氏迭宫绦虫和阔节裂头绦虫。

生活史多复杂，需要1～2个中间宿主，人可作为一些带绦虫的终宿主和/或中间宿主。

【形态】

（一）成虫形态

1. 外部特征 虫体背腹扁平、带状、分节，白色或乳白色；雌雄同体；体长因虫种而异，从数毫米至数米不等。虫体自前向后一般分为头节、颈节和链体三部分（图12-1）。

（1）头节（scolex）：位于虫体前端，细小，其上有固着器官（holdfast），固着器官形态多样，如吸盘（sucker）、吸槽（bothrium）及顶突（rostellum）。圆叶目绦虫头节多呈球形，顶端有4个圆形吸盘和能伸缩的圆形突起，称顶突，顶突周围可有1～2圈棘状或矛状小钩；假叶目绦虫头节多呈梭形，固着器官为吸槽。固着器官除有固着吸附作用外，还有使虫体移动的功能。

（2）颈部（neck）：位于头节后，短而纤细，不分节。内有生发细胞，可由此处不断长出节片，形成其后的链体。

（3）链体（strobila）：位于颈部后，由前后相连的若干节片构成。节片数目因种而异，

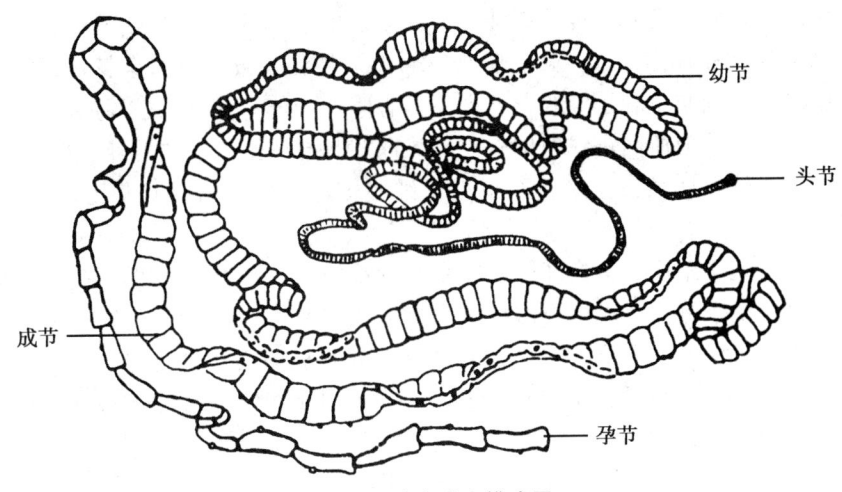

图 12-1 绦虫成虫模式图

少者3~4节，多者达数千节。根据生殖器官发育情况，可将链体的节片分为三种：①幼节（immature proglottid）：是由颈部新长出的节片，生殖器官尚未发育成熟，但处于发育中，越向后越趋于成熟。②成节（mature proglottid）：生殖器官已发育成熟的节片，较大，每节片含有成熟的雌雄生殖器官各一套，节片两侧具有排泄器官。③孕节（gravid proglottid）：在链体后部，子宫中已有虫卵的节片。圆叶目绦虫的孕节内其他器官萎缩退化，仅有充满虫卵的分支状子宫，节片上无子宫孔；假叶目绦虫成节与孕节形态区别不明显，均有发育成熟的雌雄生殖器官各一套，节片上有子宫孔。孕节随着肌纤维老化自动脱落或裂解，随宿主粪便排出。

2. 成虫内部结构

(1) 体壁（body-wall）：绦虫的体壁有两层，即皮层和皮下层（图 12-2）。

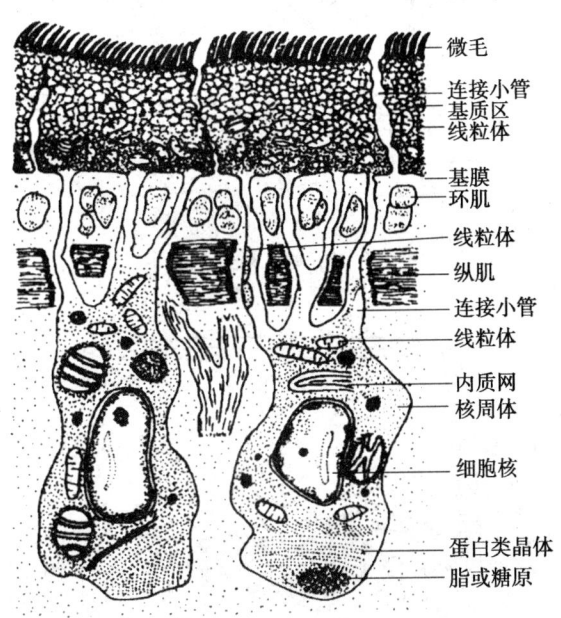

图 12-2 绦虫体壁（采自包怀恩）

皮层（tegument）是具有高度代谢活性的组织。电镜下可见其外表面具有无数微小指状胞质突起，称微毛（microthrix），微毛顶部尖端为小棘状，微毛遍布全身，包括吸盘表面，可擦伤宿主肠壁上皮细胞，利于吸收营养，还具有附着功能。其下是较厚的具有大量空泡的胞质区。皮层内有光面内质网，线粒体密集，故此层具有分泌、吸收营养、抵抗宿主消化液的功能，有助于虫体在肠道寄生。整个皮层无细胞核，皮层的内层有基膜，与皮下层截然分界。

皮下层　由表肌层组成，包括环肌、纵肌及少量斜肌，均为平滑肌，它们包绕着虫体各个实质器官，贯穿整个链体，成虫内部结构成熟后，节片间的肌纤维会逐渐萎缩退化，导致孕节自链体脱落。肌层下的实质结构中有大量致密细胞称核周体（perikarya），它通过若干连接小管与皮层相连，将核周体分泌的蛋白类晶体、脂或糖原小滴输送到皮层，促进其更新。其实质组织中还有许多散在的钙、镁的硅酸盐微粒，外被以包膜，呈椭圆形，称石灰小体（calcareous body），可能有缓冲平衡酸碱度的作用。

（2）内部器官：绦虫无消化道，无体腔，各种器官均包埋在实质组织中，主要有：

生殖系统：每个成节内均有雌雄生殖器官各一套（图12-3、12-4）。①雄性生殖系统：位于成节的背面，有数个或数百个圆形滤泡状睾丸。每个睾丸发出一输出管，汇合成输精管，延伸入阴茎囊，在阴茎囊内或囊外输精管可膨大成贮精囊。输精管继续延伸为射精管，射精管的末端是阴茎，为交合器官。②雌性生殖系统：卵巢位于节片中轴的腹面，睾丸之后，大多分左右两叶，卵巢连接输卵管。卵巢后有卵黄腺，圆叶目为一实体，假叶目为滤泡状，均匀分散在节片表层中。由卵黄腺发出许多卵黄小管，汇集成卵黄总管，常膨大成卵黄囊与输卵管相连。阴道为略弯曲小管，其近端膨大为受精囊，远端开口于生殖孔。输卵管自

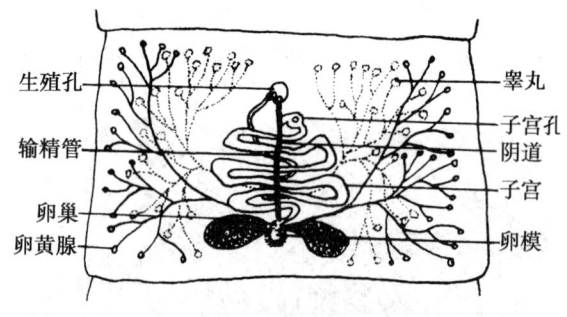

图12-3　假叶目绦虫成节

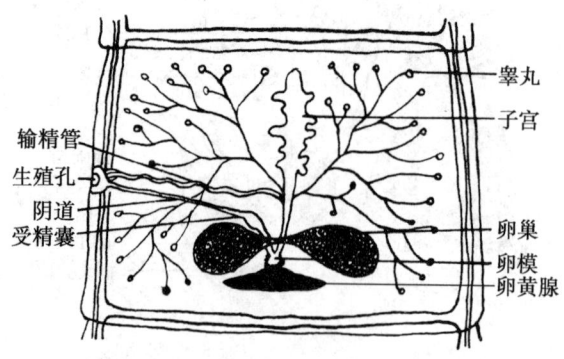

图12-4　圆叶目绦虫成节

卵巢发出后，依次与受精囊和卵黄总管连接，最后膨大为卵模。卵模外面有梅氏腺包绕，在其内形成虫卵通入子宫。假叶目绦虫的子宫呈管状，开口于腹面的子宫孔，由此将成熟的卵排出体外；圆叶目绦虫的子宫为囊状，无子宫孔，虫卵不能排出，孕节中的子宫随着虫卵的增多而膨大，或向两侧分支，占满整个节片，待孕节自链体脱落后才能排出或逸出体外。

排泄系统：由若干焰细胞与4根纵行的排泄管组成。排泄管贯穿链体，在每一节片的后面有横支左右连通。排泄管中衬有微绒毛，有助于输送排泄物。排泄系统不仅有排除代谢产物的功能，而且还可以调节体液平衡。

（二）幼虫

在中间宿主体内寄生的绦虫幼虫称中绦期（metacestode），中绦期的形态因种而异。圆叶目绦虫的中绦期分为囊尾蚴（cysticercus）、似囊尾蚴（cysticercoid）、棘球蚴（hydatid cyst）、泡球蚴（alveolar hydatid cyst）等。假叶目绦虫的中绦期为原尾蚴（procercoid）和裂头蚴（plerocercoid 或 sparganum）（图 12-5）。

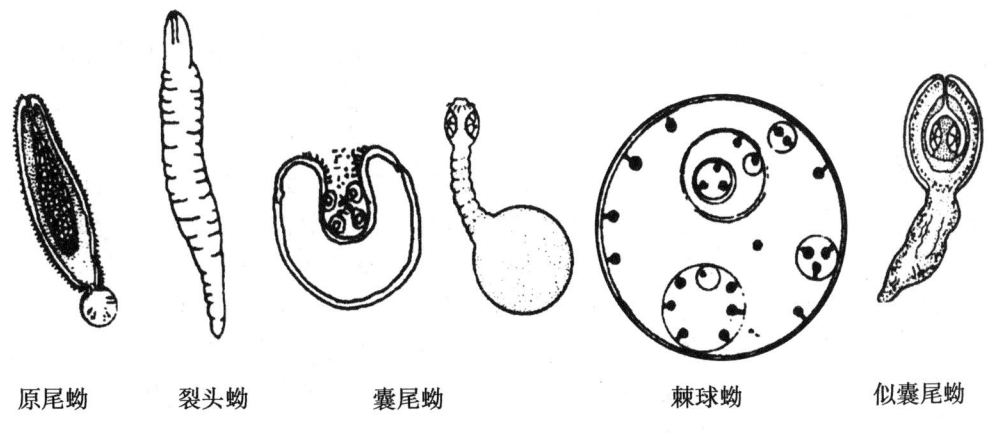

原尾蚴　　裂头蚴　　囊尾蚴　　棘球蚴　　似囊尾蚴

图 12-5　绦虫的幼虫

（三）虫卵

1. 圆叶目绦虫卵　多为圆球形，卵壳很薄，内有一厚胚膜，卵内含有六钩蚴（oncosphere）。

2. 假叶目绦虫卵　多为椭圆形，卵壳较薄，顶端有一小盖，卵内含有一个卵细胞和若干个卵黄细胞。

【生活史】　绦虫成虫寄生在脊椎动物肠腔中，幼虫寄生于脊椎动物或无脊椎动物的组织中。假叶目与圆叶目绦虫的生活史区别较大。

1. 圆叶目绦虫　其生活史中需要一个中间宿主，个别种类不需要中间宿主。其发育过程为：孕节或虫卵随粪便排出体外，在外界若被中间宿主吞食，卵内六钩蚴在其消化道内孵出，穿过肠壁，进入血液，随血流到达宿主全身各组织中，发育为中绦期幼虫，如囊尾蚴、棘球蚴等。中绦期幼虫被终宿主吞食后，在肠道内受胆汁的激活，脱囊，翻出头节，逐渐发育为成虫。成虫寿命不等，几天到几周，长者可达几十年。

2. 假叶目绦虫　其生活史中需两个中间宿主。其发育过程为：虫卵随终宿主粪便排出体外，卵必须进入水中才能孵化为钩球蚴，钩球蚴侵入第一中间宿主（甲壳纲的节肢动物）体内，发育为原尾蚴，原尾蚴进入第二中间宿主（鱼或蛙等脊椎动物）体内，发育为裂头蚴，当其进入终宿主肠道则可发育为成虫。

第二节 链状带绦虫

根据问题学习，学完本节后应能正确回答如下问题：
1. 阐述链状带绦虫成虫、囊尾蚴、虫卵的形态特征。
2. 链状带绦虫的生活史有何特点？
3. 链状带绦虫感染阶段是什么？
4. 囊虫病的感染方式有几种？临床分几型？
5. 如何诊断猪带绦虫病和猪囊尾蚴病？
6. 链状带绦虫的流行因素主要有哪些？如何防治？治疗猪带绦虫病应注意什么？

链状带绦虫（*Taenia solium* Linnaeus，1758）属圆叶目绦虫，又称猪带绦虫、猪肉绦虫或有钩绦虫，是我国主要的人体寄生绦虫。我国古代医书中，将猪带绦虫与牛带绦虫一起称为寸白虫或白虫。人是猪带绦虫的终宿主，也可成为中间宿主。成虫寄生在人体小肠，引起猪带绦虫病（taeniasis solium），幼虫称猪囊尾蚴（cysticercus cellulosae），俗称囊虫（bladder worm），除寄生在猪体外也可寄生于人体多种组织器官，引起囊尾蚴病（cysticercosis），或称囊虫病。猪囊尾蚴病远较猪带绦虫病危害严重，是严重危害人体健康的寄生虫病之一。

【形态】

1. 成虫 扁长如带状，乳白色。长 2~4m，前段较细，向后渐扁阔，虫体各节片均较薄，略透明。虫体由 700~1000 个节片组成。分为头节、颈部和链体。

（1）头节呈球形，直径 0.6~1mm，其上有 4 个吸盘和 1 个能伸缩的顶突。顶突上有 20~50 个小钩，排列成内外两圈，内圈的钩较大，外圈的稍小（图 12-6）。

（2）颈部：纤细，与头节紧密相连，直径约为头节一半。长度 5~10mm。

（3）链体：由幼节、成节、孕节组成。连接颈部及位于链体前端的细小节片为幼节，其宽大于长，其中的生殖器官尚未发育成熟；链体中段的节片较大，为成节，近方形；链体末段的节片最大，为孕节，其长大于宽，呈长方形。

每一节片的侧面有一生殖孔，略突出，不规则地分布于链体的两侧。每一成节均具有雌雄生殖器官各一套。睾丸 150~200 个，输精管由节片中部向一侧横走，经阴茎囊开口于生殖腔。卵巢位于节片后 1/3 的中央，分为三叶，除左右两叶外，在子宫与阴道之间尚有一中央小叶；卵黄腺位于卵巢之后。排泄系统在节片两侧（图 12-7）。孕节中仅见充满虫卵的子宫，向两侧发出分支，每侧 7~13 支，各分支不整齐，并可继续分支而呈树枝状（图 12-8）；每一孕节中含虫卵 3 万~5 万个。

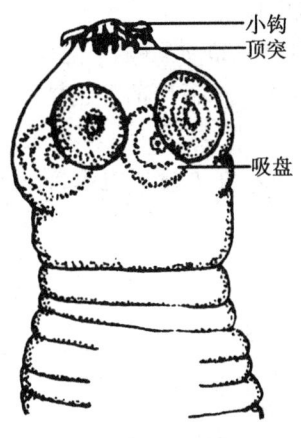

图 12-6 链状带绦虫头节

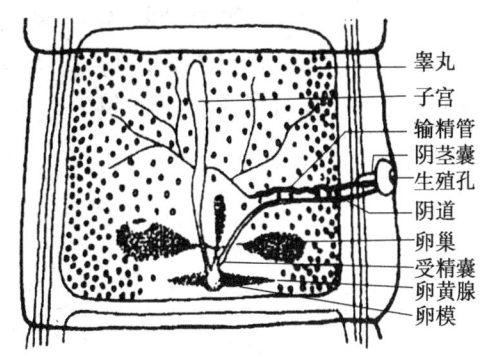

图 12-7 链状带绦虫成节

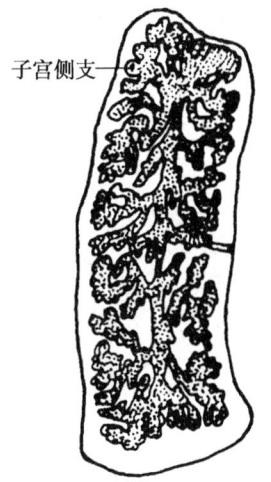

图 12-8 链状带绦虫孕节

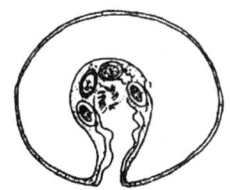 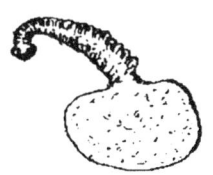

图 12-9 链状带绦虫囊尾蚴

2. 猪囊尾蚴 为卵圆形白色半透明囊状体，如黄豆大小 [(8～10) mm×5mm]。囊内充满透明液体，头节凹入囊内呈白色点状。其结构与成虫头节相同（图 12-9）。

3. 虫卵 呈球形或近似球形，其大小为 31～43μm。卵壳薄而透明，极易脱落；胚膜较厚，呈棕黄色，由许多棱柱体排列而成，在光镜下呈放射状条纹。胚膜内含一个有三对小钩的球形六钩蚴（图 12-10）。

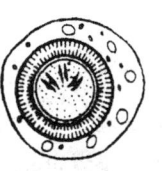 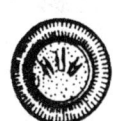

图 12-10 带绦虫虫卵

【生活史】 人是猪带绦虫的唯一终宿主，同时也可以作为其中间宿主，猪和野猪是主要的中间宿主。

成虫寄生于人的小肠上段，以吸盘和小钩附着于肠壁，通过体表吸取宿主肠中营养物质。孕节常单独或 5～6 节相连地从链体脱落，随粪便排出，脱离虫体的孕节仍具有一定活动力，由于节片受挤压破裂，虫卵散出。虫卵或孕节被猪或野猪等中间宿主吞食后，虫卵在小肠消化液的作用下 24～72 小时后胚膜破裂，六钩蚴逸出，借其小钩和分泌物的作用钻入小肠壁，经血循环或淋巴系统到达猪的全身各组织。在寄生部位，虫体逐渐长大，约经 10

周发育为囊尾蚴。囊尾蚴在猪体内寄生部位主要为运动较多的肌肉，也可寄生于脑、眼等处。含囊尾蚴的猪肉，俗称为"米猪肉""米糁肉"或"豆猪肉"。猪囊尾蚴在猪体内可存活数年。如宿主未被屠宰，最终囊尾蚴死亡并钙化。当人误食生的或未煮熟的含囊尾蚴的猪肉后，囊尾蚴在人体小肠内受胆汁刺激而翻出头节，吸附在肠壁上，经2～3个月发育为成虫并开始排孕节，成虫在人体可活25年以上。人若误食虫卵，也可在人体各组织器官内发育为囊尾蚴，但不能发育为成虫，此时人为猪带绦虫的中间宿主（图12-11）。

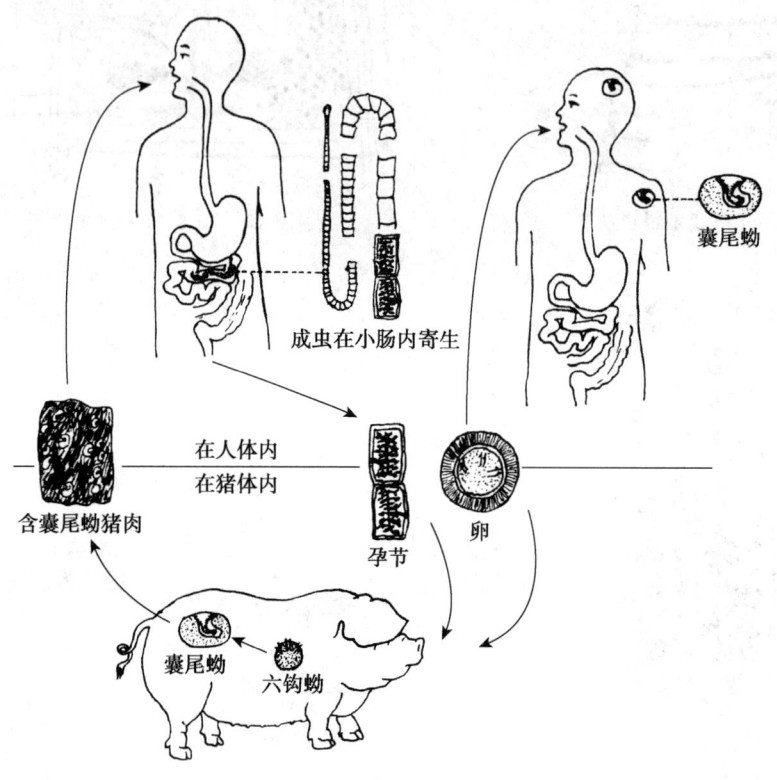

图12-11 链状带绦虫生活史

【致病】

1. 猪带绦虫病　寄生在人体小肠的成虫一般为一条，也有报道寄生多条者。感染者多无明显症状，粪便中发现节片是患者求医最常见的原因。由于吸盘、小钩、微毛等吸附刺激肠黏膜引起肠壁炎症，患者可出现腹痛、腹泻、消瘦等症状。虫体毒素和代谢产物吸收后，可表现头痛、头晕、失眠等神经系统症状。少数患者可导致肠梗阻，或头节穿破肠壁引起腹膜炎，偶有异位寄生的报道。

2. 猪囊尾蚴病　因人误食虫卵和节片所致，其危害程度因囊尾蚴寄生的部位和数量不同而有较大差异。人体感染方式有三种：①自体内感染：猪带绦虫病患者出现反胃、呕吐时，将脱落的节片或虫卵反入胃中，经消化液作用，六钩蚴孵出，随血液到达全身各组织器官发育为囊尾蚴。②自体外感染：患者误食自己排出的虫卵而感染。③异体感染：误食其他感染者排出的虫卵引起。猪带绦虫病和囊尾蚴病可单独发病，也可同时存在。

猪囊尾蚴在人体寄生的部位很多，数量各不相同。寄生部位主要是皮下组织、肌肉、脑和眼，其次为心脏、舌、口腔等，以脑和眼囊尾蚴病的危害最为严重。在人体寄生的囊尾蚴可由一个至成千个不等。临床上常见以下几种类型：

(1) 皮下及肌肉囊尾蚴病：此型多见，寄生在皮下时呈结节状，数量不等，躯干及头部多见，四肢较少。结节圆形或椭圆形，大小为 0.5~1.5 cm，硬度如软骨，多可活动，无压痛。寄生在肌肉者，数量少时无症状，多时可出现肌肉酸痛、胀痛等症状（图 12-12）。

(2) 脑囊尾蚴病：危害最重。由于囊尾蚴在脑部寄生的数量、部位及机体反应的差异，临床表现极为复杂。癫痫发作、颅内压增高和精神症状是本型的三大主要症状，尤以癫痫发作最常见。另外还可出现头痛、头晕、恶心、呕吐、失语、肢麻、偏瘫、痴呆、精神障碍等症状，重者可致死（图 12-13）。发病时间以感染后 1 个月至 1 年为多见，病程最长可达 30 年。

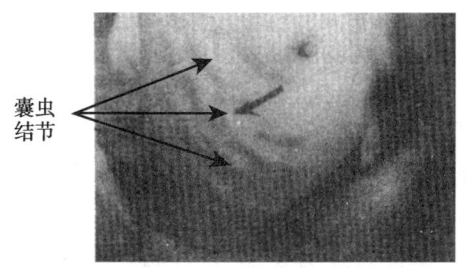

图 12-12　皮下囊虫

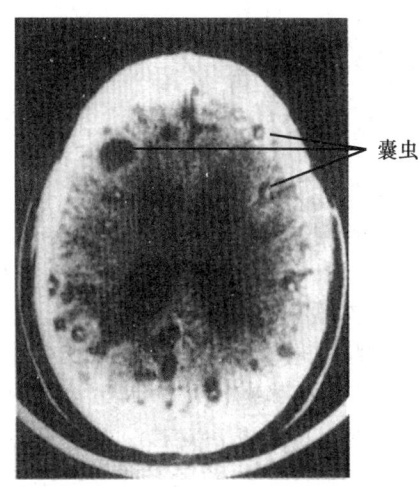

图 12-13　脑囊虫 CT 检查

(3) 眼囊尾蚴病：囊尾蚴可寄生在眼的任何部位，以玻璃体和视网膜下最为多见。轻者表现为视力障碍，眼底镜检查可见虫体蠕动。虫体存活时一般患者能忍受，虫体一旦死亡，其分解产物产生强烈刺激，造成眼内组织变性、玻璃体浑浊、视网膜炎、脉络膜炎或化脓性全眼球炎，甚至发生视网膜剥离，并发白内障、青光眼等，最终可导致眼球萎缩而失明。

案例 12-1

患者，男，45 岁，贵州安龙县农民。头晕、头痛、视物模糊 1 个月，因突然倒地，四肢抽搐，不省人事而被家属送至医院诊治。CT 检查发现颅内有多个结节阴影。追问病史，2 年前到云南打工，曾吃过"剎生"。个人卫生习惯较差，便后常不洗手，入院前患者曾多次发现粪便中有黄白色节片。ELISA 检测猪囊尾蚴循环抗体阳性，诊断为脑囊虫病。经用槟榔-南瓜子法治疗，患者排出 1 条完整的猪带绦虫成虫。用吡喹酮治疗 2 个疗程后，患者症状消失。

【实验诊断】

1. 猪带绦虫病的诊断　询问患者有无吃"米猪肉"史，特别是排节片史，对本病的诊断有重要意义。但鉴定虫种还有赖于从粪便中检获节片或通过驱虫检获虫体头节、成节、孕节，根据其形态特征鉴定虫种。

(1) 孕节检查：将从粪便中检获的节片冲洗后，夹在两张载玻片之间，轻轻加压，用肉眼直接对光观察，计数子宫侧支数目，若为7～13支，即可确诊。此法要特别注意防止虫卵扩散和污染。

(2) 虫卵检查：粪便直接涂片法、饱和盐水浮聚法、沉淀法等均可查见虫卵。因无子宫口，只有当孕节在患者肠腔内破裂或虫卵自孕节断端散出，粪便中才有虫卵，故检获虫卵的机会少。对可疑患者要连续检查数天，以提高检出率。该卵形态与牛带绦虫卵难以区分，虫卵阳性者只能诊断为带绦虫病，不能确定虫种。

(3) 头节检查：服驱虫药后，收集患者24h全部粪便，用水淘洗检查有无头节，如查到头节，既可根据其形态鉴定虫种，又可确定驱虫效果。

2. 猪囊虫病的诊断　因囊虫寄生于各组织器官内病原学检查困难。临床除要询问有关病史外，常需根据寄生部位采取不同检查手段。

(1) 皮下及肌肉囊尾蚴病：用手术方法摘取皮下结节或浅部肌肉内包块，压片检查，查到猪囊尾蚴即可确诊。

(2) 脑囊尾蚴病：用CT、磁共振成像等影像学检查，可结合临床症状确诊。

(3) 眼囊尾蚴病：用眼底镜检查，可看到囊尾蚴头节的伸缩活动而确诊。

(4) 免疫学诊断：对于深部组织的囊虫病尤其是对无明显症状的脑囊虫病，具有重要的辅助诊断价值。目前常用的免疫学诊断方法有：①间接血凝试验（IHA）；②酶联免疫吸附试验（ELISA）；③斑点酶联免疫吸附试验（dot-ELISA）；④酶联免疫印迹试验（EITB）。

【流行】

1. 分布　猪带绦虫呈全球性分布，以拉丁美洲的巴西、墨西哥，非洲南部和亚洲南部地区为高发区，在欧美及澳大利亚等发达国家也有散在病例。在我国亦广泛分布，几乎遍及全国。病例主要分布在云南、黑龙江、吉林、山东、河北、河南、陕西、湖北、福建、海南、青海、江苏、宁夏等省、自治区，其中以黑龙江感染率最高，有的地方呈局限性流行或散发。据2001—2004年全国人体重要寄生虫病现状调查结果显示囊虫病血清学阳性率为0.58%。

2. 流行因素　猪的饲养与管理不善及人生食或半生食猪肉的饮食习惯为造成本病流行的主要因素。

(1) 养猪方法不当：有些地区人无厕所猪无圈（放养或散养），或猪圈与人厕连在一起（连茅圈），均易造成猪吃人粪而感染。猪的囊尾蚴感染率与人群猪带绦虫感染率密切相关。

(2) 食肉习惯与烹调方法不当：在流行区人们常有吃生的或未煮熟猪肉的习惯，这对本病的传播起决定性作用。如云南部分少数民族地区喜食"生皮"，即把整猪在火上烤，剥去烧焦的皮毛，将肉切薄片加调料食用；部分地区爱吃"剁生"，将猪肉剁成肉泥加佐料生吃等，均属生食，居民感染率高。我国大部分地区无吃生肉的习惯，散发病例多因猪肉烧煮不够，如煮大块猪肉、煮饺子、炒厚肉片的时间不够，囊尾蚴未被杀死，或生熟菜刀、砧板不分，致囊尾蚴头节污染食物而感染。

（3）囊尾蚴病则因人粪便污染环境、蔬菜和饮水，个人卫生习惯不良误食虫卵所致。

【防治】

1. 加强宣传教育　注意饮食卫生，不食生的或未煮熟的猪肉，肉中囊尾蚴54℃ 5min即可被杀死。切生肉或熟食的菜刀、砧板要分开使用。饭前便后要洗手。

2. 管好厕所和猪圈　猪要圈养，人粪需经无害化处理后才能用于施肥，以防虫卵污染蔬菜、水源而致人感染。

3. 加强肉类检查　肉类上市前必须经过严格的检查及可靠的处理，猪肉在－12～－13℃环境中经12h，其中囊尾蚴可全部杀死。

4. 治疗患者　这是消除传染源和防止自体感染囊虫病的重要手段。驱绦虫药物较多，吡喹酮、甲苯咪唑、阿苯达唑等都有较好的驱虫效果。用南瓜子、槟榔、硫酸镁（BCMS）驱除肠道猪带绦虫成虫，疗效高，副作用少，可以获取完整的虫体，是多年来使用的有效方法。多数患者在1～6h内即可排出完整虫体。若只有部分虫体排出时，可用温水坐浴，让虫体慢慢排出，切勿用力拉扯，以免虫体前段和头节断留在消化道内。驱虫后的用具、患者的粪便及淘洗用水等要作适当处理，以免造成虫卵扩散和污染。服药后应留取24h粪便，仔细淘洗检查有无头节，如未见头节，应加强随访，若3～4个月内未再发现节片和虫卵则可视为治愈。用吡喹酮、阿苯达唑后虫体完全崩解，无法从粪便中淘洗出节片。

治疗囊尾蚴病主要用手术摘除方法。但在特殊部位或较深处的囊尾蚴往往不易施行手术，一般建议患者在医生密切观察下进行治疗。脑囊虫病应住院治疗，因虫体死亡可导致急性颅内压增高，严重者危及生命。近年证明驱虫药吡喹酮、阿苯达唑和甲苯咪唑可使囊尾蚴变性和死亡，特别是前者具有疗效高、药量小、给药方便等优点，但也有不同程度的头痛、头晕、恶心、呕吐、发热、皮疹等副作用。

第三节　肥胖带绦虫

 学习引导

根据问题学习，学完本节后应能正确回答如下问题：
1. 肥胖带绦虫的成虫和囊尾蚴与链状带绦虫有何异同？
2. 阐述肥胖带绦虫的生活史要点。
3. 简述肥胖带绦虫的致病特点和实验诊断方法。
4. 如何防治牛带绦虫病？

肥胖带绦虫（*Taenia saginata* Goeze，1782）又称牛带绦虫、牛肉绦虫或无钩绦虫。与猪带绦虫同属圆叶目。成虫寄生于人的小肠，引起牛带绦虫病（taeniasis boris）。

【形态】　牛带绦虫与猪带绦虫形态相似，其主要区别见表12-1及图12-14、图12-15、图12-16。牛带绦虫虫卵与猪带绦虫虫卵形态相似，光学显微镜下不易区分。

表 12 – 1 猪带绦虫与牛带绦虫的主要区别

		猪带绦虫 *Taenia solium*	牛带绦虫 *Taenia saginata*
形态	体长	2～4m	4～8m 或更长
	节片	700～1000 节，较薄，略透明	1000～2000 节，较厚且不透明
	头片	球形，有顶突及小钩（25～50 个）	略呈方形，无顶突及小钩
	成节	卵巢分左右两叶及中央小叶	卵巢仅两叶
		睾丸 150～200 个	睾丸 300～400 个
	孕节	子宫分支不整齐，每侧 7～13 支	子宫分支较整齐，每侧 15～30 支
生活史	感染阶段	猪囊尾蚴、猪带绦虫虫卵	牛囊尾蚴
	中间宿主	猪、人	牛
	孕节脱落情况	单节或数节连在一起脱落，被动排出	单节脱落，常主动爬出肛门
致病性	囊尾蚴	猪囊虫病	无囊虫病
	成虫	猪带绦虫病	牛带绦虫病

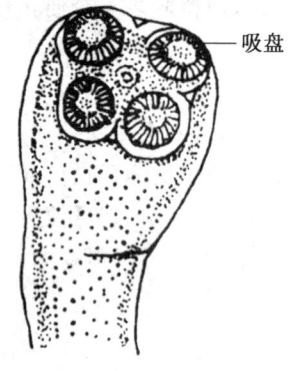

图 12 – 14 肥胖带绦虫头节

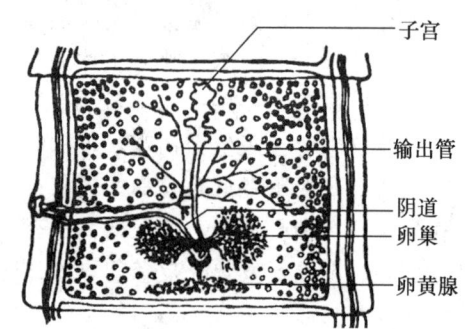

图 12 – 15 肥胖带绦虫成节

【生活史】 牛带绦虫生活史与猪带绦虫生活史近似（图 12 – 17），其最大的区别是人只被成虫寄生，而无囊尾蚴寄生，人为本虫唯一终宿主。寄生于人体小肠内的成虫孕节常单个节片自链体脱落，孕节肌肉肥厚，有较强蠕动能力，可自行逸出肛门或随粪便排出体外。牛为中间宿主，牛如吞食孕节或虫卵，虫卵在其小肠内孵出六钩蚴，六钩蚴钻入肠壁，随血液循环至牛体各部，经 60～70 天发育为牛囊尾蚴。人若食入生的或未熟的含囊尾蚴的牛肉，在肠道消化液的作用下，囊尾蚴头节自囊中伸出，吸附于肠壁，经 8～10 周发育为成虫，成虫的寿命可达 20～30 年，甚至更长。

【致病】 牛带绦虫成虫的致病情况与猪带绦虫成虫相似。人体寄生的成虫多为 1 条，但在流行区多条感染并非少见，有一患者竟达 31 条。患者症状一般多不明显，主要表现为排节片。有时患者出现腹痛、腹泻、消化不良、食欲缺乏、头晕、恶心、乏力、体重减轻等症状。因脱落的孕节常主动自肛门逸出，可引起肛周不适和瘙痒。偶有引起肠梗阻或阑尾炎的报道。

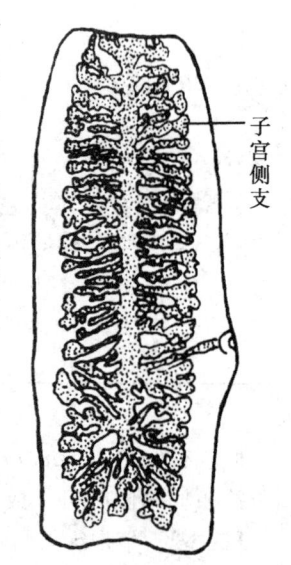

图 12 – 16 肥胖带绦虫孕节

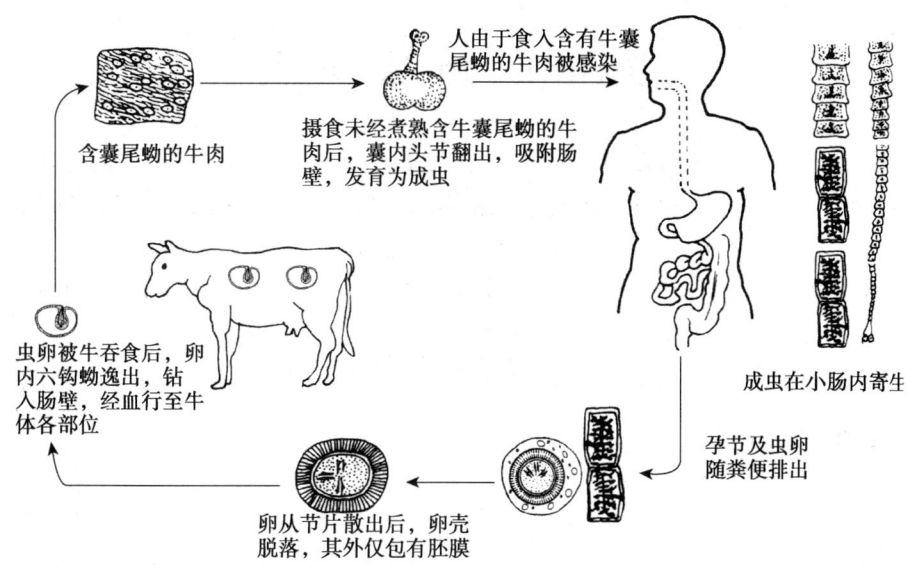

图 12-17 肥胖带绦虫生活史

【诊断】 由于牛带绦虫孕节活动力强，常自动从肛门逸出，可散落在褥单上或掉到衣裤内，患者常发现节片排出，所以询问排节片史对发现牛带绦虫病患者比猪带绦虫病患者更有价值。

1. 孕节检查　方法同猪带绦虫，子宫侧支数若为 15~30 支，即为牛带绦虫。

2. 虫卵检查　用肛门拭子法（或透明胶纸法）和自然沉淀法分别从肛门和粪便中查虫卵，阳性率比猪带绦虫高，但不能确定虫种。

3. 驱虫查头节　同猪带绦虫。

【流行】

1. 流行地区　牛带绦虫呈全球性分布，在多食牛肉，特别是有生食或半生食牛肉习惯的地区和民族中更易流行。在我国新疆、内蒙古、西藏、云南，贵州的侗族、苗族、布依族地区，四川的藏族地区、广西的苗族地区有地方性流行。其中西藏的感染率最高，可达70%。国内绝大多数省、自治区、直辖市均有人体感染牛带绦虫的报道，多散在发生。

2. 流行因素

(1) 粪便管理不善和牛放养不当：牛带绦虫病流行的主要因素是人粪便污染牧草和水源。该虫卵在外界可存活 8 周左右或更长时间。放牧时，牛吃了孕节或虫卵而感染。广西、贵州部分少数民族地区，人居楼上，直接排便在楼下牛圈中，更易造成牛的感染。

(2) 食肉习惯与烹调方法不当：牧民常吃大块烤牛肉，藏民吃风干牛肉条，贵州苗族爱吃"腌肉"，广西苗族喜食"酸牛肉"，均可食入活囊尾蚴而感染。非流行区居民无吃生肉习惯，偶因肉未炒熟或切生肉、熟食共用菜刀、砧板污染牛囊尾蚴而感染。除牛以外，羊、野山羊、美洲驼、长颈鹿、驯鹿、羚羊等也可有牛囊尾蚴寄生。

【防治】 牛带绦虫病的防治与猪带绦虫病基本相同。

第四节 棘球绦虫

棘球绦虫（*Echinococcus*）的棘球蚴（hydatid cyst）寄生在人和多种动物体内，引起棘球蚴病（echinococcosis），亦称包虫病（hydatid disease, hydatidosis），是世界上严重危害人畜健康的人兽共患寄生虫病之一。据资料记载，最早发现的棘球绦虫是寄生于人体内的棘球绦虫幼虫（棘球蚴），当时称其为"充满水的肝"。17世纪报道了动物棘球蚴病后才意识到人体包虫病是由动物寄生虫引起，并从囊肿的内面发现了带有小钩的头节，确定是带虫科寄生虫。研究表明，棘球蚴属绦虫中细粒棘球绦虫和多房棘球绦虫是人类包虫病的主要病原。

一、细粒棘球绦虫

学习引导

根据问题学习，学完本部分内容后应能正确回答如下问题：
1. 阐述棘球蚴的形态结构与致病性。
2. 棘球蚴病的严重程度与哪些因素有关？
3. 人体感染棘球蚴的方式和传播途径如何？
4. 阐述棘球蚴在人体的寄生部位。肝棘球蚴病为何常发生在肝右叶？
5. 如何确诊棘球蚴病？
6. 阐述棘球蚴病的流行特点。如何预防此病？
7. 家中养犬可能造成哪些绦虫感染？应如何预防？

细粒棘球绦虫（*Echinococcus granulosus* Batsch，1786）亦称包生绦虫。成虫寄生于犬、狼等食肉动物的小肠内，幼虫（棘球蚴）寄生于牛、马、羊、骆驼等食草动物的组织内，亦可寄生于人体，引起棘球蚴病，或称包虫病，其分布地域广泛，随着世界畜牧资源的开发而不断扩散，现已成为全球性的公共卫生问题。在我国，该病被列为重点防治的寄生虫病之一。

【形态】

1. 成虫 是绦虫中最短小的虫种之一，体长2～7mm，平均3.6mm。除头颈部外，幼节、成节及孕节各一节组成虫体，偶尔多一节。头颈部呈梨形，有顶突和4个吸盘，顶突可伸缩，其上有两圈大小相同的小钩28～46个，呈放射状排列。各节片均为扁长形。成节有雌雄生殖器官各一套，生殖孔开口于节片一侧的中部偏后；子宫呈袋状，位于节片中央；睾丸45～65个，分布在生殖孔前后。孕节约占虫体全长的1/2，子宫向两侧伸出不规则的分支或侧囊，内含200～800个虫卵（图12-18）。

2. 虫卵 与猪、牛带绦虫虫卵难以区分。

3. 幼虫 即棘球蚴，为圆球形囊状体，大小依寄生部位、寄生时间的长短及宿主不同而异，直径可不足1cm至数十厘米不等。棘球蚴为单房性囊，由囊壁和囊内含物（生发囊、原头蚴、子囊、孙囊、囊液等）组成。

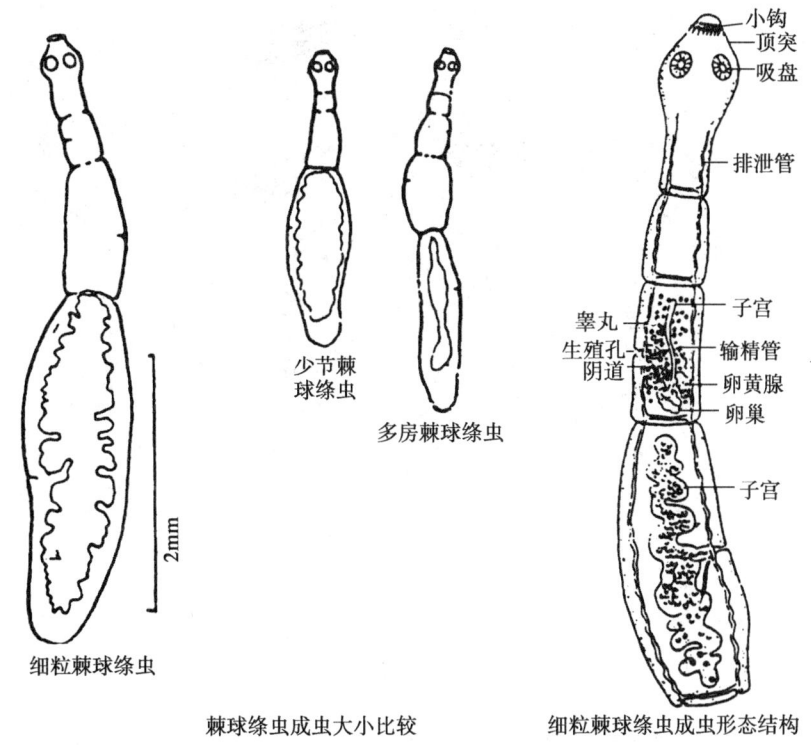

图 12-18 棘球绦虫成虫

囊壁　两层，外层为角皮层（laminated layer），内层为生发层（germinal layer）。囊壁外有宿主的纤维组织包绕。

角皮层　又称角质层。由生发层细胞分泌而成。乳白色，半透明。厚约 1mm，似粉皮状，较脆，易破。无细胞结构，呈多层纹理状。

生发层　亦称胚层，厚约 $20\mu m$，紧贴在角皮层内。生发层可向囊内长出生发囊、原头蚴和子囊。生发层基质内有许多细胞核。

原头蚴（protoscolex）　椭圆形或圆形，大小约 $170\mu m \times 122\mu m$。原头蚴可向生发囊内生长，为向内翻卷的头节，也可向囊外生长为外生性原头蚴。

生发囊（brood capsule）　亦称育囊，囊壁仅有一层生发层，直径约 1mm，有一小蒂与胚层相连，内含原头蚴。

子囊（daughter cyst）　结构与母囊相似，其囊壁具有角皮层和生发层，囊内也可生长原头蚴、生发囊以及与子囊结构相似的小囊，称为孙囊（grand daughter cyst）。有的母囊无原头蚴和生发囊等，称为不育囊（infertile cyst）。

棘球蚴液（hydatid fluid）　无色透明或略黄，比重 1.01～1.02，pH 6.7～7.8，内含蛋白质、肌醇、卵磷脂、尿素、少量糖、无机盐和酶等多种成分，其中蛋白质具抗原性。原头蚴、生发囊、子囊可从胚层上脱落下来，悬浮在囊液中，统称为棘球蚴砂（hydatid sand）或囊砂（图 12-19）。

【生活史】　细粒棘球绦虫的终宿主是犬、狼和豺等食肉动物；中间宿主是羊、牛、骆驼、猪和鹿等偶蹄类，偶可感染马、袋鼠、某些啮齿类、灵长类和人。

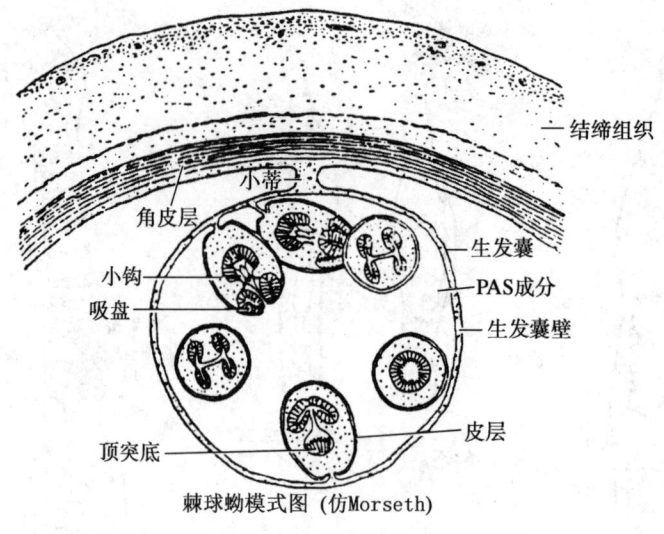

棘球蚴模式图（仿Morseth）

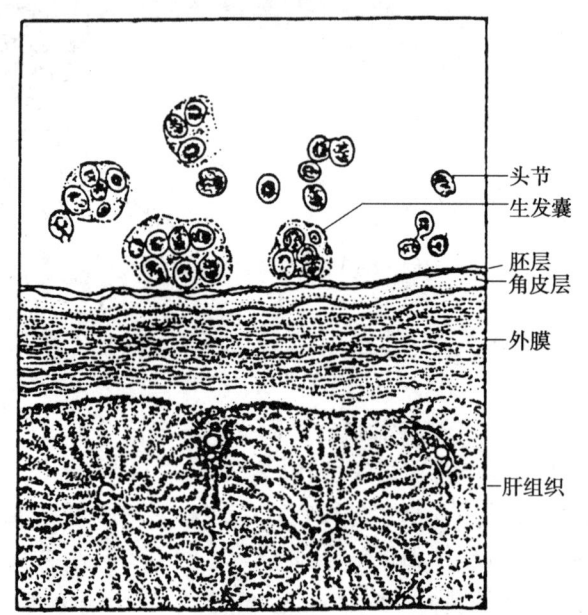

棘球蚴切片

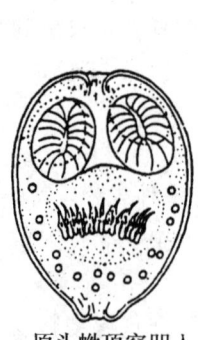
原头蚴顶突凹入

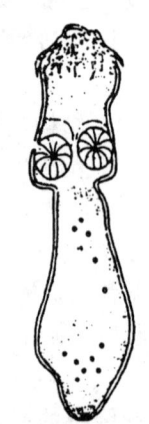
原头蚴顶突外翻

图 12-19　细粒棘球绦虫棘球蚴

成虫寄生在终宿主小肠上段，以顶突上小钩和吸盘固着在肠绒毛基部隐窝内，孕节或虫卵随宿主粪便排出体外。孕节有较强的活动能力，破裂后虫卵散出，污染动物皮毛和周围环境，包括牧场、畜舍、蔬菜、土壤及水源等。当中间宿主（包括人）吞食了虫卵和孕节后，在肠内孵出六钩蚴，六钩蚴钻入肠壁血管，随血液循环至肝、肺等器官，经3～5个月发育成直径为1～3cm的棘球蚴。棘球蚴生长缓慢，感染后每年增长1～5cm，最大可达30～40cm，在人体内可存活40年甚至更久。棘球蚴囊内可有数千至数万个原头蚴，犬、狼等终宿主吞食食草动物内脏的棘球蚴后，其内的每个原头蚴都可能发育为成虫（图12-20）。因此，终宿主肠内的成虫可达成千上万条。自终宿主吞食棘球蚴至其粪便中出现虫卵或孕节，需6～9周时间。成虫寿命5～6个月。

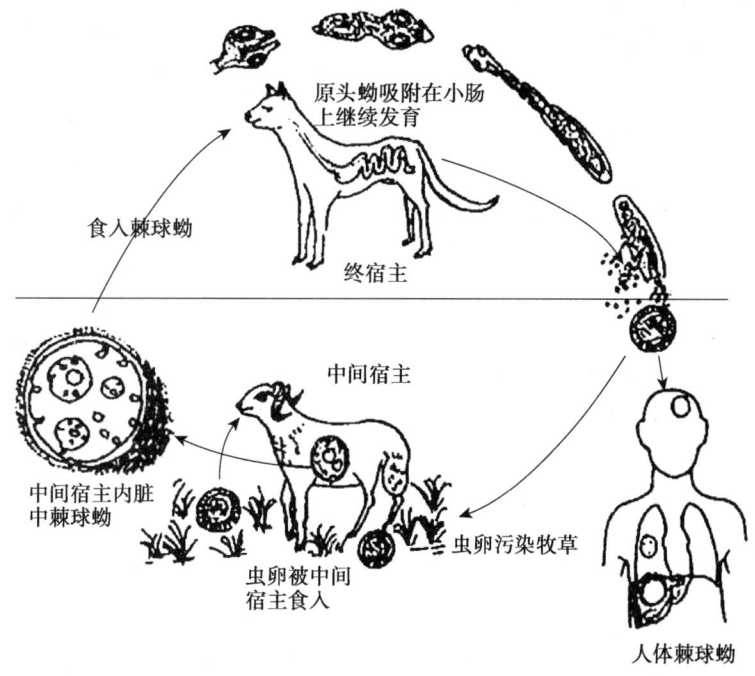

图12-20 细粒棘球绦虫生活史

人偶然误食虫卵后，卵内六钩蚴在人的小肠孵出，钻入肠壁小静脉和淋巴管，随血液循环侵入组织，引起炎症反应；若六钩蚴未被杀死，其周围逐渐形成纤维性包膜与宿主分隔，六钩蚴发育为棘球蚴，感染半年后囊的直径可达0.5～1cm。如遇外伤或合并感染，可导致棘球蚴变性、死亡，囊液变浑浊，最终被吸收或钙化。

棘球蚴在人体内几乎可发现于任何部位。据我国新疆15 298病例分析，棘球蚴最常见的寄生部位是肝（占69.9%），多在右叶，肺（19.3%）次之；此外是腹腔（3%）以及原发肝棘球蚴转移（5.3%）；其他部位分别是脑（0.4%）、脾（0.4%）、盆腔（0.3%）、肾（0.3%）、胸腔（0.2%）、骨（0.2%）、肌肉（0.1%）、胆囊（0.1%）、子宫（0.1%）以及皮肤、眼、卵巢、膀胱、乳房、甲状腺等。在肺和脾内棘球蚴生长较快，在骨组织内则生长极慢。巨型棘球蚴多见于腹腔，可占满整个腹腔，挤压膈肌，甚至使一侧肺叶萎缩。棘球蚴在人体内一般为单个寄生，但多个寄生也不少见，约占20%以上。

【致病】 细粒棘球绦虫对人体的危害取决于虫卵进入人体后能否成功地寄生，主要有两个因素：①人体误食虫卵的数量；②六钩蚴通过组织屏障和抵抗宿主早期炎症反应及免疫反应的能力，肠黏膜分泌型 IgA 有阻止六钩蚴入侵的作用。在感染后 30～120min，即可见到六钩蚴穿透肠黏膜固有层进入小静脉或乳糜管。经血液和淋巴系统移行，分别定位于肝或肺。只有少数六钩蚴经过肝、肺进入其他器官或组织。

棘球蚴对人体的危害以机械损害为主。严重程度取决于棘球蚴的体积、数量、寄生时间和寄生部位。因棘球蚴生长缓慢，潜伏期 1～30 年不等，其存活时间可长达 53 年，往往在感染 5～20 年后才出现症状。原发的棘球蚴感染多为单个；继发感染常为多发，可同时累及几个器官。由于棘球蚴的不断生长，压迫周围组织、器官，引起组织细胞萎缩、坏死。同时，因棘球蚴液渗出或溢出可引起毒性或超敏性反应。临床表现极其复杂，常见类型有：

1. 肝棘球蚴病　多发生在肝右叶。棘球蚴的压迫和刺激作用，致肝区疼痛和坠胀感（70.6%）、上腹饱胀、食欲缺乏（60.1%）。巨大肝棘球蚴可使横膈抬高，活动受限，甚至出现呼吸困难（16.6%），若压迫胆总管可引起外压性梗阻性黄疸（0.3%）。

2. 肺棘球蚴病　肺组织较疏松，棘球蚴生长较快。感染早期无症状，常在体检胸透时被发现。棘球蚴多发于右肺下叶，单囊型多见（65%～75%），多囊型较少（10%～15%）。棘球蚴发育至一定体积，突出肺表面与胸壁粘连时，出现胸痛等呼吸道刺激症状，棘球蚴挤压肺组织时可出现干咳、胸闷、气促、呼吸困难等。棘球蚴破裂至支气管，可咳出大量囊液，内含原头蚴和粉皮样囊壁。

3. 脑棘球蚴病　发病率较低，多见于儿童。临床表现类似一般颅内占位性病变。可出现头痛、恶心、呕吐、颅内压增高，甚至癫痫发作等。

其他棘球蚴病有骨棘球蚴病，常发生于骨盆、椎体的中心和长骨的干骺端，可破坏骨质，易造成骨折或骨碎裂。

4. 并发症　棘球蚴囊破裂是常见而严重的并发症，常因外伤或穿刺引起，可造成继发性感染。如肝棘球蚴囊破裂可进入胆道，引起急性炎症，出现胆绞痛、寒战、高热、黄疸等。破入腹腔可致急性弥漫性腹膜炎。囊液大量溢出可产生超敏反应，如进入血液循环可引起严重的超敏性休克，甚至死亡。

此外，还有过敏及中毒症状，常有皮肤瘙痒、荨麻疹、哮喘、血管神经性水肿和过敏性休克等。有的伴有食欲缺乏、体重减轻、消瘦、发育障碍和恶病质等症状。

案例 12-2

患者，男，42 岁，甘肃敦煌县农牧民。因右上腹间断不适 6 个月而就诊。体格检查发现其右上腹有一肿物，腹部 B 超和 CT 显示患者肝右叶有一大小约 12cm 的囊肿。经外科手术摘除囊肿，囊腔内见大量白色浑浊液体，其中可见从米粒大小到花生大小不等的乳白色颗粒，镜检发现原头蚴，确诊为包虫病。

【诊断】　棘球蚴生长缓慢，感染者在较长时间内可无明显症状和体征，包虫病的临床表现亦较为复杂，早期较难确诊。

询问病史，了解患者在流行区的居住史或旅行史，以及与犬、羊等动物和皮毛接触史对诊断有一定参考价值。

在流行区应关注此病，对疑似患者可采用 X 线、B 超、CT、磁共振成像及放射性核素扫描等影像学检查方法进行诊断和定位。特别是 CT 和磁共振成像不仅可早期诊断出无症状带虫者，且能准确地检测出各种病理形态影像。

免疫学诊断是重要的辅助诊断和流行病学调查方法。常用的血清学检查方法有酶联免疫吸附试验（ELISA）、对流免疫电泳（counter immunoelectrophoresis，CIEP）和间接血凝试验（IHA），均较敏感；间接荧光抗体试验（IFA）、胶乳凝集试验（latex agglutination test，LAT）则次之。以亲和素-生物素-酶复合物酶联免疫吸附试验（ABC-ELISA）敏感性最高，比常规 ELISA 高 4~6 倍，而且假阳性很少。斑点酶联免疫吸附试验（dot-ELISA）操作简便、观察容易，适于基层使用。双抗体夹心 ELISA 检测患者血清中的棘球蚴循环抗原（CAg）或循环免疫复合物（circulating immune complex，CIC），可用于早期诊断棘球蚴和作为判断手术或化疗疗效的依据。目前认为包虫病的免疫学诊断应采取综合方法，经皮内试验过筛阳性者，再加 2~3 项血清学试验以提高诊断准确率。

包虫病的临床诊断最终应以病原学结果为依据，即手术取出棘球蚴，或从痰液、胸腔积液、腹水或尿液中检获棘球蚴碎片或原头蚴等。

另外，为避免棘球蚴囊壁破裂引起继发性棘球蚴病及过敏性休克，本病一般禁止穿刺检查。但近年来有研究报告认为，在超声引导下准确定位，可进行穿刺检查，也适用于棘球蚴病的实验诊断。

【流行】 棘球蚴病几乎遍布世界各大洲，与畜牧业关系密切。在我国主要分布于西北广大农牧地区。在野生动物中该病流行于狼和多种反刍动物间，在牧区流行于牧羊犬和羊、牛之间。牧民乱抛病畜内脏或用畜内脏喂犬，是导致该病在犬、狼与羊、牛之间流行的重要因素。细粒棘球绦虫有较广泛的宿主适应性，但受自然环境和人的生产活动影响，其终宿主和中间宿主动物长期形成了比较固定的动物间循环关系，绦虫也因此通过突变，形成两大遗传株系：①森林型：流行细粒棘球绦虫北方株。分布在较寒冷地带，主要在犬、狼和鹿之间形成野生动物循环。②畜牧型：流行细粒棘球绦虫欧洲株。受人生产活动影响，分布遍及世界各大洲牧区，主要以犬和偶蹄类家畜之间循环为特点。畜牧型中又有羊/犬、牛/犬和猪/犬等不同类型。在我国分布较广的是绵羊/犬动物循环。其次是牦牛/犬循环，仅见于青藏高原和甘肃省的高山草甸和山麓地带。

我国的细粒棘球绦虫和棘球蚴病主要流行在新疆、青海、甘肃、宁夏、西藏和内蒙古 6 个省、自治区，其次是陕西、河北、山西和四川西部；另外，在东北三省、河南、山东、安徽、湖北、贵州和云南等省有散发病例。迄今全国已有 23 个省、自治区、直辖市证实有当地感染患者。

据近年普查，在西北 5 省、自治区流行区人群患病率在 0.6%~4.5%，主要动物中间宿主绵羊的棘球蚴感染率在 3.3%~90%，家犬的成虫感染率在 7%~71%，人群中最易感染者是学龄前儿童（新疆 15 298 例患者中，15 岁以下者占 32.1%）。2000 年在中国西部寄生虫防治策略研讨会上确认棘球蚴病为第一位寄生虫，受威胁的人群达 600 万，估计患者 100 万，每年造成畜牧业经济损失约 8 亿元人民币。流行严重的因素主要有以下 3 点：

1. 虫卵对环境的严重污染 牧区犬感染通常较重，犬粪中虫卵量很大，随动物的活动以及尘土、风、水等播散，导致虫卵严重污染环境。虫卵对外界低温、干燥及化学药品有很强抵抗力。在 2℃ 水中能活 2.5 年，在冰中可活 4 个月，经过严冬（$-12 \sim -14$℃）仍保持感染力，在 -50℃ 还可短期生存。一般化学消毒剂不能杀死虫卵。

2. **人与家畜和环境的密切接触**　牧区儿童多喜欢与家犬亲昵,很易受到感染,成人感染可因从事剪羊毛、挤奶、加工皮毛等引起;人也可通过摄入被虫卵污染的水、蔬菜或其他食物而受染。

3. **病畜内脏喂犬或乱抛**　在大量的家庭分散宰屠中,因缺乏卫生知识,常以病畜内脏喂犬,或将其随地乱抛,脏器内的棘球蚴和原头蚴在外界,特别在低温时能存活较久,如在20～22℃能活2天,10～15℃能活4天,−2～2℃可活10天,因此能使野犬、狼、豺受到感染。反过来又加重羊、牛感染,使流行愈趋严重。

在非流行区人因偶尔接触受感染犬,或接触来自流行区的动物皮毛而受感染。随着我国经济迅速发展,流行区的畜产品大量流向内地,各地也不断开辟新的牧场和草场,可形成新的污染地带。因此,潜在的流行危险日益严重。我国已成为世界上人、畜棘球蚴病最严重的国家之一。

【防治原则】　在流行区应采取综合性预防措施,主要包括以下几方面:

1. 加强宣传,普及棘球蚴病知识,提高全民的防病意识,养好良好的个人卫生、饮水卫生和饮食卫生习惯;在生产和生活中加强个人防护,杜绝虫卵感染。

2. 结合必要的法规强化人的卫生行为规范,主要是根除以病畜内脏喂犬和乱抛的陋习,加强对屠宰场和个体屠宰的检疫,及时处理病畜内脏。

3. 定期为家犬、牧犬驱虫,捕杀牧场周围野生食肉动物。

我国卫生部1992年颁布了新的全国包虫病防治规划,在流行区推行以健康教育、屠宰卫生管理、家犬管理以及药物驱虫为主的综合防治措施。卫生部在2006年又组织制定了《2006—2015年全国重点寄生虫病防治规划》,其中计划2015年棘球蚴病流行区达到10岁以下儿童感染率下降60%以上,犬棘球绦虫感染率下降70%以上的目标。

棘球蚴病的治疗,首选方法是外科手术,术中务将虫囊取尽,并避免囊液外溢造成过敏性休克或继发性腹腔感染。近年来推广的内囊摘除术和新的抽吸囊液后处理残腔办法已使手术治愈率明显提高。对早期的小棘球蚴,可使用药物治疗,目前以阿苯达唑疗效最佳,也可使用吡喹酮、甲苯咪唑等。

二、多房棘球绦虫

学习引导

根据问题学习,学完本部分内容后应能正确回答如下问题:
1. 多房棘球蚴与细粒棘球蚴的形态结构和致病性有何异同?
2. 阐述泡球蚴病的流行特点及流行地域。
3. 如何防治泡球蚴病?

多房棘球绦虫(*Echinococcus multilocularis* Leuckart,1863)又称泡状棘球绦虫(*Echinococcus alveolaris*)。其形态与生活史均与细粒棘球绦虫相似,但成虫主要寄生于狐、狼等野生食肉动物小肠内,幼虫期[多房棘球蚴或泡球蚴(alveolar hydatid cyst)]主要寄生在啮齿类、食草类或食虫类动物体内;人是其非适宜宿主。多房棘球蚴寄生于人体,引起泡球蚴病（alveococcosis），也称多房性包虫病（multilocular echinococcosis），是一种严重的人兽共患寄生虫病。

【形态】

1. 成虫 外形和结构类似细粒棘球绦虫，但虫体较小，仅1.2～3.7mm长，平均2.13mm，虫体有4～5个节片。头节、顶突、小钩和吸盘等均较小，顶突上小钩为13～34个。成节生殖孔位于节片中线之前，睾丸26～36个，分布于生殖孔后方。孕节子宫为囊状，无侧囊，内含187～404个虫卵。

2. 虫卵 虫卵大小和形态与细粒棘球绦虫卵相似，光镜下难以区别。

3. 泡球蚴 是由无数大小不等的囊泡相互连接、聚集而成的囊泡状团块。形状不规则，淡黄色或乳白色。直径为0.1～0.7cm，囊内含透明囊液和许多原头蚴，有的无原头蚴。囊泡角皮层薄而不完整，多呈浸润性生长，泡球蚴与宿主组织间无纤维被膜分隔，多以外生性出芽方式形成新囊泡，并向周围组织侵蚀；少数也可向内芽生形成隔膜而生成新囊泡。一般1～2年，被寄生的器官几乎被囊泡占满。呈葡萄状的囊泡群还可向器官表面蔓延至体腔内，酷似恶性肿瘤。人体感染时，囊泡内只含胶状物，而无原头蚴。

【生活史】 多房棘球绦虫的生活史需要终宿主和中间宿主。其终宿主主要是狐，其次是犬、狼、獾和猫等。中间宿主主要是田鼠、麝鼠、仓鼠、大沙鼠、棉鼠及褐家鼠等野生啮齿类动物。在四川流行区发现自然感染的牦牛、绵羊、鼠、兔等。成虫在终宿主小肠内发育，泡球蚴在中间宿主的脏器内寄生。人是多房棘球绦虫的非适宜中间宿主，因误食虫卵而感染，人体感染时泡球蚴主要寄生在肝（99%），其他组织器官继发感染多由肝通过血液循环转移而来。

终宿主狐、犬和狼等吞食感染泡球蚴的鼠或其他动物脏器后，约45天原头蚴发育为成虫，并排出孕节和虫卵，中间宿主鼠类因觅食终宿主粪便而感染虫卵。虫卵在中间宿主体内发育为泡球蚴。虫卵感染人体后，生活史遂告中断。

【致病】 人体泡球蚴病通常比棘球蚴病严重，有"虫癌"之称，病死率较高。泡球蚴病以男性、青壮年偏多，年龄最小11岁，最大71岁。病程进展不一，有的患者可在数月内死亡，有的进展缓慢，最长可达32年。据国外文献报道，未经治疗的泡球蚴病患者，5年和10年病死率分别为70%和93%。临床表现最主要是右上腹肿块缓慢增长或肝大（96.6%），或有与细粒棘球蚴病相似的肝区疼痛、压迫、坠胀感等症状，触诊时肿块较坚硬并有结节感。另有腹痛（77.1%）、黄疸（26.1%）以及门脉高压（10.7%）。几乎100%原发于肝，都表现肝功能损害，如食欲缺乏、消化不良等，晚期患者甚至有恶病质。本病症状似肝癌，但病程较长。

依据临床病理学将泡球蚴病分为巨块型、弥漫结节型和混合型，其致病机制主要包括泡球蚴直接侵蚀、毒性损害和机械压迫三个方面。由于泡球蚴在肝实质内呈弥漫性浸润生长，为蜂窝状大小囊泡，内含胶状物或豆渣样碎屑，并逐渐波及整个肝，直接破坏或取代肝组织，其中心部位常发生缺血性坏死、崩解液化，形成空腔或钙化。此过程中产生的毒素又进一步损害肝实质。泡球蚴周周的组织则因受压迫而发生萎缩、变性甚至坏死，由此肝功能严重受损。严重者可引起肝功能衰竭，甚至导致肝性脑病，或诱发肝硬化引起门静脉高压，并发消化道大出血而死亡。泡球蚴若侵入肝门静脉分支，则沿血流在肝内广泛播散，形成多发性结节，出现肉芽肿反应。侵入肝静脉则可随血循环转移到肺和脑，引起相应的呼吸道和神经系统症状，如咯血、气胸和癫痫、偏瘫等。

案例 12-3

患者，女，37岁，内蒙古牧民，有牛、羊密切接触史。右上腹胀痛不适20天，伴食欲缺乏、慢性进行性消瘦入院。腹部检查：肝区扪及凹凸不平如软骨样硬块。腹部B超显示患者肝左右两叶有多发囊肿，CT显示部分囊肿有钙化。手术摘除囊肿，发现肿块质硬，右肝肿块表面与右膈顶紧密粘连。病理检查：肝肿块为灰白色，外形不规则，表面无纤维包膜，肿块由体积很小葡萄状的囊泡群组成。免疫学检查：泡球蚴抗体阳性。

【诊断】

1. 询问病史　了解患者的流行区居住史、猎狐史，与狐、犬或其皮毛接触史，野外饮用渠水、泉水史等可提供重要的诊断线索。体检时发现肝肿块，特别是触诊时发现肿块质地坚硬，又有结节感时应高度警惕。

2. 影像学诊断　如腹部X线、B超、CT、磁共振成像、放射性核素扫描等。

3. 免疫学诊断　各种免疫学诊断都适用于泡球蚴病。泡球蚴特异性多肽抗原Em2的ELISA方法已被WHO推荐使用，也可用Em18免疫印迹法检出患者血清中特异性抗体。

4. 鉴别诊断　本病首先应与肝癌和细粒棘球蚴病相鉴别，其次是与肝硬化、肝脓肿、黄疸型肝炎以及肺癌、脑瘤或脑胶质病等区别。

【流行】

1. 分布　多房棘球绦虫分布较局限，主要流行于北半球高纬度地区，从加拿大北部、美国阿拉斯加州，直至日本北海道、俄罗斯西伯利亚，遍及北美、欧、亚三洲的寒冷地区和冻土地带。

泡球蚴病在我国曾一度被视为罕见疾病，自1958年在新疆首例报道以来，全国累计报道泡球蚴病例690例，分布在宁夏、新疆、青海、甘肃、四川、西藏、黑龙江、北京、陕西、内蒙古等10个省、自治区、直辖市的69个县（市），实际感染人数可能更高，已成为我国西部严重危害农牧民健康的疾病之一。

在我国分布大致分4个区域：一是中部流行区，六盘山区域和甘肃南部。终宿主为红狐、家犬，患者绝大多数是农民，因与犬密切接触而感染。二是青藏高原流行区，特别是海拔2 000～2 800m的高寒山区，多房棘球绦虫在狐狸、野犬和多种啮齿类动物之间循环，狐和野犬为人体重要传染源。患者多为农民，因猎狐、养狐或狐皮加工而感染；藏族群众因与野犬接触而感染。三是西部流行区，呈点状分布于新疆北部的23个县（天山西部）和青海17个县、阿尔泰山、塔尔巴哈台山和巴尔鲁克山区域的广大地区。患者多是牧民，主要因猎狐或通过饮水等间接方式感染。四是东部流行区，主要分布在内蒙古东部呼伦贝尔草原和黑龙江一带，沙狐为主要终宿主，人的泡球蚴病较少。

2. 流行因素　多房棘球绦虫终宿主、中间宿主广泛，在野生食肉动物和啮齿类动物间循环。但由于家畜的介入，增加了其生活史环节，因而分别称之为野生循环（sylvatic cycle）和家养循环（synantropic cycle）。家养循环的形成是本病发病率增加的原因之一。首先，存在多房棘球绦虫感染的野生动物，形成自然疫源地；其次，是人在狩猎等生产活动中误食虫卵，造成直接感染，如猎狐、饲养狐和加工、买卖毛皮制品等。狐皮交易和贩运可造成泡球蚴病扩散。再次，虫卵污染环境，如土壤、植物、蔬菜和饮用水引起间接感染。狐和犬粪中虫卵抗寒能力很强，在严冬季节仍保持活力，牧民以融化的冰雪作为饮用水为受感染方式之一。

【防治原则】 灭狐、野犬和消灭野鼠是根除传染源的主要措施。实施中要注意将动物尸体焚烧或深埋，严禁用内脏喂犬。定期为家犬驱虫。

加强卫生宣传教育，注意个人防护、个人卫生、饮水和饮食卫生。因虫卵耐寒怕热，对污染的器具、物品要用热力消毒。

主要用手术方法治疗泡球蚴病，故应争取早期诊断。药物治疗用阿苯达唑、甲苯咪唑和吡喹酮等。

（莫兴泽）

第五节　微小膜壳绦虫

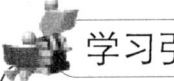

根据问题学习，学完本节后应能正确回答如下问题：
1. 描述微小膜壳绦虫的形态结构。
2. 阐述微小膜壳绦虫的生活史特征及致病特点。
3. 微小膜壳绦虫病的防治原则有哪些？

微小膜壳绦虫［*Hymenolepis nana*（V. Siebold，1852）Blanchard，1891］也称短膜壳绦虫。成虫主要寄生于鼠类，也可寄生于人体小肠，引起微小膜壳绦虫病（hymenolepiasis nana）。

【形态】 成虫为小型绦虫，体长5～80mm（平均20mm），宽0.5～1mm。头节呈球形，其上有4个吸盘和1个可自由伸缩的顶突，顶突上有20～30个小钩，排成一圈。颈部较长而纤细。链体由100～200个节片组成，最多时可达1000个节片，所有节片均宽大于长，并由前向后逐渐增大。孕节最大，达（0.15～0.30）mm×（0.8～1.0）mm。各节片生殖孔都位于虫体同侧。成节有3个较大的圆球形睾丸，横列在节片中部，贮精囊较发达；卵巢呈分叶状，位于节片中央，卵黄腺球形，位于卵巢后方的腹面。孕节子宫呈袋状，其中充满虫卵，占据整个节片（图12-21）。

虫卵圆形或近圆形，大小为（48～60）μm×（36～48）μm，无色透明。卵壳很薄，其内有较厚的胚膜，胚膜两端略隆起，并从此处各发出4～8根丝状物，弯曲延伸在卵壳和胚膜之间，胚膜内含有1个六钩蚴（图12-21）。

【生活史】 微小膜壳绦虫的生活史有不经中间宿主和经过中间宿主的两种类型（图12-22）。

1. 不经中间宿主（直接感染和发育）　成虫寄生在鼠类或人的小肠内，脱落的孕节或虫卵随宿主粪便排出体外，若被另一宿主吞食，则虫卵在其小肠内孵出六钩蚴，然后钻入肠绒毛，经3～4天发育为似囊尾蚴（cysticercoid），5～6天后，似囊尾蚴自肠绒毛返回肠腔，

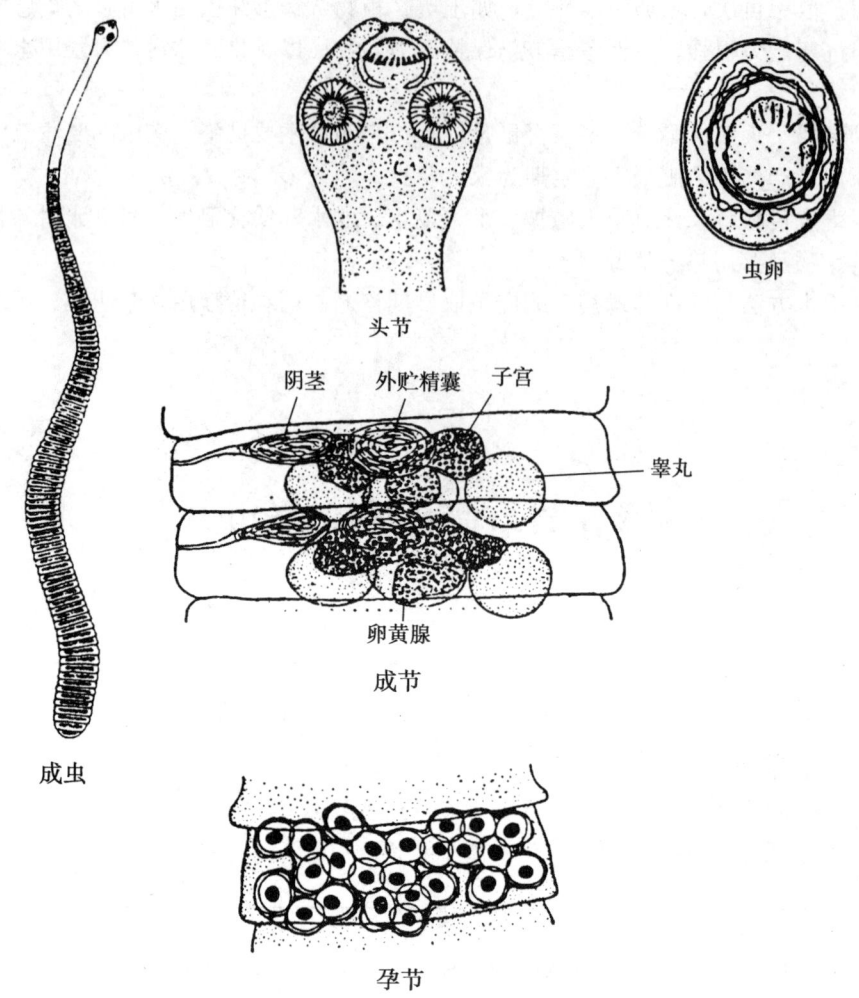

图 12-21 微小膜壳绦虫

以头节的吸盘和小钩吸附于小肠黏膜,发育为成虫。从吞食虫卵到发育为成虫产卵需 2～4 周。成虫寿命仅数周。若孕节释出的虫卵在宿主肠道内停留的时间较长(如便秘),虫卵在消化液的作用下孵出六钩蚴,经上述过程发育为成虫,即在同一宿主肠道内完成其整个生活史,这种现象称自体感染(autoinfection)。自体感染可在该宿主肠道内不断进行,造成宿主体内比较严重的重复感染。我国曾有一患者连续驱虫 3 次,共排出完整成虫 37 982 条,为典型的自体重复感染。

2. 经中间宿主发育 印鼠客蚤、犬蚤、猫蚤和致痒蚤等多种蚤类幼虫,以及面粉甲虫(*Tenebrio* spp.)和拟谷盗(*Tribolium* spp.)等均可作为微小膜壳绦虫的中间宿主。卵被中间宿主食入,卵内六钩蚴在血腔内发育为似囊尾蚴,鼠和人若吞食这些带有似囊尾蚴的中间宿主时,亦可被感染。

成虫除寄生于鼠和人体外,还可感染其他啮齿动物如旱獭、松鼠等。另外,曾有报道在犬粪便中发现过微小膜壳绦虫卵。

【致病】 该虫的致病作用主要是由于成虫头节的小钩、吸盘和体表的微毛对宿主肠壁的

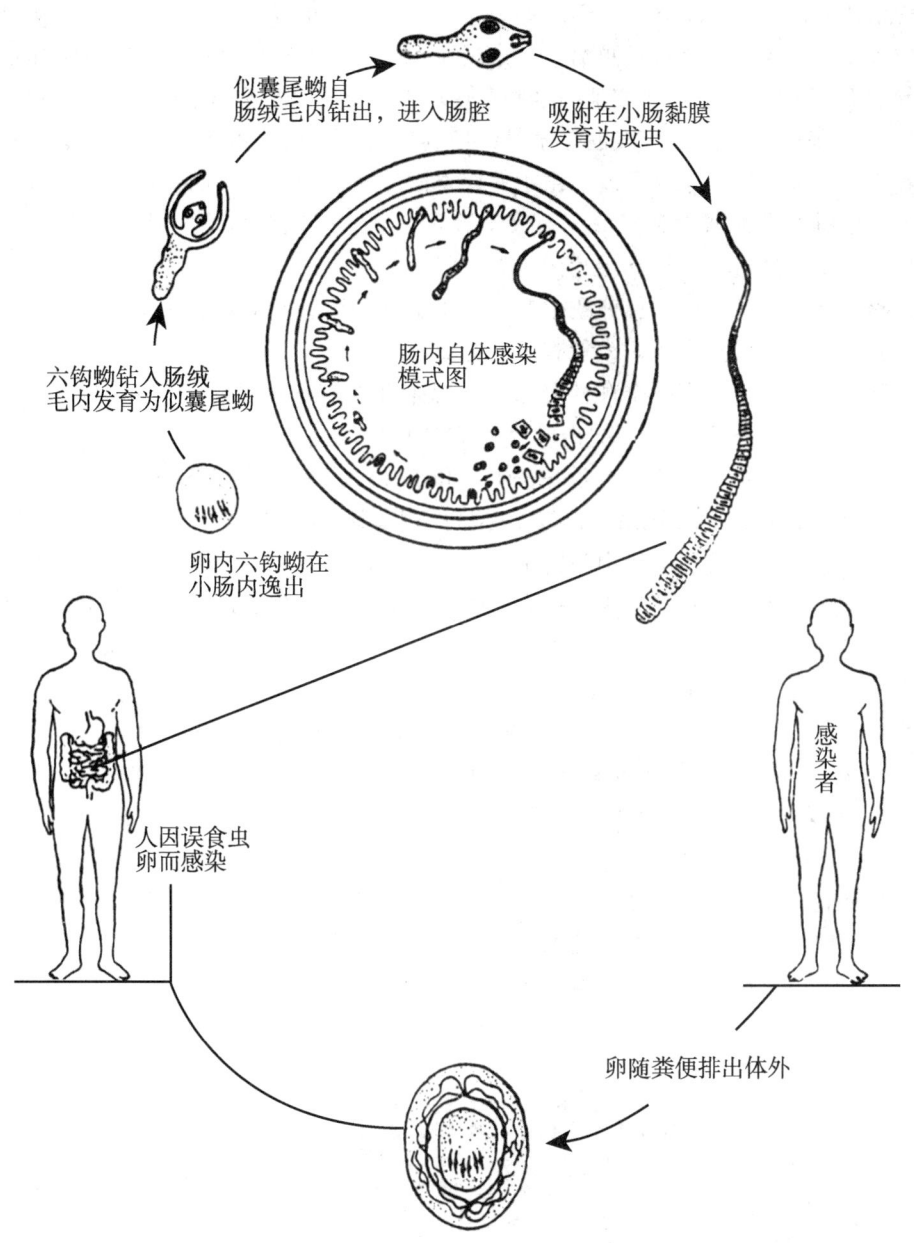

图 12-22 微小膜壳绦虫生活史

机械损伤,以及虫体的毒性分泌物所致。在虫体附着部位的肠黏膜充血、出血、水肿,甚至坏死,有的深达肌层,可形成溃疡,并有淋巴细胞和中性粒细胞浸润。

人体感染数量少时,一般无明显症状,常在粪检时查到虫卵而证实感染;重症感染者,特别是儿童,可出现胃肠和神经系统症状,如恶心、呕吐、食欲缺乏、腹痛、腹泻,以及头痛、头晕、烦躁、失眠,甚至惊厥等。少数患者还可出现皮肤瘙痒和荨麻疹等过敏症状,驱虫后症状消失。但也有个别患者感染很重,却无任何临床表现。除寄生于肠道外,微小膜壳绦虫还可侵犯其他组织,曾报道在一妇女胸部的肿块中检获微小膜壳绦虫成虫。

【免疫】 实验证明,鼠类感染微小膜壳绦虫后,能产生一定程度的抗感染的免疫力,主要表现为鼠体内成虫产卵量减少，产卵期缩短，并促使成虫较早地从鼠体排出，从而减低了再感染的程度。人体感染这种绦虫后，可出现血内嗜酸性粒细胞增多，血黏度增加；同时也产生特异的IgM和IgG等，研究证明这些免疫球蛋白能损伤和破坏新入侵的六钩蚴；同时，体内致敏的T细胞对虫体的生长也有显著的抑制作用，故宿主的免疫状态对该虫的感染和发育过程影响很大。近年来已发现，由于使用类固醇激素治疗造成的免疫抑制，可引起宿主体内的似囊尾蚴的异常增生和播散；而大多数重度感染者又都曾有过使用免疫抑制剂的病史，所以，在临床进行免疫抑制治疗前应先驱除该虫。

【诊断】　从患者粪便中查虫卵或孕节。采用水洗沉淀法或饱和盐水浮聚法可提高虫卵的检出率。粪便中虫卵具感染性，故检查时应避免感染。

【流行】　微小膜壳绦虫呈全球性分布，在温带和热带地区较多见。据1988—1992年全国人体寄生虫分布调查该虫至少分布于17个省、自治区、直辖市，平均感染率为0.045%，以新疆最高（2.201%），其中乌鲁木齐、伊宁和喀什三市的感染率分别为8.78%、11.38%和6.14%。各年龄都有感染记录，但以10岁以下儿童感染率较高。

微小膜壳绦虫生活史可不经中间宿主，由虫卵直接感染人体，故该虫的流行主要与个人卫生习惯密切相关。虫卵对潮湿的抵抗力较强，在粪尿中能存活较长时间，如在抽水马桶和尿液中分别可存活8.5h和7.5h；虫卵对干燥的抵抗力较弱，在外环境中很快丧失感染性。因此，人的感染主要是通过直接接触粪便或污染的厕所、便盆，虫卵经手-口途径感染人体，特别在儿童聚集的场所更易互相传播。偶然误食含有似囊尾蚴的中间宿主是流行的另一原因。免疫功能低下或免疫缺陷患者自体重复感染造成顽固性寄生也是一个重要原因。另外，鼠体与人体之间的相互传播，鼠类是重要的保虫宿主，在流行病学上有重要意义。

【防治原则】　彻底治疗患者，以防止传播和自体感染。加强宣传教育、养成良好的个人卫生习惯、饭前便后洗手。注意环境卫生、消灭鼠类。注意营养、提高人体抵抗力是预防本病的重要措施。驱虫治疗可用吡喹酮15～25mg一次顿服，治愈率达90%～98%；亦可使用阿苯达唑等。

第六节　曼氏迭宫绦虫

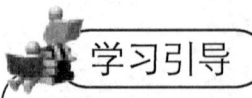

根据问题学习，学完本节后应能正确回答如下问题：
1. 描述曼氏迭宫绦虫的形态学特征。此虫与圆叶目带科绦虫有何区别？
2. 阐述曼氏迭宫绦虫的生活史要点、感染方式和感染途径。
3. 阐述人体裂头蚴病的类型和好发部位。
4. 如何预防裂头蚴病？

曼氏迭宫绦虫（*Spirometra mansoni* Joyeux Houdemer，1928）成虫主要寄生在猫科动物，偶然寄生人体，引起曼氏迭宫绦虫病。裂头蚴（sparganum or plerocercoid）可寄生于人体寄生，引起曼氏裂头蚴病（sparganosis mansoni）。

【形态】 成虫长60～100cm，宽0.5～0.6cm。头节细小呈指状，长1～1.5mm，宽0.4～0.8mm，背腹两面各有一条纵行的吸槽（groove）。颈部细长。链体节片约1000个，节片一般宽大于长，但后段节片长宽相近。成节和孕节的结构基本相似，每一节片内有成熟的雌雄生殖器官各一套。睾丸呈小泡状，有320～540个，散布在节片中部的实质组织中，由睾丸发出的输出管在节片中央汇合成输精管，然后弯曲向前膨大成储精囊和阴茎，再通入节片前部中央腹面的圆形雄性生殖孔。卵巢分两叶，位于节片后部，自卵巢中央发出短的输卵管，其末端膨大为卵模，与子宫连接，卵模外有梅氏腺包绕；阴道为纵行的小管，其月牙形的外口即为雌性生殖孔，位于雄性生殖孔下方，另端膨大为受精囊再连接输卵管；卵黄腺呈小滤泡，散布在节片实质组织的表层；子宫位于节片中部，螺旋状蟠曲，紧密重叠，基部宽而顶端窄小，略呈发髻状；子宫孔开口于阴道口之后（图12-23）。

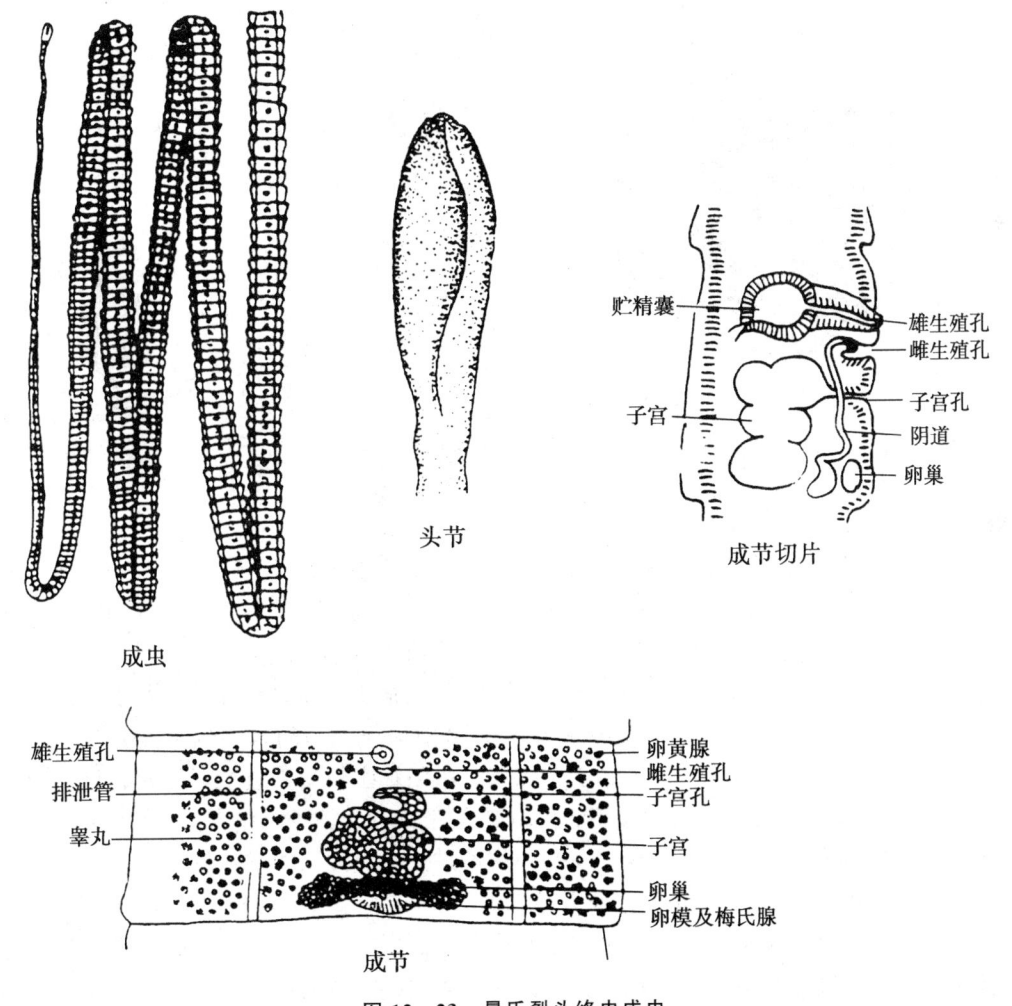

图12-23 曼氏裂头绦虫成虫

虫卵椭圆形，两端稍尖，浅灰褐色，大小（52～76）μm×（31～44）μm；卵壳较薄，一端有卵盖，内含一个卵细胞和若干个卵黄细胞（图12-24）。

裂头蚴呈带状，乳白色，约300mm×0.7mm；体不分节，体表具有横皱纹；头端膨大，

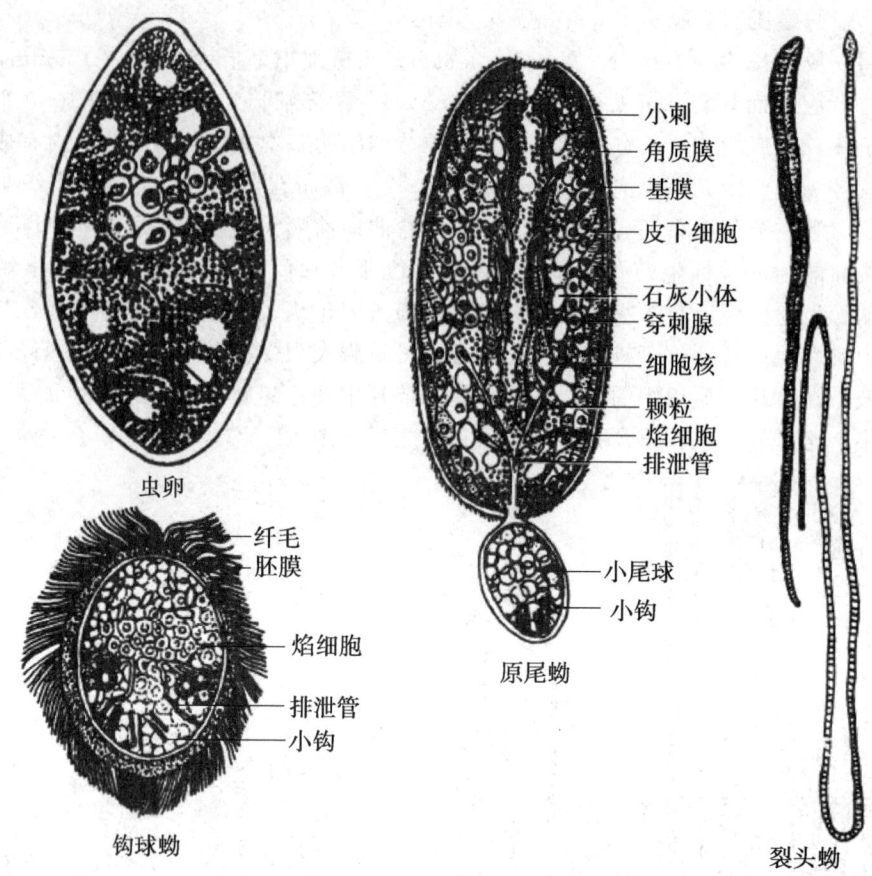

图 12-24 曼氏裂头绦虫虫卵和裂头蚴

中央有一明显凹陷，与成虫头节相似。末端多呈钝圆形（图12-24）。

【生活史】 曼氏迭宫绦虫的生活史需要3个宿主。终宿主是猫、犬、虎、豹、狐等食肉动物。第一中间宿主是剑水蚤，第二中间宿主是蛙。蛇、鸟类和猪等多种脊椎动物可作其转续宿主。人可成为它的第二中间宿主、转续宿主和终宿主（图12-25）。

成虫寄生在终宿主小肠内，虫卵自子宫孔产出，随宿主粪便排出体外，在水中适宜的温度下，经过2～5周发育，孵出钩球蚴。钩球蚴在水中被第一中间宿主剑水蚤吞食后，在其血腔内发育为原尾蚴。含有原尾蚴的剑水蚤被第二中间宿主蝌蚪吞食后，随着蝌蚪逐渐发育为成蛙，原尾蚴也发育成为裂头蚴。裂头蚴具有很强的收缩和移动能力，常迁移到蛙的肌肉，尤其是在腿部的肌肉。当感染有裂头蚴的蛙被蛇、鸟类或猪等转续宿主吞食后，裂头蚴不能在这些动物的肠内发育为成虫，而是穿过肠壁，移行至腹腔、肌肉或皮下等处寄居。猫、犬等终宿主吞食了带有裂头蚴的第二中间宿主（蛙）或转续宿主后，裂头蚴在其小肠内发育为成虫。一般在感染后3周，成虫开始产卵。成虫在猫体内可活3.5年，裂头蚴可在人体存活12年。

【致病】 曼氏迭宫绦虫成虫偶然可寄生人体小肠，引起曼氏迭宫绦虫病，对人的危害不大，一般无明显症状，或可有轻微的腹部不适、微痛、恶心、呕吐等症状。

裂头蚴寄生人体引起曼氏裂头蚴病，危害远大于成虫，其严重程度因裂头蚴移行和寄居部位不同而异。常见寄生于人体的部位依次是：眼部、四肢和躯体皮下、口腔颌面部和内

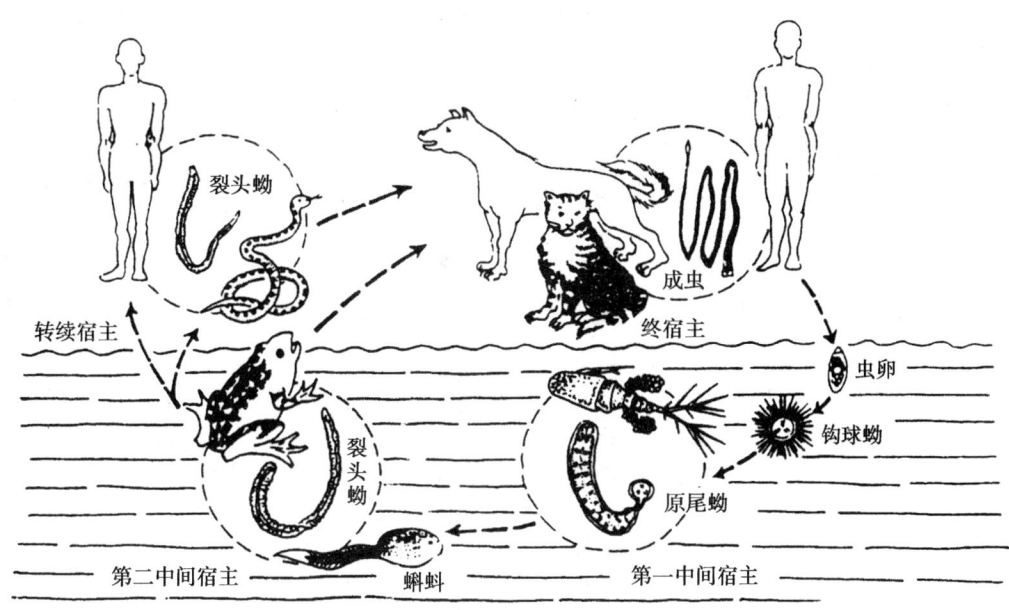

图 12-25 曼氏迭宫绦虫生活史

脏。在受染部位形成嗜酸性肉芽肿囊包,具囊腔,腔内盘曲的裂头蚴可从1条至10余条不等。根据裂头蚴寄生部位和临床症状不同,我国患者可归纳为5型:

1. 眼裂头蚴病 最常见,占 34.39%～45.6%。常累及单侧眼睑或眼球,表现为眼睑红肿、结膜充血、畏光、流泪、微痛、奇痒或有虫爬感等,有时患者伴有恶心、呕吐及发热等症状。在红肿的眼睑和结膜下,可触及游走性、硬度不等的肿块或条索状物,偶尔破溃,裂头蚴自动逸出而自愈。若裂头蚴侵入眼球内,可发生眼球凸出、运动障碍,严重者出现角膜溃疡、虹膜睫状体炎、玻璃体浑浊,甚至并发白内障而失明。眼裂头蚴病在临床上常误诊为睑腺炎、急性葡萄膜炎、眼眶蜂窝织炎、肿瘤等,往往在手术后才被确诊。

2. 皮下裂头蚴病 占患者数的 31.9%～37.8%,常累及患者的躯干、四肢、腹壁、乳房,甚至全身,表现为游走性皮下结节,呈圆形、柱形或不规则条索状,局部有瘙痒,有虫爬感等,若合并感染可出现间歇性或持续性疼痛或触痛,有时出现荨麻疹。

3. 口腔颌面部裂头蚴病 占 20.15%～25.7%,口腔黏膜或颊部皮下出现硬结,患处红肿,发痒或有虫爬感,并多有小白虫(裂头蚴)逸出史。

4. 脑裂头蚴病 占 1.6%～2.3%,临床表现酷似脑瘤,主要有癫痫发作、阵发性头痛等,严重时可出现昏迷、喷射性呕吐、视物模糊、抽搐,甚至瘫痪,极易误诊。

5. 内脏裂头蚴病 仅占 0.5%～1%,临床表现因裂头蚴移行、定居的部位不同而异。有的经消化道侵入腹膜,引起炎症反应;侵入肺,可从呼吸道咳出裂头蚴;还有寄生于脊髓、椎管、尿道和膀胱等处,引起较严重后果。

另外,国内外文献均报道了数例人体"增殖型"裂头蚴病(proliferative type sparganosis),认为可能是由于曼氏裂头蚴患者免疫功能受抑或并发病毒感染后,裂头蚴分化不全引起。虫体较小而不规则,最长不超过2mm,可广泛侵入各组织,芽生生殖。还有一种增殖裂头蚴病(proliferative sparganosis),是由另一种较少见的增殖裂头蚴(*Sparganum proliferum*)引起。虫体呈多态形,具不规则芽和分支,大小约 10mm×1mm,最长者24mm,

可移行到人体各部位组织中进行芽生生殖，预后较差。有关这两种裂头蚴病的发病机制，仍有待进一步研究。

【诊断】 曼氏迭宫绦虫病可经粪检虫卵以确诊。曼氏裂头蚴病则主要通过手术取虫鉴定，必要时可进行动物感染实验，鉴定成虫予以确定。询问病史有一定参考价值。综合采用CT等影像技术可提高脑裂头蚴病确诊率，亦可用裂头蚴抗原进行各种免疫学检测，可辅助诊断。

【流行】 曼氏迭宫绦虫分布很广，但成虫在人体感染并不多见，国外仅见于日本、俄罗斯等少数国家。国内成虫感染病例报道近20例，分布在上海、广东、台湾、四川和福建等省、直辖市。

曼氏裂头蚴病多见于东亚和东南亚各国，欧洲、美洲、非洲和澳洲也有记录。在我国已有数千多例报道，来自23个省、自治区、直辖市，感染以南方为主，广东、吉林、福建、四川、广西、湖南、浙江等多发。感染者以10～30岁感染率最高，男女比例为2∶1，各民族均有。

人体感染裂头蚴常与饮食习惯和习俗有关，具体感染方式有3种：

1. 局部敷贴生蛙肉或蛇肉　是裂头蚴病的主要感染方式，约占50%以上。在我国某些地区，民间传说蛙肉有清凉解毒作用，常用于敷贴眼、口颊、外阴等部位伤口或脓肿。若蛙肉中有裂头蚴即可经伤口或正常皮肤、黏膜侵入人体。

2. 吞食生的或未煮熟的蛙、蛇、鸡、猪肉等　民间有吞食活蛙治疗疮疖和疼痛的陋习，或喜食未煮熟的蛙、蛇、鸡、猪肉等，吞食的裂头蚴穿过肠壁，入腹腔，然后移行到人体其他组织器官寄居。

3. 误食感染原尾蚴的剑水蚤　饮用生水，或游泳时误吞河、湖、塘水，使受感染的剑水蚤有机会进入人体。原尾蚴也可直接经皮肤侵入，或经眼结膜侵入人体。

【防治】 加强卫生宣传教育，不用蛙肉敷贴、不食生的或未煮熟的肉类，不饮生水以防感染。加强肉类检疫对预防本病有一定意义。

成虫感染可用槟榔南瓜子合剂驱虫，也可用吡喹酮、阿苯达唑等药物驱虫。

裂头蚴病的治疗依虫体多少和寄居部位而定。一般用手术摘除裂头蚴，术中注意将虫体尤其是头部取尽，方能根治，也可用40%乙醇和2%普鲁卡因2～4ml局部封闭杀虫。

增殖裂头蚴病治疗困难，多用保守疗法。

小结

绦虫是常见的危害人类健康的寄生虫，在我国主要有曼氏迭宫绦虫、链状带绦虫、肥胖带绦虫、微小膜壳绦虫、细粒棘球绦虫和多房棘球绦虫。链状带绦虫成虫和囊尾蚴均可以寄生于人体，但猪囊尾蚴病的危害远大于猪带绦虫病。细粒棘球绦虫的棘球蚴寄生人体引起棘球蚴病。微小膜壳绦虫成虫寄生于人体引起微小膜壳绦虫病。曼氏迭宫绦虫的裂头蚴寄生人体引起裂头蚴病。

绦虫成虫背腹扁平、带状、体分节。由头节、颈部和链体组成。头节上有吸槽、吸盘、顶突和小钩附着器官。颈部具有生发功能。链体由幼节、成节和孕节组成，成节内有雌雄生殖器官各一套，圆叶目绦虫孕节内只有子宫，子宫内充满虫卵。

绦虫的成虫寄生在脊椎动物的小肠内，虫卵自子宫孔排出或随孕节脱落而排出。假叶目绦虫生活史中需要2个中间宿主。虫卵排出后必须入水才能继续发育为钩球蚴，钩球蚴在第一中间宿主（剑水蚤）体内发育为原尾蚴，含原尾蚴的剑水蚤被第二中间宿主（蝌蚪）吞食，随蝌蚪发育为成蛙，原尾蚴也发育为裂头蚴，裂头蚴在终宿主体内发育为成虫。圆叶目绦虫生活史只需一个或不需要中间宿主。虫卵感染中间宿主后，其内六钩蚴在中间宿主体内发育为第二期幼虫，如囊尾蚴、似囊尾蚴或棘球蚴，第二期幼虫是终宿主的感染期。

绦虫感染的实验室诊断主要是粪检虫卵和孕节。幼虫感染的诊断较为困难，免疫学和影像学检查有助于诊断。

绦虫感染的流行与饮食习惯和习俗有密切的关系。

绦虫成虫感染可用槟榔南瓜子合剂治疗，也可用甲苯咪唑。幼虫感染用阿苯达唑和吡喹酮治疗。

圆叶目绦虫和假叶目绦虫鉴别见表12-2，绦虫生活史及致病比较见表12-3。

表12-2 圆叶目绦虫和假叶目绦虫鉴别表

	假叶目 Pseudophyllidea	圆叶目 Cyclophyllidea
头节	杵状或指状	球形
	背腹面有沟槽	有4个吸盘
		有或无顶突和小钩
成节	子宫有子宫孔	无子宫孔
	卵黄腺散布于实质中	卵黄腺块状
孕节	同成节	除子宫外，其他生殖器官退化
		子宫内充满虫卵
虫卵	卵圆形，有卵盖	无卵盖
	不含胚胎	含六钩蚴
	需要入水	不需要入水
中间宿主	两个	一个或不需要

表12-3 绦虫生活史及致病比较表

虫种	曼氏迭宫绦虫 Spirometra masoni	链状带绦虫 Taenia solium	肥胖带绦虫 Taenia saginata	微小膜壳绦虫 Hymenolepis nana	细粒棘球绦虫 Echinococcus granulosus	多房棘球绦虫 Echinococcus multilocularis
终宿主	犬、猫、虎、豹等，人偶然感染	人	人	鼠、人	犬科动物	犬科动物 猫科动物

续表

中间宿主	第一中间宿主：剑水蚤 第二中间宿主：蛙、人 转续宿主：人、蛇、鸟、猪等	猪、人	牛	蚤、甲虫	人、牛、羊、骆驼等	啮齿类、牛、羊、人等
在人体的寄生部位	成虫寄生在肠道；裂头蚴寄生在皮下、口腔颌面部、眼、内脏等	成虫寄生在小肠；囊尾蚴寄生在皮下、肌肉、眼、脑等	成虫寄生在小肠	成虫寄生在小肠	棘球蚴寄生在各组织器官	泡球蚴寄生在各组织器官
感染阶段	成虫感染阶段：裂头蚴 幼虫感染阶段：裂头蚴、原尾蚴	成虫感染阶段：囊尾蚴 幼虫感染阶段：虫卵	牛囊尾蚴	虫卵、似囊尾蚴	虫卵	虫卵
感染方式	食用含裂头蚴的动物肉可感染成虫（经口感染） 用含裂头蚴的蛙肉敷贴伤口可感染裂头蚴	食入囊虫肉：患猪带绦虫病 食入虫卵：患囊尾蚴病（均经口感染）	食入含牛囊尾蚴的牛肉（经口感染）	食入虫卵或似囊尾蚴的蚤和甲虫（经口感染）	食入虫卵（经口感染）	食入虫卵（经口感染）
致病	曼氏迭宫绦虫病 皮下裂头蚴病 眼裂头蚴病 脑裂头蚴病	猪带绦虫病 猪囊尾蚴病	牛带绦虫病	短膜壳绦虫病	棘球蚴病	泡球蚴病
病原学诊断	曼氏迭宫绦虫病：粪检虫卵 裂头蚴病：活检、CT、免疫学检查	绦虫病：检查孕节或虫卵 囊虫病：活检、CT、免疫学检查	粪检孕节、虫卵	粪检虫卵	免疫学检查、CT	免疫学检查、CT

（刘俊琴）

第十三章

线 虫

第一节 概 述

 学习引导

根据问题学习,学完本节后应能正确回答如下问题:
1. 寄生于人体的线虫主要有哪几种?
2. 线虫的生活史特点是什么?
3. 描述线虫的主要形态特征。

线虫(nematode)属于线形动物门分肠纲(Secernentea)和有腺纲(Adenophorea)。种类繁多,大多数营自生生活,少部分营寄生生活,十余种可寄生于人体,引起寄生虫病。

【形态】

1. 成虫

(1) 外部形态:虫体呈线状或圆柱状,多数为乳白色或淡红色;左右对称,两端稍细;体表光滑、不分节。除个别虫种外均为雌雄异体,雌虫大于雄虫,雌虫尾端尖直,雄虫尾端多向腹面卷曲或膨大成伞状。成虫体壁自外向内由三部分组成,即角皮层、皮下层和纵肌层(图13-1)。角皮层:无细胞结构,由皮下层分泌物形成;质坚具有弹性,表面光滑,覆盖于体表;在虫体的前后端或体表有由角皮层形成的环纹、嵴、刺、乳突、唇瓣、交合伞等特殊结构,这些结构除分别与虫体的感觉、运动、附着、交配等生理活动有关外,也是虫种鉴定的重要依据。皮下层:由合胞体组成,无细胞界限,内含丰富的糖原颗粒、线粒体、内质网及脂酶、磷酸酶等。此层在虫体背腹及两侧面的中央向内增厚、突出,形成四条纵索,分别称背索、腹索和侧索。背索和腹索较小,是神经干通道;两条侧索明显粗大,有排泄管通过。纵肌层:纵肌层在皮下层之内,由单一排列的肌细胞组成,此层被纵索分为四区。肌细胞由可收缩的肌纤维和不可收缩的细胞体组成。前者连接皮下层,内含肌球蛋白和肌动蛋白,其协同作用使肌肉收缩和松弛;后者含有细胞核、线粒体、内质网、糖原和脂类,具有储存大量糖原的重要功能。根据肌细胞的大小、数目,可将线虫体壁分为多肌型、少肌型和细肌型。

各种线虫大小不一,小的不足1cm,如旋毛形线虫;大的可达1m以上,如麦地那龙线虫。大多数寄生线虫均在1~15cm。

(2) 内部结构

1) 原体腔:体壁与消化道间的腔隙无体腔膜覆盖,故称原体腔(protocoele)。腔内充

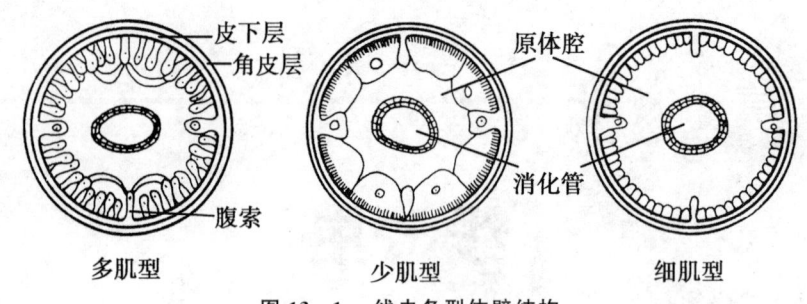

图 13-1　线虫各型体壁结构

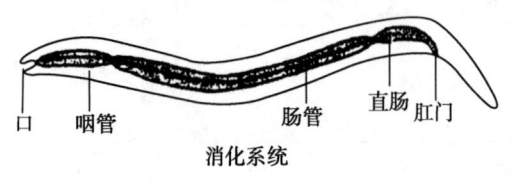

图 13-2　线虫消化系统

满液体，内部器官浸浴于内。

2) 消化系统：消化系统包括消化管和腺体。消化管由口孔、口腔、咽管（食道）、中肠、直肠和肛门组成。口孔在头部顶端，常有瓣膜围绕。不同虫种口腔形状不一，有的变大形成口囊，其内有齿（如钩虫）。咽管圆柱状，下段常膨大，咽管壁肌肉内有咽管腺，分泌各种酶类。肠壁由单层柱状上皮细胞构成，细胞内含丰富的线粒体、内质网、核糖体等。肛门在虫体末端腹面，雌虫肛门与生殖孔分开。雄虫的射精管与直肠末端汇合，形成泄殖腔，开口于体外（图 13-2）。

3) 生殖系统：雄性生殖系统为单管型，由睾丸、输精管、贮精囊、射精管组成；射精管开口于泄殖腔，泄殖腔背面伸出交合刺 1～2 根。雌性生殖系统多为双管型，有两套卵巢、输卵管、受精囊、子宫，子宫最后汇入阴道，阴门开口在虫体腹面（图 13-3）。

4) 排泄系统：线虫的排泄系统有管型和腺型两种，分肠纲（尾感器纲）的虫种为管型，是一对排泄管；有腺纲（无尾感器纲）的虫种为腺型，只有一个大细胞核的排泄细胞，位于肠管前端，开口于咽部神经环附近的腹面（图 13-4）。

5) 神经系统：咽部神经环是神经系统的中枢，向前发出 3 对神经干，支配口周的感觉器官；向后发出背、腹及两侧共 3～4 对神经干，包埋于皮下层或纵索中，分别控制虫体的运动和感觉（图 13-5）。线虫的主要感觉器官是位于头部和尾部的乳突、头感器和尾感器，

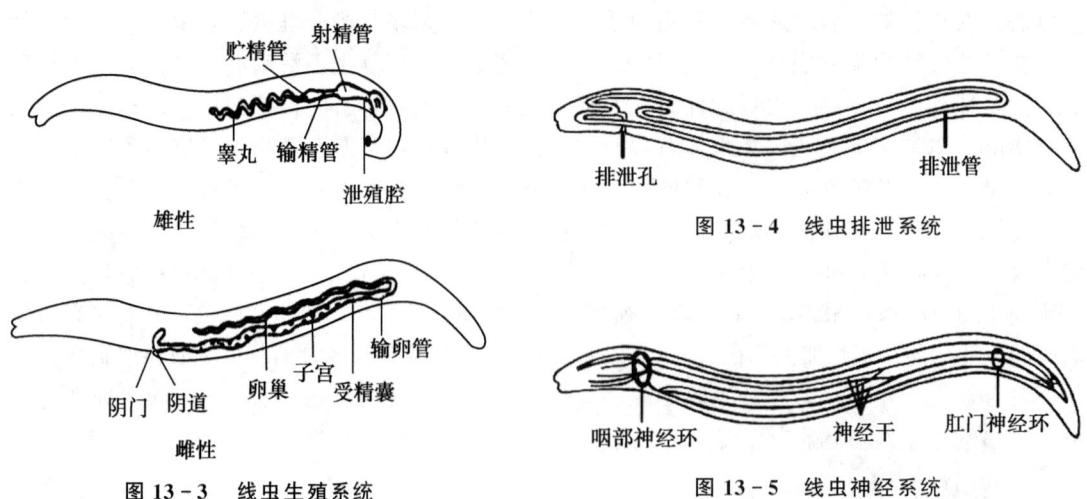

图 13-3　线虫生殖系统

图 13-4　线虫排泄系统

图 13-5　线虫神经系统

可对机械性和化学性刺激起反应,并能调节腺体分泌。有些虫种缺尾感器。

2. 虫卵　无卵盖,一般呈卵圆形,卵壳多为淡黄色、棕色或无色。卵壳主要由三层组成。外层薄,来源于受精卵母细胞形成的卵膜,称受精膜或卵黄膜,光学显微镜下不易看到;中层较厚,称壳质层(chitinous layer),能抵抗外界压力;内层薄,为脂层,或称蛔甙层,具调节渗透作用。内、外层在一般光镜下不易区分。有的虫卵外面附有一层蛋白质膜,为雌虫子宫壁分泌物。卵内含有未分裂卵细胞,如似蚓蛔线虫卵;有的卵细胞正在分裂中,如钩虫卵;有的含有胚胎,如蠕形住肠线虫卵;有的在产出前已形成幼虫,如丝虫等。

【生活史】

1. 土源性线虫　线虫的基本发育过程经过卵、幼虫、成虫三个阶段。发育过程不需要中间宿主,需在土壤中直接发育为感染期虫卵或感染期幼虫,通过不同感染方式进入人体,如似蚓蛔线虫。

2. 生物源性线虫　有的成虫产出幼虫后,必须在中间宿主体内发育为感染期幼虫再感染新宿主,如旋毛形线虫、丝虫等。

第二节　似蚓蛔线虫

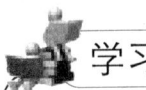

学习引导

根据问题学习,学完本节后应能正确回答如下问题:
1. 阐述似蚓蛔线虫流行广泛的原因。
2. 简述似蚓蛔线虫的生活史。
3. 似蚓蛔线虫可引起哪些并发症?
4. 如何防治蛔虫病?

似蚓蛔线虫(*Ascaris lumbricoides* Linnaeus,1758)简称蛔虫(roundworm),经典医著称其为"蛟蚘",是人体最常见的寄生虫之一,可引起蛔虫病(ascariasis)。

【形态】

1. 成虫　为寄生于人体肠道中的最大线虫。虫体长圆柱形,头端较钝,尾端较尖。活时呈淡红色,死后呈灰白色。体表有纤细横纹,两侧有明显的侧线,形似蚯蚓(图13-6)。口孔位于虫体顶端,有三个呈"品"字形排列的唇瓣围绕,唇瓣内缘有锯齿形细齿,侧缘有感觉乳突(图13-7)。雌虫长20~35cm,最宽处直径为3~6mm;尾端钝圆,肛门位于末端;生殖系统为双管型,阴门位于虫体前、中1/3交界处的腹面。雄虫长15~31cm,最宽处直径为2~4mm,尾端向腹面卷曲;生殖系统为单管型,有一对象牙状的交合刺,泄殖腔前、后有许多乳突。

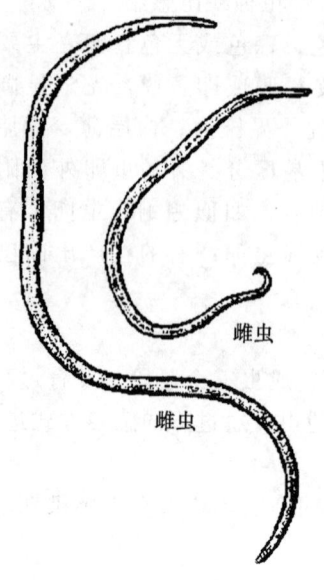

图 13-6 似蚓蛔线虫成虫

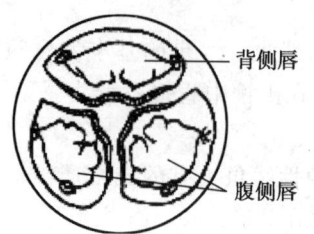

图 13-7 似蚓蛔线虫成虫头端顶面观

2. 虫卵　自虫体排出的虫卵有受精卵和未受精卵两种（图 13-8）。

（1）受精卵（fertile egg）：受精卵呈宽椭圆形，大小为（45～75）$\mu m \times$（30～50）μm。卵壳厚而无色，由内向外为蛔甙层、壳质层、受精膜，光镜下可见厚而均匀的壳质层。卵壳外常有一层凹凸不平的蛋白质膜，因被胆汁染色，呈棕黄色。卵内含一个大而圆的卵细胞，卵细胞与卵壳两端常见新月形空隙。

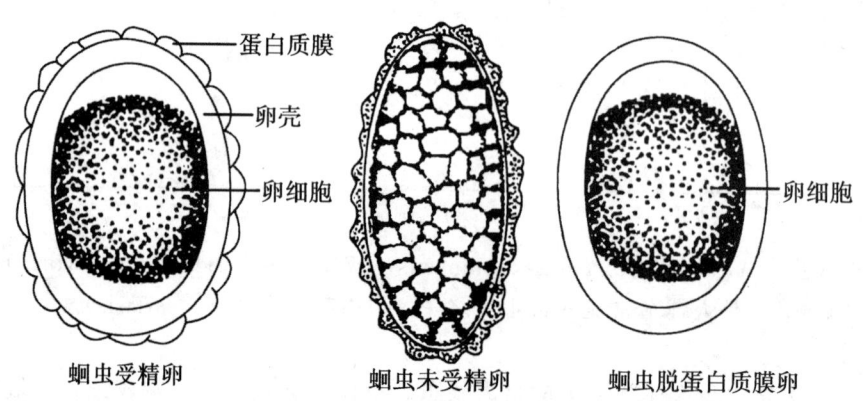

图 13-8 似蚓蛔线虫受精卵

（2）未受精卵（infertile egg）：未受精卵呈长椭圆形，大小为（88～94）$\mu m \times$（39～44）μm，卵壳与蛋白质膜均较薄，无蛔甙层。卵内含许多大小不等的折光颗粒。

受精卵及未受精卵的蛋白质膜均可脱落，成为脱蛋白质膜卵，脱膜虫卵无色，应注意与钩虫卵鉴别。

【生活史】　似蚓蛔线虫生活史包括虫卵在外界土壤中发育、幼虫在人体内移行与发育和成虫在小肠内寄生三个阶段（图 13-9）。

1. 在外界发育　自体内排出的受精卵污染土壤，在荫蔽、潮湿、氧气充足和适宜温度

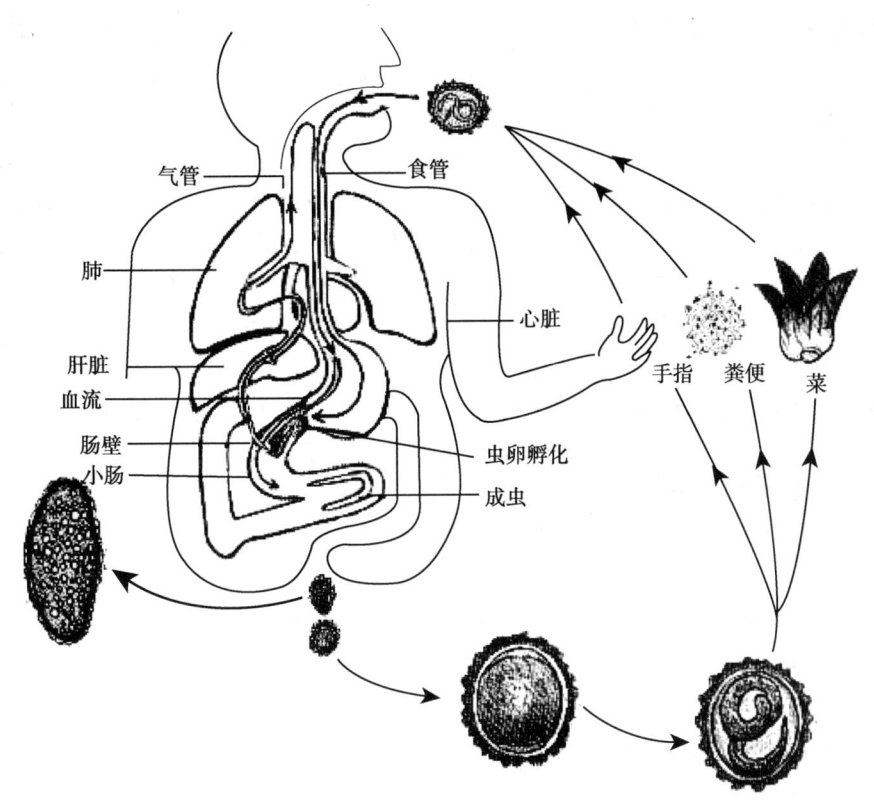

图 13-9　似蚓蛔线虫生活史

(21~30℃)的土壤中发育,约经 2 周,卵细胞发育成为第一期幼虫,再经 1 周,卵内幼虫经第一次蜕皮发育为感染期卵。

2. 在人体内发育　包括幼虫移行与发育和成虫寄生两个阶段。感染期卵被人食入,在小肠内卵内幼虫能分泌透明质酸酶和蛋白酶,再通过虫体的活动使之破壳而出。孵出的幼虫侵入小肠黏膜和黏膜下层,钻入肠壁小静脉或淋巴管,经静脉系统入肝,再经右心到肺,穿破肺泡毛细血管进入肺泡,在此,幼虫进行第二和第三次蜕皮,然后,幼虫沿支气管、气管移行至咽,被宿主吞咽,经食管、胃到小肠,在小肠内进行第四次蜕皮,经数周发育为成虫。成虫以宿主半消化食物为营养,雌、雄成虫交配后,雌虫产卵,卵随粪便排出体外。

自感染期虫卵进入人体,到雌虫开始产卵需 60~75 天。每条雌虫每昼夜排卵约 24 万个。宿主体内的成虫数目一般为一至数十条,个别可达上千条。成虫寿命约为 1 年。

【致病】　似蚓蛔线虫成虫和幼虫对人体均有致病作用,主要表现为机械性损伤、超敏反应、肠功能障碍。

1. 幼虫的致病　在人体内,自二期幼虫侵入肠壁开始,幼虫在肝、肺移行过程中均对组织造成破坏,尤其肺部为重。当幼虫穿破肺毛细血管进入肺泡时,可造成肺局部出血、炎性渗出和嗜酸性粒细胞浸润。表现为发热、咳嗽、哮喘、咳黏液痰或血痰、血中嗜酸性粒细胞增高等,这些表现称肺蛔虫病。多数病例在发病后 4~14 天自愈。严重感染时,幼虫还可侵入甲状腺、脾、脑、肾等器官引起异位损害。也可通过胎盘进入胎儿体内寄生。

2. 成虫的致病

(1) 夺取营养与影响吸收:由于成虫寄生在小肠内以半消化的食物为营养,并损伤肠黏膜，不仅影响小肠的消化和吸收功能，同时可导致肠黏膜的炎性病变，而引起一系列消化道症状。患者常表现为腹部不适、阵发性脐周疼痛、恶心、呕吐、食欲缺乏、消化不良、腹泻或便秘等。重度感染儿童可出现营养不良、发育障碍。

(2) 超敏反应：蛔虫病患者可出现荨麻疹、皮肤瘙痒、血管神经性水肿以及结膜炎等症状。其主要原因是由于蛔虫变应原被人体吸收后，引起 IgE 介导的超敏反应所致。

(3) 常见并发症：蛔虫有钻孔习性，当寄生环境发生变化时，如宿主体温升高或食入刺激性食物，以及不适当的驱虫治疗时，可刺激虫体乱窜钻孔，进入胆总管、胰腺管、阑尾等处引起胆道蛔虫症、蛔虫性胰腺炎、蛔虫性阑尾炎等常见并发症，也可因肠道病变致肠穿孔，引起局限性或弥漫性腹膜炎。感染虫数较多时，虫体可扭结成团阻塞肠管而产生肠梗阻，临床表现为脐周疼痛或右下腹突发间歇性疼痛，并有腹胀、呕吐等症状，在患者的腹部可触摸到条索状移动团块。此外，成虫还有异位寄生，可侵犯肝、肺、胸腔、腹腔等，引起这些部位的组织损伤。

【实验诊断】 似蚓蛔线虫感染的病原学诊断依据为从粪便中查见虫卵或虫体。

1. 生理盐水直接涂片 用粪便生理盐水直接涂片法查虫卵可取得较好的效果，一张涂片的检出率为 80%，连续涂三张检出率可达 95%。

2. 其他检查 用厚涂片透明法（改良加藤法）、自然沉淀法、饱和盐水浮聚法提高检出率。

粪便中查不到虫卵的疑似患者，可参考临床症状，采用药物试验性驱虫诊断。

【流行】

1. 分布 似蚓蛔线虫呈世界性分布，尤其是在温暖、潮湿和卫生条件差的地区，人群感染较普遍。估计全世界蛔虫感染人数约为 14.7 亿。2001—2004 年全国人群蛔虫感染现状调查，31 个省、自治区、直辖市共检查 356 629 人，蛔虫平均感染率 12.72%。感染率自东向西明显升高，东部、中部和西部地区分别为 4.86%、16.47%、18.33%。人群蛔虫感染有非常显著的家庭聚集性。感染率较高的年龄组为 5～9 岁组（17.32%）和 10～14 岁组（16.69%）；男、女感染率分别为 12.45% 和 12.99%。

2. 流行因素 似蚓蛔线虫流行的原因除生活史比较简单外，主要是蛔虫的生殖力强，产卵量大；其次是虫卵对外界环境的抵抗力强，受精蛔虫卵在荫蔽、潮湿的土壤中可存活数月至 1 年，食用醋、酱油、腌菜和泡菜均不能杀死虫卵，甚至 10% 硫酸、盐酸和硝酸等亦不足以影响卵内幼虫的发育；此外，人们不良的生活习惯和生产方式，饭前便后不洗手，生吃瓜果、蔬菜，饮生水，随地排便以及粪便管理不当等均可造成人体感染。

【防治】

1. 开展卫生宣传教育，普及卫生知识，纠正不良生活习惯和行为，消灭蝇，减少感染机会。

2. 加强粪便管理 改善环境卫生，使用无害化处理的粪便施肥，克服随地大便的陋习，改建厕所，保护水源。

3. 药物治疗 对患者和带虫者应进行驱虫治疗。对学龄儿童采用集体服药驱虫，驱虫时间宜在感染高峰之后的秋、冬季节，由于存在再感染的可能，需每隔 3～4 个月驱虫一次。常用的驱虫药物有阿苯达唑、甲苯咪唑、噻嘧啶等。对有并发症的患者，应及时送医院诊治，以免贻误病情。

第三节 蠕形住肠线虫

学习引导

根据问题学习，学完本节后应能正确回答如下问题：
1. 描述蠕形住肠线虫虫卵、成虫的形态特征。
2. 蠕形住肠线虫的生活史有哪些特点？
3. 如何诊断、防治蛲虫病？

蠕形住肠线虫[*Enterobius vermicularis*（Linnaeus，1758）Leach，1853]又称蛲虫（pinworm）。成虫寄生于人体回盲部，引起蛲虫病（enterobiasis）。本虫呈世界性分布，儿童感染较为普遍。

【形态】

1. 成虫 虫体细小，乳白色。角皮具细横纹，头端角皮膨大形成头翼。口孔位于顶端，周围有三个小唇瓣。咽管末端膨大呈球形，称咽管球。雌虫长8～13mm，宽0.3～0.5mm，虫体前端较细，中部膨大，尾端直而尖细，略呈长纺锤形；生殖系统为双管型，阴门位于体前1/3处的腹面；肛门位于体后1/3处。雄虫较小，长2～5mm，宽0.1～0.2mm，尾端向腹面卷曲；生殖系统为单管型；泄殖腔开口于虫体末端，有1根交合刺（图13-10）。

2. 虫卵 虫卵无色透明，大小为（50～60）μm×（20～30）μm，呈不对称长椭圆形，一侧较平，一侧稍凸，形似柿核。卵壳厚，由一层脂质层和两层壳质层组成。虫卵自虫体排出时，卵内胚胎多已发育至蝌蚪期（图13-10），数小时后即可发育为幼虫。

【生活史】 成虫寄生于人体的回盲部，以盲肠、阑尾、结肠、回肠下段多见，重度感染时，可达小肠上段，甚至胃等部位。成虫以肠内容物、组织液和血液为食。虫体可游离于肠腔，或借助头翼、唇瓣和咽管球的作用，附着在肠黏膜上。雌、雄虫交配后，雄虫很快死亡。子宫内充满虫卵的雌虫脱离宿主肠壁，向肠腔下段移行至直肠；当宿主睡眠后，肛门括约肌松弛，雌虫移行到肛门外，受温度和湿度的改变及空气的刺激，开始大量排卵，一条雌虫体内含卵5 000～17 000个，产出的

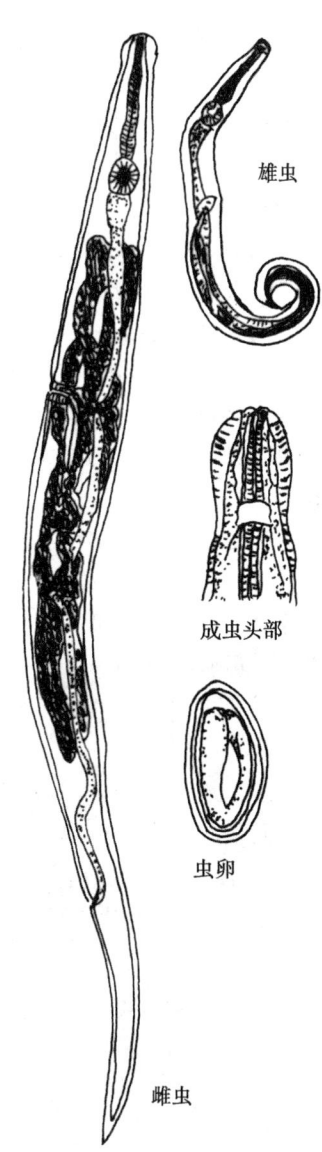

图13-10 蠕形住肠线虫形态

虫卵被黏附在肛周皮肤上。排卵后雌虫大多干枯死亡，少数雌虫可进入肛门内，返回肠腔。若进入阴道、尿道可导致异位寄生。

黏附于肛周的虫卵发育很快，在适宜的温度（34～36℃）、湿度（相对湿度90%～100%）、氧气充足条件下，约经6h卵内胚胎发育为幼虫，蜕皮1次，成为感染期卵。雌虫的产卵活动引起肛周皮肤发痒，当患儿用手搔抓时，虫卵污染手指，再经口食入，形成肛门-手-口感染。感染期卵也可散落在室内灰尘、衣被、玩具、食物上，再经口或随空气吸入等方式使人受染。感染期虫卵在十二指肠内孵出幼虫，幼虫沿小肠下行，途中蜕皮2次，到回盲部再蜕皮1次，发育为成虫。自吞食感染期虫卵至雌虫产卵需2～6周。雌虫寿命2～4周，最长可达101天。

【致病】 雌虫在肛周爬行、产卵，刺激肛门及会阴部皮肤，引起皮肤瘙痒，是蛲虫病的主要症状。患者搔抓时，抓破皮肤，常引起继发感染。患儿常有烦躁不安、易怒、失眠、食欲缺乏、消瘦、夜间磨牙、夜惊等表现，长期反复感染，会影响儿童的身心健康。

虫体附着局部肠黏膜，造成轻度损伤，可致消化功能紊乱或慢性炎症，一般不表现明显症状。若有异位寄生时，则可导致严重后果，较为常见的是由于雌虫侵入阴道，引起阴道炎，继而导致子宫内膜炎和输卵管炎等；侵入尿道，引起尿道炎、膀胱炎；此外，在腹腔、腹膜、盆腔、肠壁组织、肝、肺、前列腺等处也曾有异位寄生的报道。

【实验诊断】 因蛲虫一般不在肠道内产卵，所以粪便检查虫卵的阳性率极低，故诊断蛲虫病常采用肛门拭子法和透明胶纸法，在肛门周围取材。检查应于清晨排便前或洗澡前进行。此外，在粪便内检获成虫或患儿入睡后，查看肛周有无雌虫，亦可确诊。

【流行】 蛲虫感染呈全球性分布，我国人群感染也较普遍。尤其是集体生活的儿童，最易感染。据2001—2004年我国人体重要寄生虫调查，12岁以下儿童蛲虫平均感染率为10.28%，以海南省的感染率最高（42.64%）。

蛲虫感染者是惟一的传染源。感染方式简单，主要通过肛门-手-口直接感染，这是造成体外自身重复感染的主要途径。蛲虫卵对外界环境的抵抗力较强，在潮湿的皮肤上或患者的甲垢内可存活10天，因吮手指或不洁取食，均可将虫卵带入口中。此外，还可通过间接接触和吸入感染，造成相互感染。蛲虫卵在室内一般可存活3周左右，因此，寝室内的玩具、衣被、家具、地面上均可查到蛲虫卵，与手接触，再经口感染。随尘埃飞扬在空中的虫卵，也可经口、鼻吸入感染。

【防治】 根据本虫的流行特点，宜采取综合措施，做好预防工作，防止自身反复感染和相互感染。

1. 加强卫生宣传教育　注意公共卫生、家庭卫生和个人卫生，做到饭前便后洗手、勤剪指甲、勤换衣、定期烫洗被褥和清洗玩具。

2. 普查普治　对托儿所、幼儿园的儿童进行普查普治。常用药物有甲苯咪唑、噻嘧啶、阿苯达唑等。外用药可使用蛲虫膏、2%氯化氨基汞膏等涂于肛周，有止痒杀虫作用。

第四节 毛首鞭形线虫

> **学习引导**
>
> 根据问题学习，学完本节后应能正确回答如下问题：
> 1. 描述毛首鞭形线虫虫卵、成虫的形态。
> 2. 阐述毛首鞭形线虫生活史要点。
> 3. 如何诊断和防治鞭虫病？

毛首鞭形线虫（*Trichuris trichiura* Linnaeus，1771）简称鞭虫（whipworm）。成虫寄生于人体盲肠，引起鞭虫病（trichuriasis）。

【形态】

1. 成虫　形似马鞭，虫体前3/5细长，后2/5短粗。口腔小，咽管细长，前段为肌性，后段为腺性，咽管由串珠状排列的杆细胞组成的杆状体包绕。雌虫长35～50mm，尾端钝直，阴门位于虫体粗大部前方的腹面。雄虫长30～45mm，尾端向腹面呈环状卷曲，有1根交合刺，具可伸缩的交合刺鞘。两性成虫的生殖系统均为单管型（图13-11）。

2. 虫卵　纺锤形，黄褐色，大小为（50～54）μm×（22～23）μm。卵壳较厚，两端各具一个透明的塞状突起，称盖塞（opercular plug）或透明栓。虫卵自人体排出时，内含一个尚未分裂的卵细胞（图13-11）。

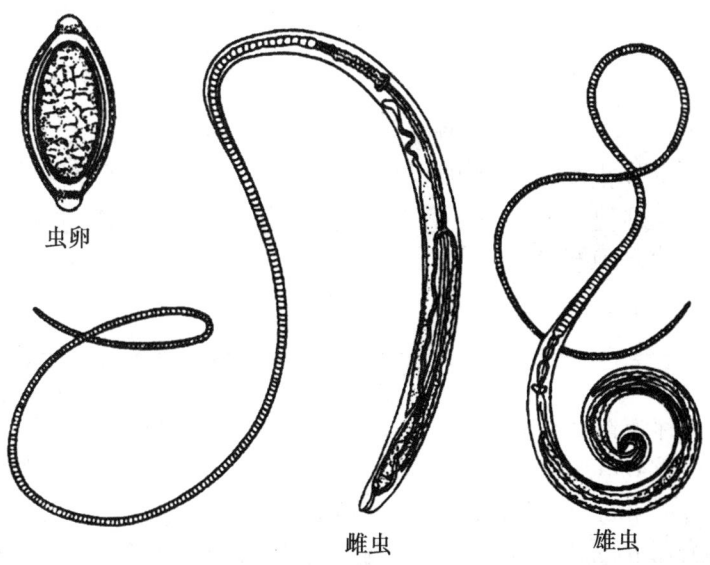

图13-11　毛首鞭形线虫形态

【生活史】　成虫主要寄生于盲肠，严重感染时，亦可在结肠、直肠、回肠下段内寄生。虫体以其纤细的前端钻入肠黏膜及黏膜下层，后端则裸露在肠腔内，以血液和组织液为营养。雌、雄虫交配后，雌虫产卵，每日1 000～7 000个。虫卵随粪便排出体外，在适宜的温度、湿度条件下，经3～5周即可发育为感染期卵。人因摄入被感染期虫卵污染的食物、饮水而感染。在小肠内，幼虫自盖塞处逸出，并侵入局部肠黏膜，摄取营养，进行发育。经10天左右，幼虫重新回到肠腔，再移行至盲肠发育为成虫。自误食感染期虫卵至成虫发育成熟产卵，需时1～3个月。成虫寿命一般为3～5年。

【致病】 由于虫体前端插入肠黏膜及黏膜下层，甚至肌层，以组织液和血液为食。当寄生虫数月较多时，由于机械性损伤以及分泌物的刺激作用，可致肠壁充血、水肿或出血等炎症反应。轻度感染者多无明显症状，严重感染者可出现头晕、食欲缺乏、腹痛、腹泻等消化道症状，甚至出现粪便隐血或带鲜血及消瘦、贫血现象。儿童重度感染，可致直肠脱垂，多见于营养不良或并发肠道致病菌感染的病例。少数患者可出现发热、荨麻疹、嗜酸性粒细胞增多、四肢水肿等全身反应。

【诊断】 鞭虫病的诊断以粪便检获虫卵为依据，可采用粪便直接涂片法、沉淀集卵法及饱和盐水浮聚法等。由于鞭虫卵较小，容易漏检，需反复检查。

【流行和防治】 鞭虫呈世界性分布，尤其是热带、亚热带及温带地区。人是唯一的传染源。温暖、潮湿的环境有利于鞭虫虫卵的发育和传播，虫卵能保持感染能力达数月至数年。而鞭虫虫卵对低温、干燥的抵抗力不强，因此，在我国南方人群的鞭虫感染率明显高于北方干旱地区。

对鞭虫的防治应加强粪便管理，保护水源，注重环境卫生和个人卫生。对患者和带虫者应重视驱虫，近年来采用甲苯咪唑、阿苯达唑对鞭虫病的治疗效果较好。

第五节　十二指肠钩口线虫和美洲板口线虫

学习引导

根据问题学习，学完本节后应能正确回答如下问题：
1. 十二指肠钩口线虫成虫与美洲板口线虫成虫形态上有何不同？
2. 简述钩虫的生活史。
3. 阐述钩虫病的贫血机制。
4. 如何防治钩虫病？

钩口科线虫简称为钩虫（hook worm），约有100多种，寄生人体的钩虫主要有两种：十二指肠钩口线虫（*Ancylostoma duodenale* Dubini，1843），简称十二指肠钩虫和美洲板口线虫（*Necator americanus* Stiles，1902），简称美洲钩虫。锡兰钩口线虫（*A.ceylanicum*）和犬钩口线虫（*A.caninum*）偶尔寄生于人体。此外，巴西钩口线虫（*A.braziliense*）侵入人体可引起皮肤幼虫移行症（cutaneous larva migrans，CLM）。

【形态】

1. 成虫　成虫长约1cm，活时肉红色，死后灰白色。虫体头端向背面仰屈，十二指肠钩虫虫体前、后端均向背面弯曲；美洲钩虫虫体前端朝背面仰屈，后端向腹面弯曲。钩虫前端顶部为发达的口囊（buccal capsule），十二指肠钩虫口囊呈卵圆形，其腹侧缘有钩齿两对；美洲钩虫口囊呈椭圆形，其腹侧有半月形板齿一对。

口囊的中央为口孔，虫体前端有头腺1对和咽腺3个。头腺分泌抗凝素和乙酰胆碱酯酶等多种酶类，开口于口囊两侧的头感器孔，有利于钩虫吸血。咽腺可分泌乙酰胆碱酯酶、蛋白酶及胶原酶，乙酰胆碱酯酶有降低宿主肠壁蠕动的作用，有利于虫体附着。

钩虫雄虫生殖系统为单管型；体末端角皮膨大延伸形成交合伞，交合伞由两个侧叶和一个背叶组成，依其部位不同分别称背辐肋、侧辐肋和腹辐肋，其中背辐肋的分支特点是鉴定虫种的重要依据之一；雄虫具交合刺一对。雌虫生殖系统为双管型；虫体末端呈圆锥形，阴门位于虫体腹面中部，十二指肠钩虫具尾刺。

两种钩虫成虫的形态鉴别见图13-12和表13-1。

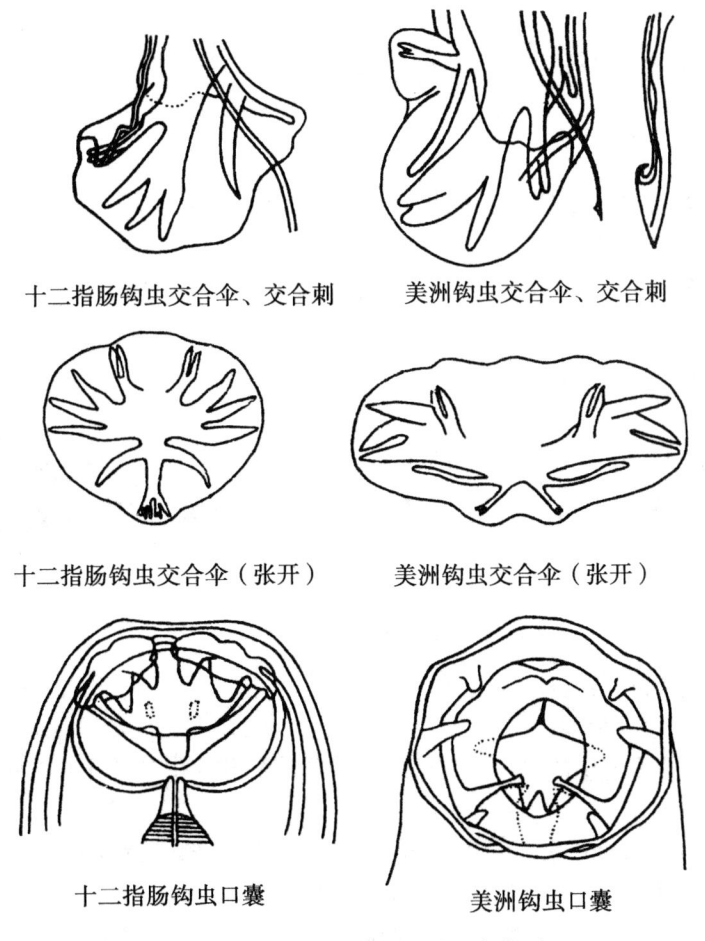

十二指肠钩虫交合伞、交合刺　　美洲钩虫交合伞、交合刺

十二指肠钩虫交合伞（张开）　　美洲钩虫交合伞（张开）

十二指肠钩虫口囊　　美洲钩虫口囊

图13-12　两种钩虫成虫的形态鉴别

2. 钩蚴　钩虫的幼虫简称为钩蚴，分为杆状蚴和丝状蚴。杆状蚴生活在土壤中，口腔细长，有口孔，能进食。丝状蚴口腔封闭，咽管细长，约为虫体的1/5，不再进食，但具有感染能力，故又称感染期幼虫，其口腔壁背、腹面有称为口矛或咽管矛的角质矛状结构，两种钩虫丝状蚴咽管矛的形状不同，据此可鉴定虫种（图13-13）。

表 13-1　寄生人体两种钩虫成虫的鉴别

鉴别要点	十二指肠钩口线虫 A. duodenale	美洲板口线虫 N. americanus
大小（mm）	♀（10~13）×0.6	♀（9~11）×0.4
	♂（8~11）×（0.4~0.5）	♂（7~9）×0.3
体形	呈"C"形	呈"∫"形
口囊	腹侧前缘有两对钩齿	腹侧前缘有一对半月形板齿
交合伞	略呈圆形	略呈扁圆形
背辐肋	远端分2支，每支再分3小支	基部分2支，每支再分2小支
交合刺	两刺呈长鬃状，末端分开	一刺末端形成倒钩，与另一刺的末端合并包于膜内
阴门	在虫体中部略后	在虫体中部略前
尾刺	有	无

3. **虫卵**　呈椭圆形，壳薄，无色透明，大小为（56~76）μm×（35~40）μm。随粪便排出时，卵内细胞多为4~8个，卵壳与细胞间有明显的空隙。患者便秘或粪便放置过久，卵内细胞可分裂为桑椹期，甚至发育为幼虫。两种钩虫虫卵极相似，不易区别（图13-14）。

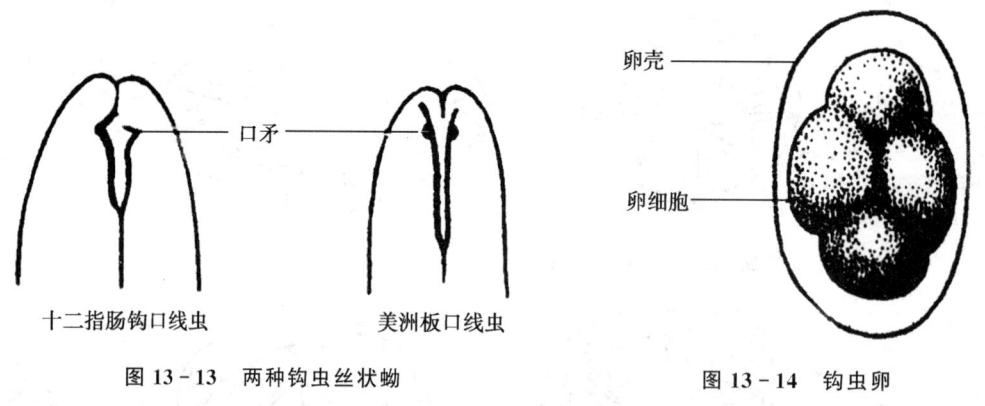

图 13-13　两种钩虫丝状蚴　　　图 13-14　钩虫卵

【生活史】　两种钩虫生活史基本相同，在发育过程不需要中间宿主，可直接在土壤中和人体内发育（图13-15）。

1. **在外界发育**　成虫寄生于人体小肠上段，借口囊内的钩齿或板齿咬附肠黏膜，以血液、组织液、肠黏膜为食。雌、雄成虫交配后，雌虫产卵，卵随粪便排出体外。

虫卵在温暖（25~30℃）、潮湿（相对湿度60%~80%）、荫蔽、氧气充足的土壤中，卵内细胞很快分裂，24h内孵出第一期杆状蚴，第一次蜕皮后发育为第二期杆状蚴，杆状蚴以土壤中细菌、有机物为食。经5~6天，虫体停止摄食，咽管变长，进行第二次蜕皮，发育为丝状蚴，即感染期蚴。

丝状蚴主要生存于1~2cm深的表层土壤内，并常呈聚集性活动，在严重污染的土壤中，可检获数千条幼虫。丝状蚴可借助覆盖体表水膜的表面张力沿地面植物向上移行高达20cm，在温度、湿度适宜的土壤中，丝状蚴可存活15周左右；冬季大都自然死亡。

2. **在人体内发育**　当丝状蚴接触到人的皮肤时，其活动力增强，可经毛囊、汗腺口或

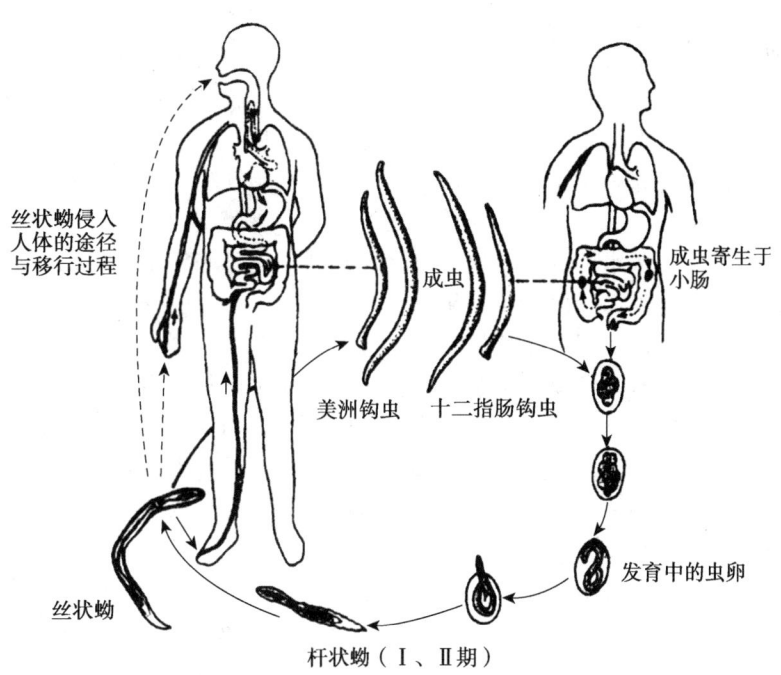

图 13-15 钩虫生活史

破损皮肤钻入人体,时间需 30min~1h。丝状蚴侵入皮肤后,在局部停留约 24h,然后陆续进入小静脉或淋巴管,随血流经右心到肺,穿过肺泡毛细血管进入肺泡,再借助细支气管、支气管上皮细胞的纤毛摆动,向上移行至咽,随吞咽活动被咽下,经食管、胃到达小肠。幼虫在小肠内迅速发育,3~4 天经过第三次蜕皮,形成口囊,吸附在肠壁上摄取营养,经 10 天左右第四次蜕皮发育为成虫。自丝状蚴经皮肤感染至成虫产卵,一般需 5~7 周。每条雌虫日平均产卵量十二指肠钩虫为 10 000~30 000 个,美洲钩虫为 5 000~10 000 个。成虫寿命一般为 3~5 年,十二指肠钩虫可活 7 年,美洲钩虫可活 15 年。

【致病】 寄生于人体的钩虫数量可 1 条至数千条不等,是否出现临床症状,与多种因素有关,如寄生的虫数、人体的营养状况和免疫力。两种钩虫的致病作用相同,但十二指肠钩虫对人的危害比美洲钩虫大。

1. 幼虫致病

(1) 钩蚴性皮炎:钩虫丝状蚴侵入皮肤后,在数分钟至 1 小时局部皮肤出现针刺、烧灼和奇痒感,以及充血斑点或丘疹,1~2 天内出现红肿、水疱,抓破后可流出黄色液体。若继发细菌感染则可形成脓疱,2 周左右结痂、脱皮而愈;在未合并感染条件下,一般持续 1 周左右。此过程俗称"粪毒"。皮炎多见于与土壤接触的足背、手背、指(趾)间的皮肤。

(2) 肺部病变:钩虫幼虫移行至肺,穿过肺泡毛细血管进入肺泡时,均可引起局部出血及炎症病变。患者出现咳嗽、痰中带血,常伴畏寒、发热等全身症状;重者肺出血,持续干咳和哮喘。外周血中嗜酸性粒细胞增多。症状一般持续数日至十余日,个别可持续 3 个月左右。

2. 成虫致病

(1) 消化道症状:成虫寄生在小肠内,以口囊内的钩齿和板齿咬附肠黏膜,并经常更换咬附部位，造成肠黏膜散在出血点及小溃疡，有时可形成片状出血性瘀斑，病变可深达黏膜下层，甚至肌层。患者常有上腹不适、隐痛、恶心、呕吐、腹泻等症状。少数患者出现喜食生米、生豆、泥土等异常症状，称"异嗜症"，补充铁剂后，大多数患者此症状消失。

（2）贫血：钩虫吸血活动和咬附伤口的渗血导致人体长期慢性失血，铁和蛋白质不断丢失，出现贫血。因为缺铁，血红蛋白合成速度慢于红细胞新生的速度，故临床上出现的贫血为小细胞低色素性贫血。其临床表现为患者皮肤蜡黄、黏膜苍白、头晕、乏力，严重者可有心慌、气促、面部及下肢水肿等贫血性心脏病的症状。近年来钩虫寄生引起消化道大出血的报道较多，并因长期误诊而造成严重后果。

钩虫长期寄生于人体引起宿主慢性失血的原因：①钩虫头腺分泌的抗凝因子（抗凝素）抑制血凝。②钩虫吸血时咽管收缩扩张频繁使吸进的血迅速从体内排出。实验测定，一条美洲钩虫每天使人失血约0.03ml；而十二指肠钩虫约为0.15ml。③钩虫吸血时造成受损组织的少量渗血，其渗血量与虫体吸血量大致相当。④钩虫不断地更换咬附部位，造成宿主肠壁的广泛损伤。此外，虫体活动，造成组织、血管的损伤，也可以引起血液的流失。钩虫贫血与宿主全身营养状况有关。

（3）婴幼儿钩虫病：婴幼儿钩虫病多为经胎盘或乳汁感染胎儿，或因穿"土裤子"或睡砂袋等方式感染，发病最早为出生后10天，常以柏油样黑便、腹泻、食欲缺乏等症状为主，贫血严重，并发症多，预后差，严重影响生长发育。流行区10岁以下儿童感染率高，儿童患钩虫病易引起营养不良，生长发育障碍，甚至出现侏儒症。

案例13-1

患者，男，46岁，汉族，农民，湖北省潜江市江汉人。因间歇性黑便1年余，加重1个月，于2007年2月7日入院。患者出现间断黑便，多次到当地乡医院就诊，给予抑酸、止血治疗有好转。

入院前1个月无明显诱因再次出现黑便，每天6~10次，每次10~100g，间有黄色及红色稀便；伴脐周腹部不适，晕厥1次。为明确出血原因而到××医院就诊。

入院查体：T 36.5℃，P 60次/分，BP 95/60mmHg。神志清楚，重度贫血貌。心肺无异常体征。腹部平软，脐周轻压痛，肝脾未触及。血常规：WBC 5.7×10^9/L，Hb 47g/L。粪便常规：黑便，寄生虫（−），OB（+）。肝、肾功能无异常。凝血四项正常。胃镜：胃黏膜贫血像，慢性浅表性胃炎及十二指肠球炎。

入院后给予补液、抑酸、止血、输血等治疗，症状无明显改变。故行双气囊小肠镜检查，见空肠中上段大量活体钩虫，部分咬附在肠壁，叮附处少量渗血。

追问病史，患者居住地以棉花、蔬菜种植为主，尤其在夏季，农民赤足下地，赤手种菜收菜，农民极易感染钩虫。该患者近2年都在农场种菜，未予以个人防护，黑便前小腿以下皮肤出现过皮疹、瘙痒。

诊断：1. 钩虫病　2. 贫血

给予阿苯达唑400mg口服，每日2次，连服3天。复查粪便常规：黄色，寄生虫（−），OB（−）。复查血常规：WBC 5.0×10^9/L，Hb 83g/L。患者自觉症状明显好转出院。

【实验诊断】

1. 病原学诊断

(1) 生理盐水直接涂片法：简便易行，但轻度感染者易漏检，反复多次检查可提高检出率。

(2) 饱和盐水浮聚法：利用钩虫卵的比重（1.055～1.090）低于饱和盐水的比重（1.20），虫卵易于漂浮的原理检查虫卵，检出率比直接涂片法高5～6倍，较为常用。

(3) 钩蚴培养法：采用滤纸试管法，此法检出率高于饱和盐水浮聚法，可鉴别两种钩虫丝状蚴，确定虫种，但粪便标本需培养5～6天才能孵出幼虫。

(4) 虫卵计数法：通过计算每克粪便的虫卵数，推算体内寄生虫的数目，主要用于疗效考核和流行病学调查。常用的方法有改良加藤法，可测定钩虫感染度。

2. 免疫学诊断　应用于钩虫产卵前，并结合病史进行早期诊断。主要方法有皮内试验（用成虫或钩蚴抗原均可）和间接荧光抗体试验（采用脱鞘的幼虫作抗原）等。

【流行】　钩虫病呈全球性分布，我国属于钩虫病的多发区，一般以黄河以南为主要流行区，北方及西部地区少见。南方以美洲钩虫为主，北方以十二指肠钩虫占优势。但混合感染也不少见。据2001—2004全国寄生虫病调查结果显示我国钩虫感染人数为3 930万，平均感染率为6.12%，以海南省的感染率最高（33.18%）。大多数地区钩虫感染率虽高，但感染度较低（每克粪便虫卵数<2 000）。

钩虫病的流行与自然环境、种植作物、生产方式及生活条件等有密切关系。人们接触含幼虫的土壤而感染，如赤足在施过新鲜粪便的蔬菜、红薯及棉花地中耕作，特别在雨后初晴或久晴初雨之后更易感染。喜食生菜者感染十二指肠钩虫机会较多。虫卵在水中也能发育为感染期蚴，故栽种水稻也可感染。感染季节各地不同，温暖的南方几乎全年均可感染。国内大部分地区以5～8月份为感染高峰，9月份下降。

丝状蚴主要经皮肤感染，也可经口感染（特别是十二指肠钩虫），常因生食蔬菜所致。有报道某些动物（小牛、猪、兔等）可作为十二指肠钩虫的转续宿主，人若生食这些转续宿主的肉类，也可导致钩虫感染。婴儿感染途径除经胎盘感染和母乳传递外，母亲在田间劳动时，将婴儿放在地上或睡砂袋均可受到感染。

【防治】　对钩虫病的防治要采用综合性防治措施。

1. 普查普治　治疗患者和带虫者是防治的重要环节。驱虫宜在每年冬、春季进行。常用驱虫药有甲苯咪唑、左旋咪唑、阿苯达唑、噻嘧啶等。

2. 加强粪便管理　不用新鲜粪便施肥，不随地排便，提倡使用沼气池、三坑式沉淀密封粪池处理粪便，可杀死粪便中的虫卵。

3. 注意个人防护　提倡穿鞋下地劳动，尽量减少手、足直接与泥土接触，必要时可使用防护剂（1.5%左旋咪唑硼酸酒精、15%噻苯达唑软膏）涂抹手足皮肤，连用两天能快速止痒消肿。

第六节　班氏吴策线虫和马来布鲁线虫

学习引导

根据问题学习，学完本节后应能正确回答如下问题：
1. 两种丝虫微丝蚴形态结构有何区别？
2. 何为丝虫微丝蚴夜现周期性？了解丝虫微丝蚴夜现周期性有何意义？
3. 简述丝虫病的临床表现及致病机制。
4. 诊断丝虫病的常用病原学检查方法有哪些？
5. 阐述防治丝虫病的主要措施。

丝虫（filaria）是由吸血节肢动物传播的组织内寄生线虫，寄生人体的丝虫有8种。我国仅有两种，班氏吴策线虫（*Wuchereria bancrofti* Cobbold, 1877），简称班氏丝虫；马来布鲁线虫（*Brugia malayi* Brug, 1927），简称马来丝虫。以上两种丝虫成虫均寄生于人体淋巴系统内，以蚊为传播媒介，引起淋巴丝虫病（lymphatic filariasis）。

祖国医学中很早就有关于丝虫病的记载，如"两足红肿，寒热如伤寒状""小便白如米汁""膏淋""癞疝重坠，囊大如斗"等，都分别记述了丝虫病引起的丝虫热、乳糜尿和象皮肿等症状。

【形态】

1. 成虫　两种丝虫成虫的形态相似，皆为乳白色丝线状，体表光滑，雌雄异体。班氏丝虫雌虫大小为（72～105）mm×（0.2～0.3）mm，雄虫为（28.2～42）mm×（0.1～0.2）mm。马来丝虫雌虫大小为（50～60）mm×（0.16～0.22）mm，雄虫为（13.5～28）mm×（0.07～0.11）mm。成虫雌雄相互缠绕在一起，寄生于淋巴结和淋巴管中。

2. 微丝蚴（microfilaria）　成虫不产卵直接产幼虫，称微丝蚴。体长200～300μm，直径近似红细胞大小。在新鲜血涂片上，虫体作蛇样运动。经染色，可见虫体头端钝圆，尾端尖细，外被鞘膜；体内有许多圆形或椭圆形体核，头端无核区称头间隙；尾端逐渐变细，如有核称尾核（图13-16）。两种微丝蚴鉴别要点见表13-2。

表13-2　我国两种微丝蚴的形态鉴别

鉴别要点	班氏吴策线虫微丝蚴 Microfilaria of *W. bancrofti*	马来布鲁线虫微丝蚴 Microfilaria of *B. malayi*
大小（μm）	（244～296）×（5.3～7.0）	（177～230）×（5～6）
体态	弯曲自然，柔和	僵直，大弯中有小弯
头间隙（长∶宽）	1∶1或1∶2	2∶1
体核	大小均匀，排列整齐，清晰可数	大小不等，排列紧密，不易分清
尾核	无，尾部尖细	两个，上下排列，尾核处较膨大

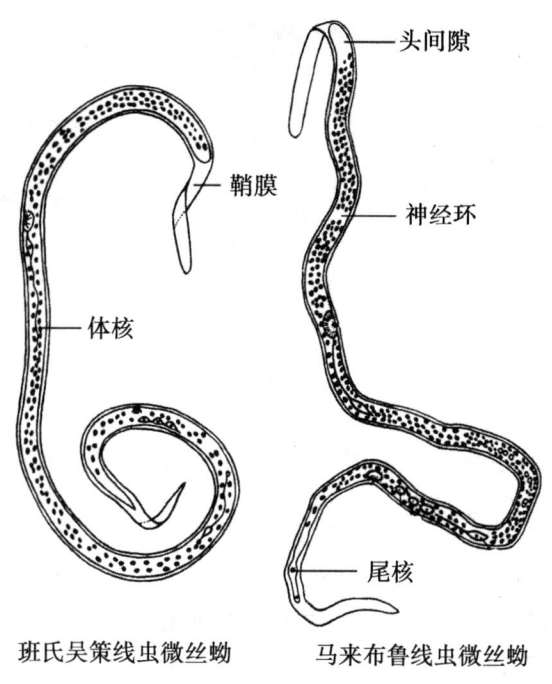

图 13-16　丝虫微丝蚴

【生活史】　两种丝虫的生活史基本相似，都需经两个发育阶段，即幼虫在中间宿主蚊体内的发育和成虫在终宿主人体内的发育（图 13-17）。

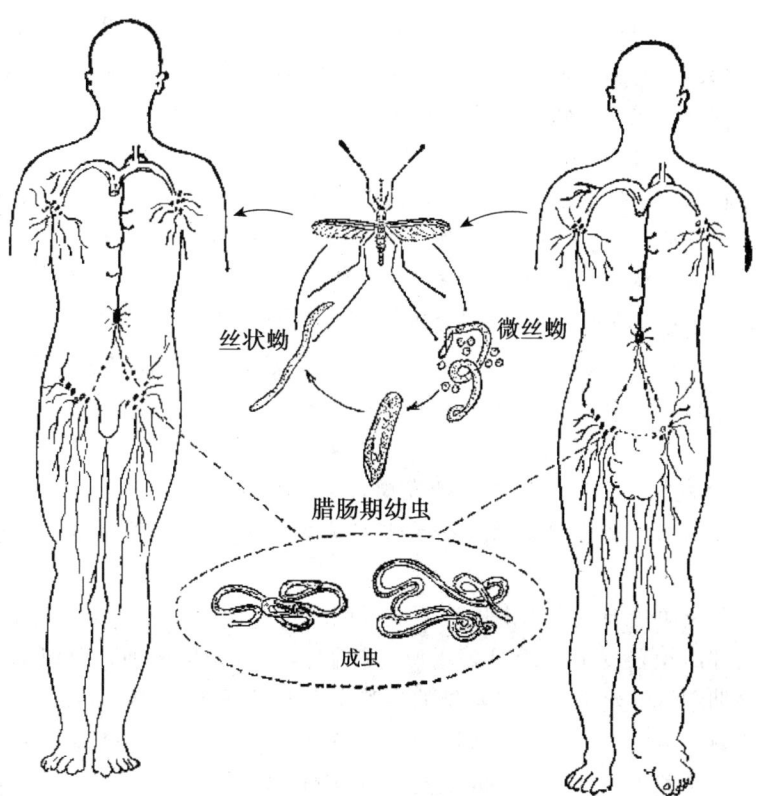

图 13-17　丝虫生活史

1. 在蚊体内的发育　当蚊叮吸带有微丝蚴患者的血液时,微丝蚴随血液进入蚊胃,经 1~7h 脱去鞘膜,穿过胃壁,经血腔进入胸肌,在胸肌内需经 2~4 天缩短变粗,形如腊肠,称腊肠期幼虫;继续发育,腊肠蚴变为细长活跃的丝状蚴,即感染期幼虫,丝状蚴到达蚊下唇。当蚊再次吸血时,丝状蚴经刺吸伤口或正常皮肤侵入人体。

2. 在人体内的发育　丝状蚴经皮肤进入人体后,侵入附近的小淋巴管,然后随淋巴循环移至大的淋巴管和淋巴结,经两次蜕皮发育为成虫。成虫以淋巴液为食,雌雄虫交配后,雌虫产微丝蚴,微丝蚴可停留在淋巴系统内,但大多数随淋巴液,经胸导管进入血液循环。自感染期幼虫侵入人体至性成熟产出微丝蚴,需经 3~5 个月或稍长。人体血液内的微丝蚴如未被蚊吸去,在人体内不能进一步发育,其寿命为 2~3 个月。成虫寿命 4~10 年,个别长达 40 年之久。

两种丝虫成虫寄生于人体淋巴系统的部位不同。马来丝虫多寄生于上、下肢浅部淋巴系统,以下肢多见;班氏丝虫除寄生于浅部淋巴系统外,还寄生于深部淋巴系统,主要见于下肢、阴囊、精索、腹腔、腹股沟、肾盂等部位。

微丝蚴在外周血液的夜多昼少现象称夜现周期性。丝虫病患者体内的微丝蚴一般白天滞留于肺血管中,夜晚则出现于外周血液。两种微丝蚴出现于外周血液中的高峰时间略有不同。班氏丝虫微丝蚴出现高峰是从晚上 10 时至次晨 2 时,马来丝虫微丝蚴是从晚上 8 时至次晨 4 时。关于微丝蚴夜现周期性的机制至今尚未完全阐明,一般认为是丝虫与蚊媒生态习性的适应,也与宿主的生活习惯、氧吸入量、大脑皮质的兴奋或抑制及微丝蚴自身的生物学特性有关。

【致病】　人感染丝虫后是否发病,取决于机体对丝虫感染的免疫性、侵入的虫种和数量、重复感染的次数、虫体寄生部位和有无继发感染等。丝虫病的潜伏期多为 4~5 个月,也有 1 年甚至更长。潜伏期后血中出现微丝蚴,一般不出现明显临床症状者称微丝蚴血症或带虫者。丝虫病的临床表现大致分为急性期过敏及炎症反应和慢性期阻塞病变。

1. 急性期过敏及炎症反应　寄生于淋巴系统中的成虫、幼虫的代谢产物、分泌物,死亡虫体的分解产物及幼虫的蜕皮液,均可刺激机体产生局部和全身的反应。在感染早期淋巴管内膜肿胀,上皮细胞增生,管壁及周围组织发生炎细胞浸润,继而淋巴管肿胀、管壁增厚、瓣膜受损。早期症状为局部淋巴管炎、淋巴结炎和全身超敏反应。临床表现为淋巴结肿大、淋巴管炎,以下肢常见,淋巴管炎表现特征为从上而下逆行蔓延,成一条红线,俗称"流火"。当炎症波及皮肤浅表淋巴管时,患者局部皮肤出现弥漫性红肿,有压痛和灼热感,称丹毒样皮炎。此外,患者出现畏寒、发热、关节酸痛、嗜酸性粒细胞增高等全身症状,称丝虫热。

2. 慢性期阻塞性病变　急性病变不断发展,症状反复发作,病变部位局部出现增生性肉芽肿,加之虫体阻塞,造成淋巴管部分或全部阻塞。由于阻塞部位不同,患者临床表现不同。

(1) 淋巴水肿及象皮肿:由于淋巴液回流受阻,淋巴液淤积,早期表现压凹性水肿,随着病情发展,局部组织及皮下组织显著增厚,弹性消失,变粗变硬,形似象皮,故称象皮肿。象皮肿为晚期和慢性丝虫病患者常见的症状,多发于下肢和阴囊(图 13-18)。

(2) 鞘膜积液:多发于班氏丝虫病慢性期。精索、睾丸淋巴管阻塞,淋巴液渗入鞘膜腔内,引起积液,阴囊肿大。穿刺抽出的积液中可查到微丝蚴。

(3) 乳糜尿：由于主动脉前淋巴结或肠干淋巴结发生阻塞，使小肠吸收的乳糜液回流受阻，而经侧支流入肾淋巴管，自肾乳头黏膜破损处，流入肾盂，混于尿中排出。尿液呈乳白色，状似牛奶，称乳糜尿。与淋巴管伴行的肾毛细血管破裂时可出现血性乳糜尿。

3. 隐性丝虫病 又称热带肺嗜酸性粒细胞增多症，此类患者外周血中查不到微丝蚴。典型表现为夜间阵咳、哮喘，持续性嗜酸性粒细胞增多和 IgE 水平升高。其机制是宿主对微丝蚴抗原引起的 I 型超敏反应。

【诊断】 在丝虫流行区，对淋巴管炎、淋巴结炎及反复发热的患者，临床应考虑本病的可能，而对出现象皮肿、鞘膜积液或乳糜尿等表现的患者，一般可做出初步诊断，确诊需用病原学诊断方法。

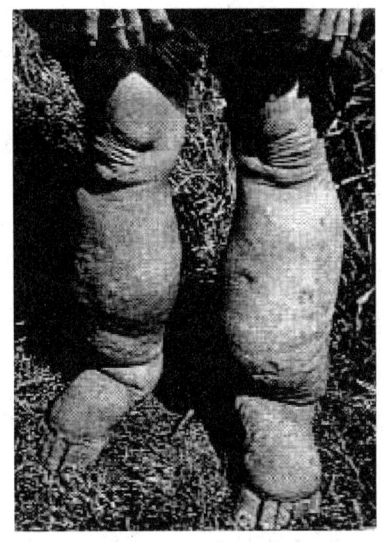

图 13-18 下肢象皮肿

1. 病原学诊断 从患者外周血、体液或活检物中查到微丝蚴或成虫是确诊的依据，检查微丝蚴采用的病原学检查方法主要有厚血膜法、新鲜血滴法、离心沉淀法、微孔薄膜过滤法，其中厚血膜法常用。因两种丝虫有夜现周期性的特点，一般在夜间9时至次日凌晨2时之间采血检出率较高。此外，亦可用组织活检法检查成虫。

2. 免疫学诊断 对丝虫病轻度感染者或阻塞性病症的患者，检测患者血清中的特异性抗体或循环抗原，在临床上具有辅助诊断意义。目前较理想的有 IFA、IGSS（免疫金银染色法）和 ELISA 等。目前，世界卫生组织（Worl Health Organization，WHO）推荐应用免疫色谱技术（immune chromatograph，ICT）可快速诊断淋巴丝虫病。DNA 探针和 PCR 法亦用于丝虫病的诊断，并取得良好的效果。

【流行】

1. 分布 淋巴丝虫病是全球十大热带病之一，广泛流行于世界 80 多个国家和地区。班氏丝虫遍布热带、亚热带和温带广大地区。马来丝虫仅流行于亚洲，以东南亚为主。

在我国，淋巴丝虫病曾是对人体危害最为严重的五大寄生虫病之一。山东、河南、江苏、上海、浙江、安徽、江西、湖北、湖南、四川、贵州、广西、广东、福建、海南和台湾 16 个省、自治区、直辖市有丝虫病流行。20 世纪 50 年代调查，大陆共有 864 个县（市）流行本病，患者 3 099.4 万。经 40 多年的防治取得了巨大的成绩，至 1994 年全国达到基本消灭丝虫病标准（人群微丝蚴率降至 1% 以下），1997 年广西、贵州、上海、重庆和湖南等省、自治区、直辖市达到消灭丝虫病标准。至 2000 年，我国 90% 的疫区县（市）达到消灭丝虫病的标准。2007 年 5 月 9 日 WHO 审核认可：中国成为全球第一个宣布消除丝虫病的国家。我国丝虫病的防治工作取得的成绩对全球消灭淋巴丝虫病工作具有积极的示范意义。

2. 流行因素 丝虫病的传染源是血内有微丝蚴的患者和带虫者。按 1997 年病原学和临床资料统计，全国尚有微丝蚴血症者 10.5 万余人，有丝虫病临床表现者 139 万余人。因此必须加强丝虫病的监测与查治。我国传播班氏丝虫病的主要媒介是淡色库蚊和致倦库蚊，其次为中华按蚊；传播马来丝虫病的主要是中华按蚊和嗜人按蚊。流行区男女老幼均有被感染的可能。我国丝虫病主要分布在热带与亚热带，这些地区的温度、湿度既有利于蚊虫的孳生和吸血活动，也有利于丝虫幼虫在蚊体内的发育。

【防治】 防治丝虫病的主要措施是普查普治和防蚊灭蚊。今后我国防治重点应放在对基本消灭丝虫病地区进行流行病学监测和对慢性患者救治。

治疗药物主要是乙胺嗪（又名海群生）。乙胺嗪对班氏丝虫和马来丝虫均有杀灭作用，对后者的疗效优于前者，对微丝蚴的作用优于成虫。对象皮肿患者除给予乙胺嗪杀虫外，可采用烘绑疗法、桑绑疗法，对阴囊象皮肿及鞘膜积液可用手术治疗。

第七节 旋毛形线虫

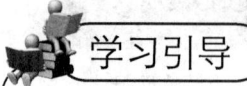

根据问题学习，学完本节后应能正确回答如下问题：
1. 描述旋毛形线虫成虫、囊包的形态。
2. 旋毛形线虫的生活史有哪些特点？
3. 简述旋毛虫的致病过程。
4. 如何诊断、防治旋毛虫病？

旋毛形线虫 [*Trichinella spiralis*（Owen，1835）Railliet，1895] 简称旋毛虫，其成虫和幼虫分别寄生于同一宿主的小肠和肌细胞内，引起旋毛虫病（trichinellosis）。旋毛虫病是一种危害严重的食源性人兽共患寄生虫病。

【形态】

1. 成虫 虫体微小，乳白色，线状。雄虫大小为（1.4～1.6）mm×0.04mm，雌虫（3～4）mm×0.06mm。消化道由口、咽、肠及肛门组成。口圆形，咽管甚长，为虫体长度的 1/3～1/2，后段咽管的背侧面有一列由圆盘状杆细胞组成的杆状体。两性成虫的生殖系统均为单管型。雄虫尾端具一对叶状交配附器，无交合刺。雌虫尾端钝圆；阴门开口于虫体前 1/4 处；卵巢位于体后部；子宫较长，子宫中段含虫卵，后段和近阴门处则充满幼虫（图 13-19）。

2. 幼虫 刚产出的幼虫大小为 $124\mu m \times 6\mu m$，寄生在宿主横纹肌细胞内的幼虫长约 1mm，卷曲于宿主横纹肌细胞内囊包（capsule）中。囊包呈梭形，其纵轴与肌纤维平行；壁厚，由成肌细胞退变及结缔组织增生形成；大小为（0.25～0.5）mm×（0.21～0.42）mm，一个囊包内通常含 1～2 条卷曲的幼虫，个别囊包内有 6～7 条。成熟幼虫的咽管结构与成虫相似（图 13-19）。

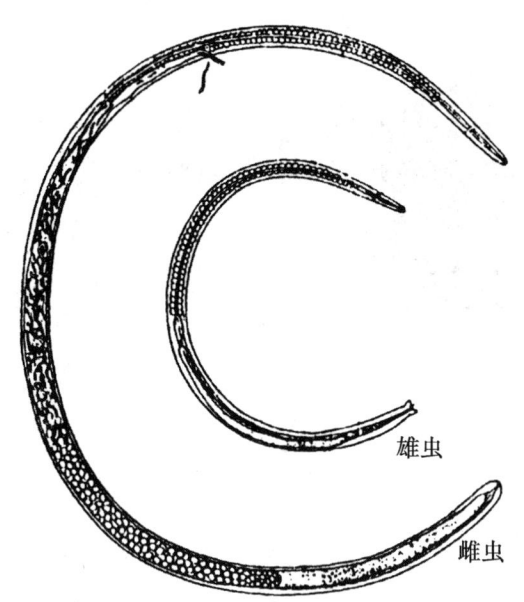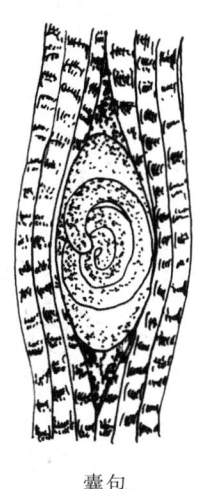
雄虫
雌虫
囊包

图 13-19 旋毛形线虫形态

【生活史】 成虫和幼虫寄生于同一个宿主内。成虫主要寄生在十二指肠和空肠上段；幼虫则寄生在横纹肌细胞内，形成具有感染性的幼虫囊包。在旋毛虫发育过程中，无外界发育阶段，但完成生活史必须更换宿主。

宿主主要通过食入含活幼虫囊包的肉类及其制品而感染，在消化酶的作用下，幼虫在十二指肠及空肠上段自囊包中逸出，并钻入肠黏膜内，经 24h 发育后再返回肠腔。在感染后 48 小时内，幼虫经 4 次蜕皮，发育为成虫。有些虫体还可在腹腔或肠系膜淋巴结处寄生。待生殖系统发育成熟后，雌、雄虫交配，雄虫大多死亡，雌虫重新侵入肠黏膜内，雌虫子宫内的虫卵逐渐发育为幼虫，并向阴门处移动。感染后的第 5~7 天，雌虫开始产出幼虫，产蚴期可持续 4~16 周或更长。每条雌虫一生可产幼虫 1 500~2 000 条。成虫一般可存活 1~2 个月，有的可达 3~4 个月。

产于肠黏膜内的新生幼虫侵入局部淋巴管或小静脉，随淋巴和血液循环到达宿主各器官、组织，但只有到达横纹肌内的幼虫才能继续发育。幼虫多侵入活动较多、血液供应丰富的肌肉，如膈肌、舌肌、咬肌、咽喉肌、胸肌、肋间肌、腓肠肌等处。幼虫穿破微血管，进入肌细胞内寄生。幼虫对肌细胞产生机械性和化学性刺激，引起局部炎性细胞浸润，纤维组织增生，幼虫周围逐渐形成纤维性囊壁，并不断增厚，感染 1 个月内形成梭形囊包。幼虫囊包对新宿主具有感染力，如无机会进入新宿主，半年后自囊包两端开始钙化，幼虫逐渐失去活力、死亡。少数钙化囊包内的幼虫也可继续存活数年，甚至长达 30 年（图 13-20）。

【致病】 旋毛虫对人体致病的程度与诸多因素有关，如食入囊包的数量、幼虫的活力、幼虫侵犯的部位及宿主对旋毛虫的免疫力等。感染轻者可无明显症状，重者临床表现复杂多样，如不及时诊治，患者可在发病后 3~7 周内死亡。

旋毛虫的致病过程分为三期：

1. 侵入期 指幼虫在小肠内脱囊并发育为成虫的阶段，时间约为 1 周。主要病变发生在肠黏膜，故又称此期为肠型期。由于幼虫及成虫对肠壁组织的侵犯，且成虫以肠绒毛为

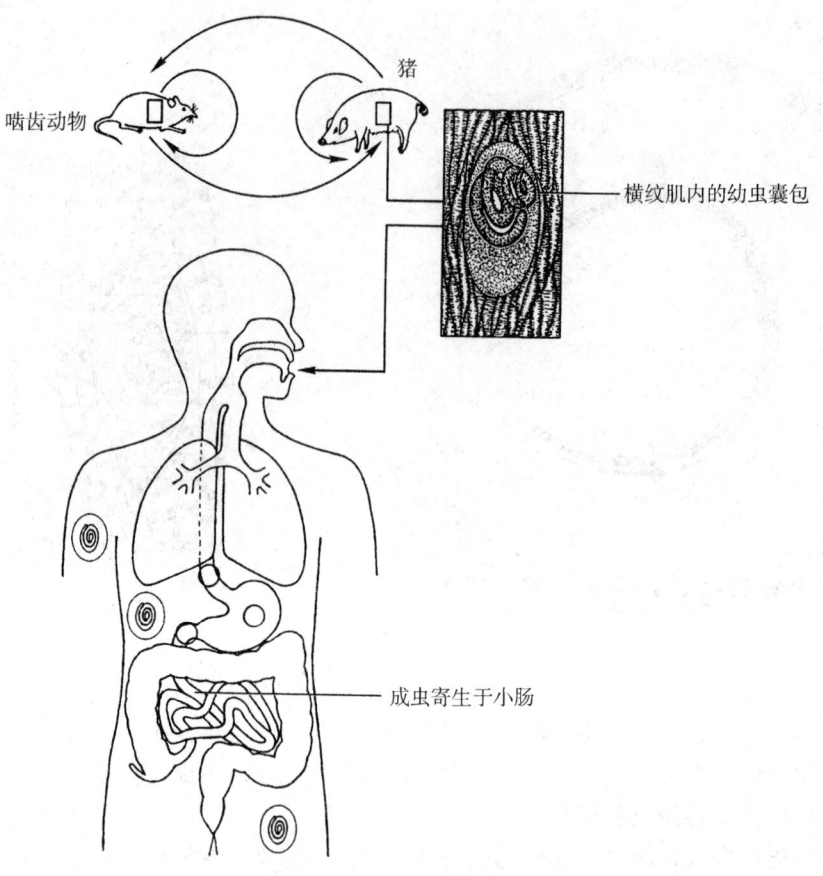

图 13-20 旋毛形线虫生活史

食，肠黏膜出现广泛性炎症，局部组织出现充血、水肿、出血，甚至形成浅表溃疡。患者可有厌食、恶心、呕吐、腹痛、腹泻等消化道症状，同时伴有乏力、畏寒、低热等全身症状。

2. **幼虫移行期** 指新生幼虫随淋巴、血液循环移行至全身各组织、器官及侵入横纹肌内发育，导致血管炎和肌炎的过程。主要病变发生在肌肉，故又称此期为肌肉期。时间为 2~3 周。由于幼虫移行时机械性损害及分泌物的毒性作用，引起所经之处组织的炎症反应，如急性全身性血管炎。患者出现发热、水肿（以眼、面部水肿最为常见）、血中嗜酸性粒细胞增多等。

幼虫侵入横纹肌后，引起肌纤维变性、肿胀、排列紊乱、横纹消失，肌细胞坏死、崩解，肌间质水肿及炎症细胞浸润。患者突出的症状为全身肌肉酸痛、压痛，尤以腓肠肌、肱二头肌、肱三头肌疼痛明显。部分重症患者可出现咀嚼、吞咽、发声及深呼吸障碍。

幼虫移行至肺，导致肺部广泛性或局限性出血、肺炎、肺水肿。幼虫侵犯心肌，可引起心肌炎、心力衰竭。累及中枢神经，可引起非化脓性脑膜炎和颅内高压，患者可出现昏迷、抽搐等症状。严重感染的患者，可因心力衰竭、毒血症、呼吸系统并发感染而死亡。

3. **囊包形成期** 指移行至横纹肌内的幼虫形成囊包，受损的宿主肌组织逐渐修复的过程。随着虫体的长大、卷曲，幼虫寄生部位的肌细胞膨大呈纺锤状，形成梭形肌腔包围虫体，结缔组织增生形成囊壁。急性炎症消退，患者的全身症状减轻，但肌痛仍可持续数月。重症患者可呈恶病质，或因毒血症、心肌炎而死亡。

案例 13-2

11例男性患者，年龄17~55岁，分别于2009年2月24—27日入院。均来自同一组修路民工。1个月内先后发病，但拒绝就医而延误诊治。

其中一患者，35岁，入院前30天无明显诱因出现阵发性腹痛、腹泻、呕吐，继之发热、四肢酸痛、水肿、活动困难。6天前感胸闷、呼吸困难、干咳、出汗。

入院查体：体温37.5℃，脉搏125次/分，呼吸26次/分，血压96/77mmHg；意识清楚，面色灰暗，口唇发绀，呼吸急促，颈部稍有抵抗；心律齐，双肺呼吸音粗，可闻少许湿啰音，肌张力稍高。

诊断：中毒性心肌炎，中毒性肝炎，中毒性脑病，低蛋白血症，电解质紊乱。

给予抗感染、激素、强心剂、蛋白质、纠正电解质紊乱、支持、对症等治疗。病情无好转，于7h后体温升高达39.5℃，心率154次/分，呼吸45次/分，血压155/100mmHg，血氧饱和度82%（面罩吸氧下），肺部啰音增多，出现急性左心衰竭，急性呼吸衰竭。27h后出现昏迷，并于37h后抢救无效死亡。

死亡诊断：急性中毒性脑病，急性中毒性心肌炎，急性中毒性肝炎，低蛋白血症，呼吸循环衰竭。尸检检出旋毛虫幼虫。

因为此患者死亡，其余10例紧急住院。10例均有发热，体温38~40℃，分别出现腹痛、腹泻、呕吐、四肢酸痛、活动受限、乏力、麻木、瘙痒、水肿、头痛、颈抵抗、张口受限等症状中的某几种。进行旋毛虫抗体检测，10例均阳性，进行腓肠肌活检，10例均查到旋毛虫幼虫。

发病前工地食堂曾从大理买来一头猪过年，患者称经常食用食堂未炒熟食物。而大理为旋毛虫病疫区，可能是11例民工感染的原因。

10例患者经治疗均好转出院继续门诊治疗。

【诊断】 旋毛虫病的临床表现比较复杂，仅依据临床症状难以及时做出准确的诊断。应注重病史和流行病学调查，询问患者有无食入生肉或未熟肉史，以及有无群体发病的特点。从患者肌肉活检检出幼虫囊包为确诊依据。血清学方法可协助诊断。

1. 病原学检查 采用活检法，自患者腓肠肌或肱二头肌取样，经压片或切片镜检，查找有无幼虫及囊包。轻度感染或病程早期（感染后10天内）均不易检获虫体。如果患者尚有吃剩的肉，亦可用同法检查，以资佐证。为提高检出率，也可采用人工胃液消化分离法，将肌肉消化后，取沉渣或经过离心后检查有无幼虫。

2. 免疫学检查 旋毛虫具有较强的免疫原性，免疫学方法可作为诊断该病的重要辅助手段。一般多用幼虫制备抗原。常用的方法有皮内试验、环幼沉淀试验、皂土絮状试验、酶联免疫吸附试验等。血清学试验阳性率可达96%~100%，具有较高的敏感性和特异性。应用旋毛虫肌幼虫排泄分泌抗原的蛋白质印迹技术（Western blot）是国际旋毛虫病委员会推荐的血清学方法。如有条件，最好同时使用2~3种方法，以提高可靠性。

【流行】 旋毛虫病呈全球性分布，但以欧洲、北美洲发病率较高。我国自1964年在西藏首次发现人体旋毛虫病以后，相继在云南、贵州、甘肃、四川、河南、福建、江西、湖北、广东、广西、内蒙古、吉林、辽宁、黑龙江、天津等省、自治区、直辖市及香港特别行政区有人体感染的报道,云南、西藏、河南曾出现局部流行和暴发流行。

除人以外,许多种哺乳动物均可作为本虫的宿主。在自然界,旋毛虫是食肉动物的寄生虫,目前已知有一百五十余种哺乳动物可自然感染旋毛虫,这些动物通过相互蚕食或摄食尸体而感染。在我国,感染率较高的动物有猪、犬、猫、熊、狐和某些鼠类。猪是人旋毛虫病的主要动物传染源,我国除上海、海南、台湾外,均有猪感染旋毛虫的报道,个别地区感染率高达50.2%。人群旋毛虫病的流行与猪的饲养及人食入肉制品的方式有密切的关系。

人因食入生的或半生的含囊包的肉类而感染,旋毛虫幼虫囊包的抵抗力较强,能耐低温,猪肉中囊包里的幼虫在-15℃可存活20天,在腐肉中也能存活2~3个月。但在70℃时多可被杀死,而晾干、腌制、熏烤及涮食等方法常不能杀死幼虫。患者数中90%以上为吃生肉者。此外,切生肉的刀或砧板因污染了旋毛虫囊包,也可成为传播因素之一。

【防治】 加强卫生宣传教育,改变食肉的方式,不吃生的或未熟透的猪肉及野生动物肉类。加强肉类检疫和食品卫生管理,发现感染有旋毛虫的肉要坚决焚毁。改善养猪方法,提倡圈养。捕杀鼠类、野犬等保虫宿主,减少传染源。

治疗本病药物有阿苯达唑、甲苯咪唑等。

第八节　广州管圆线虫

根据问题学习,学完本节后应能正确回答如下问题:
1. 简述广州管圆线虫的生活史。
2. 阐述广州管圆线虫对人的危害。

广州管圆线虫[*Angiostrongylus cantonensis* (Chen,1935) Dougherty,1946]成虫寄生于鼠的肺动脉血管,幼虫可侵害人的中枢神经系统,引起嗜酸性粒细胞增多性脑膜炎或脑膜脑炎,是一种人兽共患病。

【形态】

1. 成虫　线状,活时呈白色;体表透明光滑、具微细环状横纹。头端钝圆,头顶中央有口,口周有环状唇。雄虫长11~26mm,宽0.21~0.53mm,尾端略向腹面弯曲;交合伞对称、肾形,有交合刺一对。雌虫长17~45mm,宽0.3~0.66mm,尾端呈斜锥形;子宫双管型,白色子宫与充满血液的肠管缠绕成醒目的红、白相间螺旋纹(图13-21)。

2. 虫卵　椭圆形,大小平均为75.1μm×41.65μm,卵壳薄而透明。新产出的虫卵多为单细胞期,偶见双细胞期。鼠肺中虫卵内可见不同分裂阶段的细胞。

3. 幼虫　共分五期。第三期幼虫大小约为0.49mm×0.024mm,体表有两层外鞘。头端稍圆,尾端尖细;排泄孔、肛孔及生殖原基清晰可见。第四期幼虫长约为第三期幼虫的2倍,肠内充满折光颗粒,此期幼虫可区别雌、雄。第五期幼虫体长进一步增加,幼雄虫已具有与成虫相似的交合伞,幼雌虫已形成阴门。

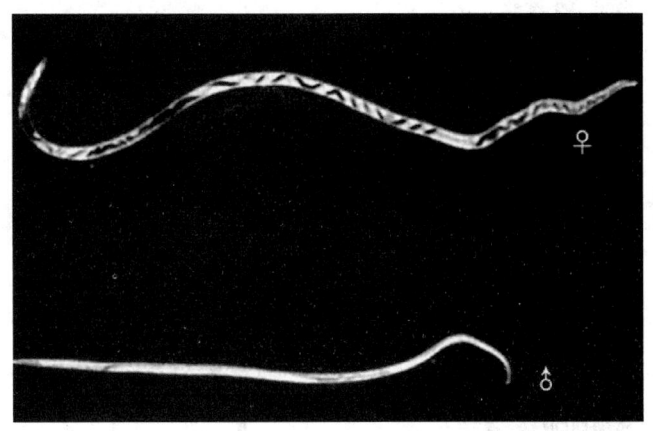
成虫（采自 Peters & Gilles，1995）

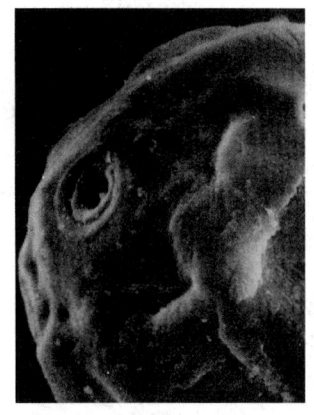
成虫头部（采自吴观陵，2005）

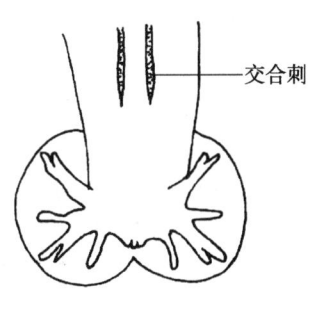
雄虫交合伞

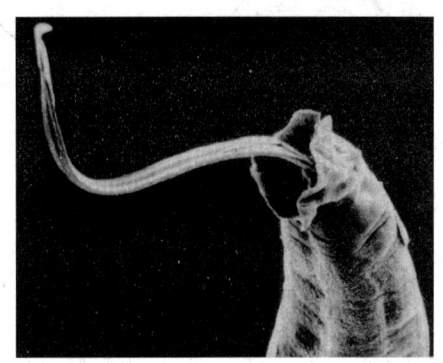
雄虫尾部交合刺（采自吴观陵，2005）

图 13-21　广州管圆线虫形态

【生活史】　广州管圆线虫是动物寄生虫，鼠类是其终宿主。成虫寄生于终宿主的肺动脉内，雌虫在血管中产卵。虫卵随血液进入肺毛细血管，成熟后孵出第一期幼虫。幼虫穿破肺毛细血管进入肺泡，沿呼吸道上行至咽，再被吞入消化道，随宿主粪便排出体外。幼虫被螺、蛞蝓等软体动物食入，或主动侵入其体内后，幼虫在宿主组织内脱皮两次，先后发育为第二期和第三期幼虫（感染期幼虫）。终宿主如吞食含感染期幼虫的中间宿主、转续宿主和受染食物，或饮用受污染的水，幼虫即钻入宿主胃肠壁血管，随血流散布至全身，但多数幼虫到达宿主脑部，经两次蜕皮发育为第五期幼虫（童虫）。童虫在宿主脑部经循系统最终到达肺动脉，继续发育成熟。中间宿主有褐云玛瑙螺、皱疤坚螺、福寿螺等螺类和蛞蝓；转续宿主有蛙、蟾蜍、咸水鱼、淡水鱼、淡水虾、蟹、海蛇等。

　　人是广州管圆线虫的非正常宿主，第三期幼虫进入人体后，其移行、发育过程与在终宿主体内相似，但幼虫通常停留在人体的中枢神经系统，不在肺血管内发育为成虫（图 13-22）。

【致病】　主要是幼虫侵犯人体中枢神经系统，引起嗜酸性粒细胞增多性脑膜脑炎和脑膜炎，以脑脊液中嗜酸性粒细胞显著升高为特征。该病潜伏期为 3 天～1 个月，平均为 2 周，病变集中在大脑和脑膜，其次是小脑、间脑、脑干和脊髓。主要病理改变是由于虫体移行和死亡虫体刺激，引起脑部血管扩张和栓塞，脑组织损伤、充血、出血和水肿，以及由巨噬细胞、嗜酸性粒细胞、淋巴细胞和浆细胞组成的肉芽肿性炎症反应。

　　患者的临床表现主要是阵发性头痛、恶心、呕吐、嗜睡、发热、颈强直、面部神经瘫

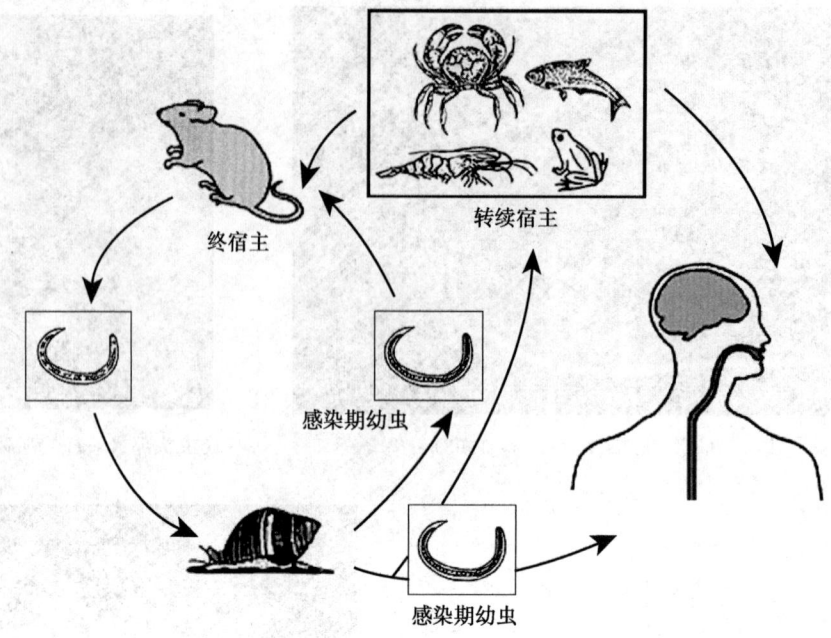

图 13-22 广州管圆线虫生活史

痪、肌肉抽搐、四肢麻痹等，严重者可致痴呆、意识障碍，甚至心力衰竭而死亡。如幼虫侵入眼部可导致眼痛、视力减退，有时还会引起局部视网膜剥离。广州管圆线虫病感染者可出现皮肤感觉异常、记忆力下降、失明、痴呆、瘫痪等不同程度的后遗症。

【诊断】 该病主要依靠从患者脑脊液中找到虫体确诊，但检出率很低，因此诊断时需依靠临床症状和流行病学资料，辅以皮内试验、酶联免疫吸附试验（ELISA）、间接荧光抗体试验（IFAT）等免疫学方法。

【流行】

1. 分布　广州管圆线虫分布于热带和亚热带地区，在中国、泰国、越南、马来西亚、日本、夏威夷、古巴、埃及、澳大利亚等国家和地区均有报道，目前世界各地还不断有新疫区出现。我国浙江、上海、云南、广西、广州、福建、海南、香港、台湾等地都有病例报道或本虫分布。目前，随着社会经济不断发展，人们日常生活条件不断改善，人群的饮食习惯逐渐发生变化，广州管圆线虫病的发病率也呈现增高的趋势。2004 年，卫生部正式将广州管圆线虫病列为我国新发传染病。

2. 流行因素

（1）传染源：广州管圆线虫可寄生于多种哺乳动物，如啮齿类、犬类、猫类等，其中啮齿类尤其是家鼠类为其主要终宿主。

（2）中间宿主：广州管圆线虫的中间宿主是蜗牛、螺类、蛞蝓等软体动物。1997 年浙江温州，2002 年福建以及 2006 年北京，都发生过因在酒楼食用福寿螺或褐云玛瑙螺，集体感染广州管圆线虫病的案例。

（3）转续宿主：一些地区的居民有生食或半生食鱼、虾、蟹等水产品的习惯，易造成本病的感染。

【防治】 目前尚无特效药，通常采用对症疗法。阿苯达唑和甲苯咪唑是比较理想的治疗药物，辅以肾上腺皮质激素和甘露醇，效果较好。

本病应以预防为主，注意饮食卫生，不生食或半生食螺肉、鱼、虾，不喝生水，生食瓜果、蔬菜要洗净。动物实验提示幼虫可经皮肤侵入机体,因此从事螺、鱼类养殖、加工的人员应注意防护。

小结

线虫属于线形动物门分肠纲和有腺纲。寄生于人体的线虫主要有似蚓蛔线虫、蠕形住肠线虫、十二指肠钩口线虫、美洲板口线虫、毛首鞭形线虫、班氏吴策线虫、马来布鲁线虫、旋毛形线虫、广州管圆线虫等。

成虫形态学特点 虫体呈线状或圆柱形,体表光滑,不分节。雌雄异体,雌虫大于雄虫,雌虫尾部尖直,雄虫尾部卷曲或膨大。体壁由角皮层、皮下层和纵肌层组成。体壁与消化道之间的腔隙无体腔膜,称原体腔。消化道完整。生殖系统为细长、弯曲的管状结构,雌性多为双管型,雄性为单管型。

生活史特点 线虫的生活史包括卵、幼虫、成虫三个阶段。幼虫一般经过4次蜕皮发育为成虫。根据发育过程中是否需要中间宿主将线虫生活史分为两型:直接型和间接型。

线虫生活史特点见表13-3。

表13-3 线虫小结

虫种	在人体的寄生部位	感染阶段	感染方式	中间宿主	终宿主	致病阶段
似蚓蛔线虫 *Ascaris lumbricoides*	小肠(成虫)	感染期虫卵	经口感染	无	人	成虫、幼虫
蠕形住肠线虫 *Enterobius vermicularis*	回盲部(成虫)	感染期虫卵	经口感染	无	人	成虫
钩虫 hook worm	小肠(成虫)	丝状蚴	经皮肤感染	无	人	成虫、幼虫
毛首鞭形线虫 *Trichuris trichiura*	盲肠(成虫)	感染期虫卵	经口感染	无	人	成虫
丝虫 filaria	淋巴系统(成虫)	丝状蚴	虫媒叮咬	蚊	人	成虫、微丝蚴
旋毛形线虫 *Trichinella spiralis*	小肠(成虫)、横纹肌(幼虫)	幼虫囊包	经口感染	人、猪等	人、猪等	成虫、幼虫
广州管圆线虫 *Angiostrongylus cantonensis*	移行,侵犯中枢神经系统(四期幼虫或成虫早期阶段)	第三期幼虫	经口感染	螺类(褐云玛瑙螺、福寿螺)、蛞蝓、蜗牛	褐家鼠、犬、猫等	四期幼虫或成虫早期阶段

(杜娈英)

第十四章

棘 头 虫

猪巨吻棘头虫

学习引导

根据问题学习,学完本章后应能正确回答如下问题:
1. 阐述猪巨吻棘头虫成虫的主要形态特征。
2. 猪巨吻棘头虫生活史中终宿主和中间宿主各是什么?
3. 猪巨吻棘头虫对人体的主要危害有哪些?
4. 阐述猪巨吻棘头虫病的主要防治措施。

猪巨吻棘头虫(*Macracanthorhynchus hirudinaceus* Pallas,1781)是一种大型蠕虫,成虫寄生于猪的小肠内,偶尔也可寄生人体小肠,引起猪巨吻棘头虫病(macracanthorhynchosis)。此病属人兽共患寄生虫病。

【形态】

1. 成虫 呈乳白色或淡红色,体表有明显的横皱纹。活体时背腹略扁平,固定后为圆柱形。虫体由吻突、颈部和躯干三部分组成。吻突呈类球形,位于虫体前端,可伸缩,其上有5~6排尖锐透明的吻钩。颈部短,圆柱形,与吻鞘相连,吻突可伸缩入吻鞘内。颈部之后为躯干部。虫体无消化器官,通过体壁吸收营养物质。雌虫大小为(20~65)cm×(0.4~1.0)cm,尾端钝圆。雄虫大小为(5~10)cm×(0.3~0.5)cm,尾端有钟形交合伞,可伸缩(图14-1)。

2. 虫卵 呈椭圆形,棕褐色,大小为(67~110)μm×(40~65)μm。卵壳厚,一端闭合不全,呈透明状,卵壳易从此处破裂,卵内幼虫由此逸出。成熟虫卵内含一条具有小钩的棘头蚴。

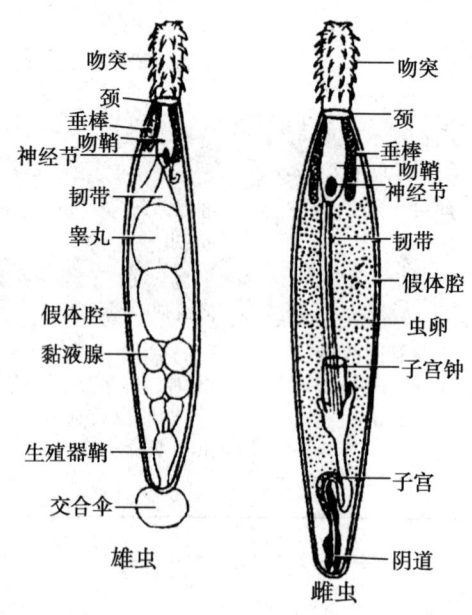

图 14-1 猪巨吻棘头虫成虫

3. 感染性棘头体 棘头体在媒介昆虫体内，虫体呈椭圆形，似芝麻粒状，乳白色，大小为（2.4～2.9）mm×（1.6～2.0）mm。体壁较厚，外披一层很薄的被膜。前端有吻突，多凹入体内，少数可伸出体外。

【生活史】 猪巨吻棘头虫的发育过程包括虫卵、棘头蚴（acanthor）、棘头体（acanthella）、感染性棘头体（cystacanth）和成虫等阶段。其主要终宿主为猪和野猪，偶尔亦可寄生于人、犬、猫的体内。中间宿主为鞘翅目昆虫，如天牛、金龟子等。成虫寄生于终宿主的小肠内，虫卵随宿主粪便排出体外。虫卵在外界抵抗力强，在土壤中可存活数月至数年。当虫卵被甲虫的幼虫吞食后，卵壳破裂，棘头蚴逸出，经肠壁进入甲虫血腔，经3～5个月发育为感染性棘头体。感染性棘头体存活于甲虫不同发育阶段（包括幼虫、蛹或成虫）的体内，可存活2～3年。当猪等动物吞食含有感染性棘头体的甲虫任一阶段后，在其小肠内经1～3个月发育为成虫。

人误食含感染性棘头体的甲虫而感染，因人不是猪巨吻棘头虫的适宜宿主，在人体内棘头虫极少能发育成熟和产卵。

【致病】 猪巨吻棘头虫寄生在人体回肠的中下段，一般为1～2条，可多达21条。虫体以吻突和吻钩附着于肠黏膜上，使肠黏膜充血、出血、坏死，甚至形成溃疡。随着结缔组织的增生，形成棘头虫结节，突出浆膜面，与大网膜或邻近肠管等粘连形成包块。若虫体损伤达肠壁深层，亦可造成肠穿孔，引起局限性腹膜炎或腹腔脓肿。少数患者可因肠粘连而出现肠梗阻。因虫体更换附着部位，使肠壁组织发生多处病变。患者在感染早期无明显症状，常于感染后1～3个月发病，出现低热、消化不良、腹痛、腹胀等，严重者可出现消瘦、贫血、脓血便、肠梗阻，甚至肠穿孔和腹膜炎。

> **案例14-1**
>
> 患者，男，54岁，农民，因下腹部持续性疼痛逐渐加重2天，伴恶心、呕吐、稀便而来院就诊。既往有食甲虫史。查体：全腹压痛、反跳痛、肌紧张均阳性，无包块，肠鸣音弱，右膈下见半月状游离气体。彩色B超：腹腔有少量积液。血常规：WBC 20×10^9/L，N 90%，L 16%。入院诊断：消化道穿孔，泛发性腹膜炎。急诊开腹探查：腹腔内有少量肠内容物，回肠距回盲部27cm处有一个0.3cm穿孔，在清洗腹腔时发现一类圆柱状虫体约22cm长，虫体有横纹，头端有一圆形突出物。另有一处肠壁浆膜有0.4cm淤血斑凸起，触及一蛔虫体状条索，切开肠壁见一虫体，头部吸附在肠壁上，取出虫体与腹腔虫体形状相同。实验室鉴定：猪巨吻棘头虫。

【诊断】 诊断主要依据流行病学史，患者有无食甲虫史及临床表现。因人不是本虫的适宜宿主，故患者粪便中一般查不到虫卵，可采用诊断性驱虫。如患者有并发肠穿孔，手术时可发现虫体。免疫学检查对诊断本病有一定的价值，如用虫卵抗原做皮试。

【流行】 猪巨吻棘头虫病在国外仅有数例报道，到2008年为止国内已报道382例，分布于辽宁、河南、山东、河北、广东、吉林、北京、四川、山西、安徽、海南、云南、湖北、江苏、江西和内蒙古16个省、自治区、直辖市。辽宁和山东部分地区呈地方性流行。

猪是本病的主要传染源。中间宿主为鞘翅目昆虫，其中以天牛、金龟子感染率最高。人感染棘头虫主要是因为生食或半生食天牛、金龟子所致，感染人群主要以学龄前儿童和青少年为主。

【防治】 加强卫生知识宣传，教育儿童不捕食甲虫。加强猪的饲养管理，提倡圈养，对猪粪进行无害化处理。出现并发症时，应及时手术治疗。目前，尚无理想的驱虫药物，早期患者服阿苯达唑和甲苯咪唑有一定疗效。

小结

猪巨吻棘头虫成虫主要寄生在猪的小肠内，人由于食入天牛、金龟子而导致感染，患猪巨吻棘头虫病。

猪巨吻棘头虫的生活史特点及致病见表14-1。

表14-1 猪巨吻棘头虫的生活史特点及致病

终宿主	中间宿主	感染阶段	感染方式	在人体寄生部位	致病	成虫寿命
猪或野猪，偶可寄生于人、犬、猫	金龟子、天牛等甲虫	感染性棘头体	食入含有感染性棘头体的甲虫	回肠中、下部	肠穿孔、肠粘连、肠梗阻、腹痛等	在猪体内10~23个月

（刘俊琴）

第四篇 医学节肢动物

第十五章 医学节肢动物概述

学习引导

根据问题学习，学完本章后应能正确回答如下问题：
1. 什么是医学节肢动物？其中哪几纲重要？各有何形态特征？
2. 阐述医学节肢动物对人体的危害。哪种危害最重要？虫媒病的种类主要有哪些？
3. 阐述学习节肢动物生态的目的。
4. 病媒节肢动物如何判定？
5. 如何防制医学节肢动物？

节肢动物是属于动物界节肢动物门（Arthropoda）的一类无脊椎动物，占动物种类的2/3以上。医学节肢动物（medical arthropod）是指与医学有关的危害人类健康或传播疾病的节肢动物。

一、节肢动物的主要特征

1. 虫体左右对称，躯体和附肢（如足、触角、触须等）既是分节，又是对称结构。
2. 由几丁质及醌单宁蛋白组成的表皮，亦称外骨骼。
3. 循环系统开放式，整个循环系统的主体称为血腔，内含血淋巴。
4. 发育过程中大多有蜕皮（ecdysis）和变态（metamorphosis）现象。

二、医学节肢动物的分类

医学节肢动物主要包括以下5个纲：

1. 昆虫纲（Insecta） 虫体分头、胸、腹三部。头部有触角1对，胸部有足3对。能传播疾病或引起疾病的有蚊、蝇、白蛉、蠓、蚋、虻、蚤、虱、臭虫、蜚蠊、锥蝽、桑毛虫、松毛虫、毒隐翅虫等。

2. 蛛形纲（Arachnida） 虫体分头胸部和腹部或头胸腹愈合成躯体，成虫有足4对，无触角。能传播疾病或引起疾病的有硬蜱、软蜱、恙螨、疥螨、蠕形螨和尘螨；能毒害人体的有蜘蛛和蝎子等。

3. 甲壳纲（Crustacea） 虫体分头胸部和腹部，有触角2对，步足5对，大多数种类营水生生活。与医学有关的种类有剑水蚤、溪蟹、蝲蛄、淡水虾等，是某些蠕虫的中间宿主。

4. 唇足纲（Chilopoda） 虫体窄长，背腹扁平，由头及若干形状相似的体节组成。头部有触角1对。体节除最后2节外，每节有足1对。第1对足变形为毒爪。螫人时，毒腺排出有毒物质伤害人体，如蜈蚣。

5. 倍足纲（Diplopoda） 虫体长管形，由头及若干形状相似的体节组成。头部有触角1对，体节除前3节外，每节有足2对，其分泌物可引起皮肤过敏，如马陆。

在上述各纲中，以昆虫纲和蛛形纲与人类疾病关系密切。

三、医学节肢动物的生态

节肢动物的生态是指节肢动物与周围环境的相互关系。节肢动物与周围环境中的生物和非生物因素构成了生态系统。个体生态学主要研究环境因素与节肢动物的孳生、生长、发育、繁殖、活动、取食、栖息、季节消长、越冬、寿命等的相互关系和周围环境对节肢动物的影响。生物因素主要包括节肢动物的食物、天敌及病原体等，非生物因素主要有温度、湿度、雨量、光照、土壤等，其中以温度对节肢动物的影响最显著。对节肢动物生态的深入研究，以掌握其发生发展规律，找出其存活的不利因素，针对薄弱环节，制定切实可行的防制措施。

四、医学节肢动物对人体的危害

医学节肢动物对人的危害分为直接危害和间接危害。

1. 直接危害 指医学节肢动物本身直接对人体造成的危害。

（1）骚扰和吸血：如蝇的骚扰影响休息；蚊、白蛉、蚤、臭虫、虱、蜱、螨等都能叮刺吸血，被叮刺处有痒感，重者出现丘疹样荨麻疹，影响工作和睡眠。

（2）螫刺和毒害：某些节肢动物如蜈蚣、蝎子、松毛虫、硬蜱等，具有毒腺、毒毛或者体液有毒，螫刺人体而使人受害。

（3）超敏反应：节肢动物的分泌物、排泄物和皮壳等属于异种蛋白，可引起人体超敏反应。如尘螨引起的哮喘、鼻炎等；粉螨、尘螨、革螨引起的螨性皮炎等。

（4）寄生：有些节肢动物成虫或幼虫可直接寄生于人体体表或体内引起疾病。如蝇类幼虫寄生人体引起蝇蛆病；疥螨寄生人体引起疥疮；蠕形螨寄生引起蠕形螨病等。

2. 间接危害 医学节肢动物携带病原体在人和/或动物之间传播，这种由节肢动物传播的疾病称虫媒病。虫媒病的种类很多，其病原体有病毒、立克次体、螺旋体、细菌、原虫和蠕虫等（表15-1）。传播疾病的节肢动物称媒介节肢动物或媒介昆虫。根据病原体与媒介节肢动物的关系可将医学节肢动物传播疾病的方式可分为机械性传播和生物性传播。

（1）机械性传播：媒介节肢动物对病原体仅起携带、输送作用，病原体只在节肢动物体表或体内，其形态和数量均无变化，如蝇、蜚蠊可携带细菌、病毒、寄生虫虫卵和包囊等。

（2）生物性传播：病原体必须在节肢动物体内发育、繁殖后才具有感染性，通过某种途径传播给人（表15-1）是病原体完成生活史或传播中不可缺少的过程。根据病原体在节肢动物体内发育和/或繁殖的情况，可分为以下4种形式：

表 15-1　我国常见的医学节肢动物与疾病关系

媒介种类	传播或所致的疾病	病原体	感染人体方式
蚊（mosquito）	疟疾	疟原虫	吸血感染
	丝虫病	丝虫	吸血时丝状蚴经蚊下唇末端逸出钻入皮肤
	流行性乙型脑炎	乙型脑炎病毒	吸血感染
	登革热	登革病毒	吸血感染
蝇（fly）	痢疾	痢疾志贺菌	病原体污染食物、饮水等经口感染
	伤寒	伤寒沙门菌	病原体污染食物、饮水等经口感染
	霍乱	霍乱弧菌	病原体污染食物、饮水等经口感染
	脊髓灰质炎	脊髓灰质炎病毒	病原体污染食物、饮水、手等经口感染
	蠕虫病	蛔虫、鞭虫等	病原体污染食物、饮水等经口感染
	原虫病	溶组织内阿米巴、蓝氏贾第鞭毛虫	病原体污染食物、饮水等经口感染
	蝇蛆病	蝇幼虫	蝇产卵或幼虫于患处
白蛉（sandfly）	内脏利什曼病	杜氏利什曼原虫	吸血感染
蚤（flea）	鼠疫	鼠疫耶尔森菌	吸血感染
	鼠型斑疹伤寒	莫氏立克次体	吸入蚤粪或蚤粪污染伤口、黏膜感染
	微小膜壳绦虫病	微小膜壳绦虫	误食蚤类
虱（louse）	虱媒回归热	回归热疏螺旋体	挤破虱体经伤口或黏膜感染
	流行性斑疹伤寒	普氏立克次体	虱粪或压破虱体经伤口、黏膜感染
硬蜱（hard tick）	森林脑炎	森林脑炎病毒	吸血感染
	克里米亚出血热	克里米亚出血热病毒	吸血感染
	莱姆病	伯氏疏螺旋体	吸血感染
	北亚蜱媒立克次病	西伯利亚立克次体	吸血、蜱粪污染皮肤伤口感染
软蜱（soft tick）	蜱媒回归热	伊朗包柔螺旋体 拉氏包柔螺旋体	吸血或基节液污染伤口感染
恙螨（chigger mite）	恙虫病	恙虫病东方体	吸血感染
	肾病综合征出血热	汉坦病毒	吸血感染
疥螨（scab mite）	疥疮	人疥螨	接触感染
蠕形螨（demodicid mite）	毛囊炎、皮脂腺炎	毛囊蠕形螨，皮脂蠕形螨	接触感染
尘螨（dust mite）	过敏性哮喘、过敏性鼻炎、过敏性皮炎	屋尘螨、粉尘螨、埋内欧尘螨等	吸入尘螨的分泌物、排泄物、皮壳等过敏原

1）发育式：病原体在节肢动物体内只有发育，无繁殖，数量不增加，如丝虫幼虫期在蚊体内的发育。

2）增殖式：病原体在节肢动物体内只繁殖，数量增加，但无明显的形态变化，如鼠疫耶尔森菌在蚤体内的增殖等。

3）发育增殖式：病原体在节肢动物体内不但发育，而且繁殖，数量大增。病原体只有待发育及增殖完成后才具感染性，如疟原虫在蚊体内的发育和增殖。

4）经卵传递式：某些病原体不仅在节肢动物体内繁殖，而且能侵入卵巢，经卵传递到下一代并使之也具有感染性。例如恙螨幼虫叮刺宿主感染了恙虫病东方体后，病原体经成虫产卵传递给下一代幼虫并使之具有感染性。森林脑炎（蜱媒脑炎）、乙型脑炎病毒和登革病毒等都可以经卵传递。经卵传递可产生众多的感染后代，因而具有更大的传播作用。

五、病媒节肢动物的判定

判定一个地区某种节肢动物是否是某种疾病的传播媒介，必须具备以下条件：

1. 生物学证据　该节肢动物寿命较长，数量大，是当地的优势种或常见种，与人类的关系密切。

2. 流行病学证据　该节肢动物的地理分布和季节消长与某种虫媒病的流行地区和流行季节相一致。

3. 自然感染的证据　在虫媒病的流行季节和地区采集到可疑节肢动物体内分离出病原体或查到病原体的感染期。

4. 实验感染的证据　用实验方法对节肢动物进行人工感染，病原体能在节肢动物体内增殖或发育至感染期，并能感染易感的实验动物。

六、医学节肢动物的防制原则

医学节肢动物的防制是消灭和控制虫媒病流行的重要手段，应贯彻综合防制的原则。

1. 环境防制　通过改造、处理病媒节动物的孳生及栖息环境，造成不利于它们的生存条件，这是防制医学节肢动物的治本措施。环境防制包括环境改造、环境处理和改善居住条件。

（1）环境改造：如基础卫生设施的改造和修建，阴沟、阳沟和臭水沟的改造等。

（2）环境处理：如翻盆倒罐、清除蚊孳生地，或对蚊类孳生地进行间歇灌溉，水闸冲刷，以及垃圾、粪便及特殊行业废弃物的无害化处理等。

（3）改善居住条件：可通过改善人们的居住条件和生活习惯，搞好环境卫生，减少或避免人、媒介、病原体三者的接触机会，防止虫媒病的传播。

2. 物理防制　利用机械、热、光、声、电等以捕杀或隔离或驱赶害虫。如用蝇拍灭蚊、蝇，蚊帐、纱窗纱门等隔离蚊、蝇；高温灭虱；光诱捕器捕蚊等。

3. 化学防制　是使用化学合成的杀虫剂、驱避剂及引诱剂来防制病媒节肢动物。虽然化学防制存在着抗药性及环境污染等问题，但是它具有见效快、使用方便，以及适于大规模应用等优点，所以合理使用杀虫剂仍然是目前对病媒综合防制中的主要手段。常用的化学杀虫剂有以下几类：

（1）有机氯杀虫剂：这是最早应用的合成有机杀虫剂，包括DDT、六六六和林丹等。这类化合物结构简单、合成方便、价格优廉、广谱，曾在全世界的防疟中发挥了重要作用。

但是由于其化学性质稳定，能在人、动物体内累积，不易排除，并且污染环境，因而已在世界范围内被禁止或限制使用。

（2）有机磷杀虫剂：是目前使用较多的一类杀虫剂。具有快速触杀和胃毒作用，有的兼具熏杀作用，常用的有敌敌畏、美曲膦酯、马拉硫磷、肟硫磷、倍硫磷、杀螟松和毒死蜱等。多数具有广谱、高效的杀虫特点，在自然界易水解或生物降解，可减少残留和环境污染。

（3）氨基甲酸酯类杀虫剂：此类杀虫剂高效，对人、畜低毒，无体内积蓄；不污染环境。有些此类杀虫剂对有机氯及有机磷杀虫剂有抗性的害虫也有效。常用的有残杀威、混灭威等。

（4）拟除虫菊酯杀虫剂：具有广谱、高效、击倒快、降解快、对人畜毒性低、不污染环境等优点。常用的有胺菊酯、溴氰菊酯、苄呋菊酯、丙烯菊酯、二氯苯醚菊酯等。

（5）昆虫生长调节剂：是通过阻碍或干扰节肢动物的正常发育、生殖而致其死亡，其优点是生物活性高，作用特异性强，对非靶目标生物无毒或毒性小；对人畜安全，不污染环境。如甲氧保幼激素和抑制发育的灭幼脲。

（6）驱避剂：是一些具有驱避节肢动物的化合物或混合物。如蚊香、邻苯二甲酸二酯、避蚊胺等。点燃蚊香可驱赶蚊虫；皮肤涂抹邻苯二甲酸二酯、避蚊胺可在数小时内防止吸血节肢动物叮咬。

4. 生物防制　利用生物或生物的代谢产物以防制害虫，其特点是对人、畜安全，不污染环境，对各种非靶性生物毒性低，对节肢动物有长期抑制作用。生物防制可分为三类：生物杀虫剂，如苏云金杆菌、球形芽孢杆菌等；捕食性生物，如养鱼以捕食蚊幼虫等；致病性生物，如真菌、线虫（罗索线虫）、寄生蜂等。

5. 遗传防制　使用辐射、化学杂交不育、性畸变、染色体易位等方法，改变或移换节肢动物的遗传物质，降低其繁殖和生存竞争力，从而达到控制或消灭一个种群的目的。

6. 法规防制　制定法规和条例，防止媒介节肢动物从流行区传入非流行区、从国外带入国内，对某些媒介节肢动物实行检疫、监管，或采取强制性措施进行防制。

小结

节肢动物的主要特征为：虫体的外骨骼由甲壳质及醌鞣化蛋白组成；虫体两侧对称；具有成对附肢；身体及附肢均分节。危害人类健康的节肢动物称医学节肢动物或医学昆虫。

医学节肢动物主要包括昆虫纲、蛛形纲、甲壳纲、唇足纲和倍足纲。以昆虫纲和蛛形纲与人类疾病关系密切。

医学节肢动物对人的危害分为直接危害和间接危害。直接危害是医学节肢动物本身直接对人体的危害，包括骚扰、刺蛰、吸血、毒害、致敏和寄生。间接危害指医学节肢动物携带病原体传播疾病。根据病原体在节肢动物体内发育、繁殖方式分为4种类型（发育式、繁殖式、发育繁殖式、经卵传递式）。节肢动物携带和传播的病原体有病毒、立克次体、螺旋体、细菌、原虫和蠕虫等。

节肢动物的生态是指节肢动物与周围环境的相互关系。研究节肢动物的生态是为防制节肢动物提供理论基础。

判定病媒节肢动物必须具备生物学证据、流行病学证据、自然感染的证据和实验感染的证据。

医学节肢动物的防制应贯彻综合防制的原则。综合防制包括环境防制、物理防制、化学防制、生物防制、遗传防制和法规防制。

（刘俊琴）

第十六章

昆 虫 纲

学习引导

根据问题学习，学完本章后应能正确回答如下问题：
1. 简述昆虫纲成虫的形态特征。
2. 医学昆虫成虫的口器有哪几种类型？各种口器的代表昆虫是什么？
3. 什么是变态？医学昆虫全变态和不全变态有何区别？

昆虫纲（Insecta）是整个动物界中最大的一个类群，也是世界上最繁盛的动物，目前认为其种数约100万。昆虫纲少数昆虫可传播多种疾病，直接或间接危害人类，其中最常见的有蚊、蝇、白蛉、蚤、虱、蜚蠊等。因此医学昆虫在医学节肢动物中最为重要。

昆虫纲成虫分头、胸、腹三部分。头部有触角、触须、复眼、口器等结构；有翅亚纲昆虫通常在胸部有2对翅，足3对。

【形态】

1. 头部　昆虫头部是感觉和取食的中心。有触角、触须、复眼各1对，通常还有单眼若干。口器是昆虫的取食器官，由上唇、上颚、下颚、下唇和舌组成。根据取食方式可将医学昆虫口器分为三种类型：

（1）咀嚼式口器（chewing mouthparts）：是比较原始的口器。上颚发达，前端有齿，适于咀嚼固体食物，如蜚蠊的口器。

（2）刺吸式口器（piercing-sucking mouthparts）：下唇演化成外鞘，上、下颚都特化成针状，适于刺入宿主皮肤吸取血液，例如雌蚊的口器。

（3）舐吸式口器（sponging mouthparts）：上、下颚均退化，口器由下唇特化而来，末端有唇瓣，适于舐吸液态食物，如舍蝇的口器。

2. 胸部　是昆虫的运动中心。由前胸、中胸、后胸三个体节组成，每一胸节有1对附肢，即前足、中足和后足；足由基节、转节、股节、胫节、跗节组成，跗节又分1~5节，跗节末端通常有1对爪和爪垫（图16-1）。多数有翅亚纲成虫在中胸和后胸各有1对翅，分别称前翅和后翅。双翅目昆虫（如蚊、蝇等）亦属有翅亚纲，但仅有发达的前翅，后翅退化为平衡棒。

3. 腹部　为昆虫的生殖中心。一般有9~10节，至多11节。最后数节演化为外生殖器，雄性外生殖器是鉴定虫种的重要依据。重要的内脏器官均包藏于腹部内。

【发育与变态】　昆虫的个体发育可分为胚胎发育（embryonic development）和胚后发

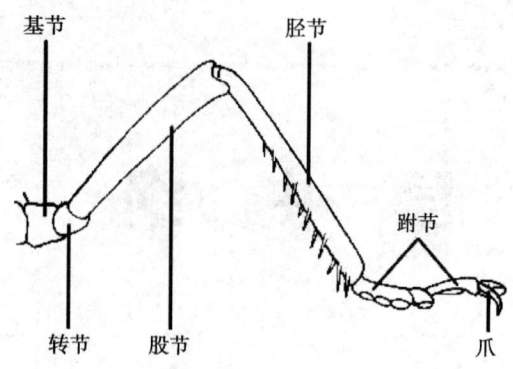

图 16-1 昆虫的胸足

育（postembryonic development）两个阶段。胚胎发育在卵内完成，是指从细胞卵裂开始，直至发育为内外器官俱全的胚胎并准备孵化的全过程。胚后发育为变态发育，是昆虫幼虫孵化，成虫羽化并达到性成熟的整个发育过程。经历胚后发育的昆虫不仅躯体逐渐增大，形态和生理也发生一系列变化，致使成虫与幼体显著不同，这个变化的过程称为变态（metamorphosis）。医学昆虫的变态主要有全变态和不全变态两种类型。

1. 全变态（complete metamorphosis） 生活史分为卵、幼虫、蛹、成虫 4 个时期，各期在形态、生活习性等方面差别显著，如蚊、蝇等的变态。

2. 不全变态（incomplete metamorphosis） 医学昆虫的不全变态是指其生活史分为卵、若虫、成虫 3 个时期，若虫与成虫形态、生活习性相似，但翅和生殖器官未发育成熟，如蜚蠊、虱等的变态。

第一节 蚊

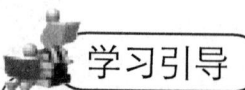

根据问题学习，学完本节后应能正确回答如下问题：
1. 蚊的生活史有何特点？
2. 阐述蚊的生态习性。
3. 蚊可传播哪些寄生虫病？每种疾病的传播蚊种是什么？
4. 蚊的防制措施有哪些？

蚊（mosquito）属双翅目（Diptera）蚊科（Culicidae），是一类重要的医学昆虫，至今世界已记录的蚊共有 3 亚科，38 属，3350 多种和亚种，我国已记载 18 属近 400 种（亚种）。其中最常见且与人类关系最密切的是按蚊属（Anopheles）、库蚊属（Culex）和伊蚊属（Aedes）。

【形态】

成虫 体细长、多毛、有鳞片，灰褐色、棕褐色或黑色。成蚊体长因种而异，一般 3～

6mm，有些种类成虫可小于 2mm，一些大的蚊种体长可超过 19mm。虫体分头、胸、腹三部分（图 16-2）。

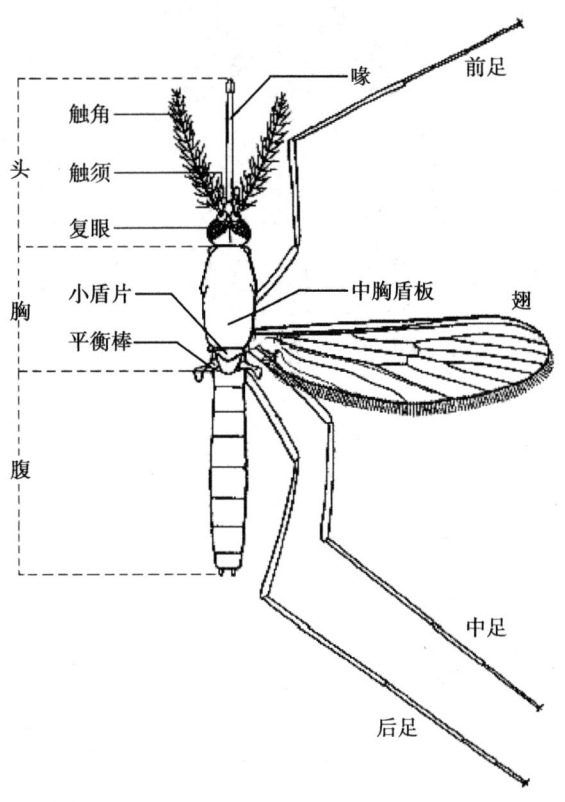

图 16-2　成蚊外部形态（雌蚊）

1. 头部　头小，近圆球形。有 1 对肾形复眼，无单眼。口器刺吸式，下唇演化为外鞘，舌、上唇、上颚、下颚特化成 6 根口针，全部包藏在下唇内；下颚口针端部尖锐并有逆刺，适于刺吸血液（图 16-3）。雄蚊无舌，上颚和下颚一般不发达或完全退化，不能叮刺吸血，仅以植物汁液为食。喙的两侧有触须 1 对，按蚊属雌、雄蚊触须与喙等长或略短，但雄蚊触须末 2 节通常膨大而向外弯曲；库蚊属和伊蚊属雌蚊触须远比喙短，雄蚊触须多数比喙长或等长。成蚊有 1 对触角，触角上有轮毛，雌蚊的轮毛短而疏，雄蚊的轮毛长而密，据此可区分雌雄。

2. 胸部　分前胸、中胸和后胸，仅中胸发达。成蚊胸部覆盖有各色鳞片，可作为一些蚊种的鉴别依据。每胸节各有足 1 对，足细长，分节，末端有爪及爪垫；蚊足上有鳞斑，是区分蚊种的特征之一。中胸有 1 对翅（前翅），后胸有 1 对后翅退化的平衡棒。蚊虫翅狭长、膜质，翅脉上的鳞片形成暗斑或白斑，是蚊分类依据。

3. 腹部　由 10 节组成，一般仅可见前 7~8 节，后 2~3 节特化为外生殖器。雄蚊外生殖器的形态是鉴定蚊种的重要依据。

【生活史】　蚊的发育属于全变态，即生活史分为卵、幼虫、蛹、成虫四个时期。其中卵、幼虫和蛹生活在水中，成蚊生活在陆地，产卵于水中（图 16-4）。

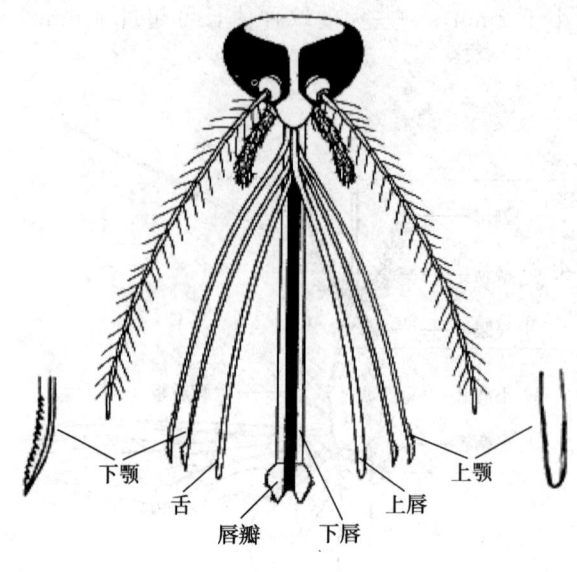

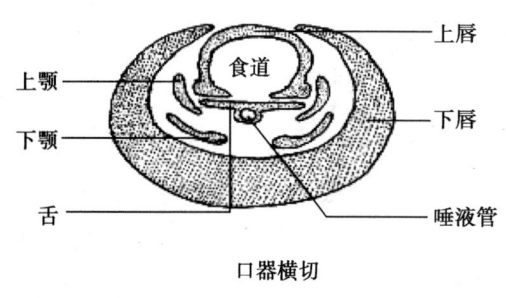

口器横切

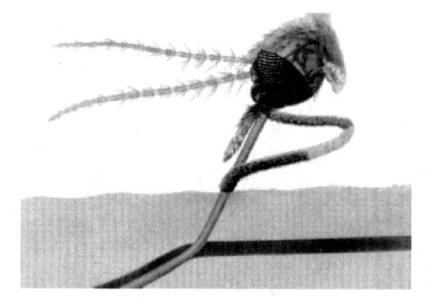

雌蚊口器刺入皮肤

图 16-3　雌蚊口器

1. 卵　蚊卵较小，长不足 1mm，形状因种而异。按蚊卵呈舟形，两侧有浮囊，可单个浮在水面。伊蚊卵一般呈橄榄形，无浮囊，产出后单个沉于水底。库蚊卵圆锥形，无浮囊，聚集成块（卵筏），浮于水面。按蚊和库蚊卵不耐干燥，离开水就会死亡；伊蚊卵抗干燥能力很强，可在无水环境中存活 1 年。条件适宜时，蚊卵在 2～3 天内即可孵化。

2. 幼虫　生活在水中，称为孑孓。虫体分头、胸、腹三部分。头部有触角、复眼、单眼各 1 对；口器为咀嚼式，两侧有细毛密集的口刷，可迅速摆动产生水流以摄取水中食物。胸部略圆，生有毛或毛丛。腹部分 10 节，但仅可见 9 节，各节也生有毛或毛丛。幼虫利用腹部近尾端的呼吸管或呼吸孔（气门）进行呼吸。库蚊呼吸管细长而伊蚊呼吸管粗短，幼虫静止时头倒垂，虫体与水面成一定角度；按蚊缺呼吸管，但有气门，静态时幼虫与水面平行。幼虫在水中生活 1 周左右，经四次蜕皮后发育成蛹。幼虫不耐干燥，不能离开水，在潮湿的环境中（如湿土中）只能短暂存活。

3. 蛹　其外形似逗点。虫体分头胸和腹两部，前者膨大，后者狭长。头胸部背面有一对呼吸管。腹部 10 节，但仅可见 8 节，末端有 1 对尾鳍。三属蚊蛹形态差别不大。蚊蛹不摄食但可在水中游动；蚊蛹常停息于水面，遇惊扰时迅速潜入水中。蚊蛹期很短，如温度、湿度适宜，经 1～2 天就羽化为成蚊。

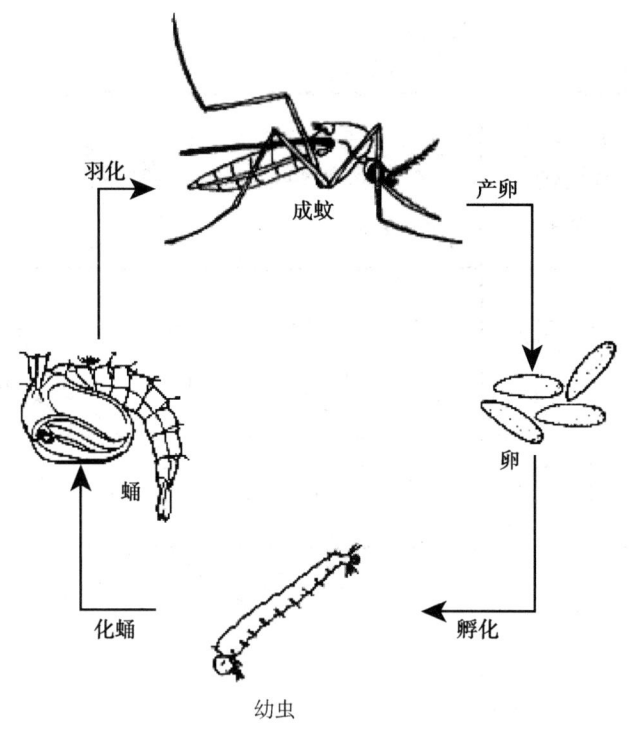

图 16-4 蚊的生活史

4. 成蚊 新羽化的成蚊经 1~2 天发育，即行交配、吸血、产卵。由卵发育到成蚊所需时间取决于温度、食物及环境等诸多因素，在适宜条件下这一过程需 7~14 天，一年可繁殖 7~8 代。

三属蚊各期形态主要区别见图 16-5。

【生态】

1. 孳生习性 一般各种水体均可孳生蚊幼虫，但不同蚊种各有其不同要求。按蚊多产卵于清水中，如沼泽、稻田及灌溉沟渠等；库蚊多产卵于污水坑、污水沟、洼沟积水等污水处；伊蚊则产卵于雨后积水的小容器中，如树洞、石穴等。

2. 栖息习性 雌蚊吸饱血后寻找比较阴暗、潮湿、避风的场所栖息。家栖蚊种如淡色库蚊吸血后，多停留在室内隐蔽处，待胃血消化、卵巢成熟才飞离房舍，寻找产卵场所。半家栖蚊种如中华按蚊，兼有室内外栖息的习性。野栖蚊种如白纹伊蚊吸血、栖息活动均在野外。蚊的栖息习性并非绝对，会因环境、季节、地区的变化而发生改变。

3. 吸血习性 雄蚊不吸血，以植物汁液为食。雌蚊吸取植物汁液也可生存，但必须吸血后卵巢才能发育成熟并具有繁殖能力。雌蚊多在羽化后 2~3 天开始吸血，温度、湿度、光照等多种因素可影响蚊的吸血活动；一般雌蚊吸血的适宜温度为 20~35℃，最适宜的湿度为 70%~80%；伊蚊多在白天吸血，按蚊、库蚊多在夜晚吸血。蚊虫的吸血对象因种而异，大劣按蚊、嗜人按蚊、白纹伊蚊、淡色库蚊等偏嗜人血；中华按蚊、三带喙库蚊等偏嗜家畜血，但这种嗜血习性可随环境变化而改变。

4. 季节消长 蚊的季节消长与温度、湿度和雨量等密切相关。夏天高温、高湿、多雨

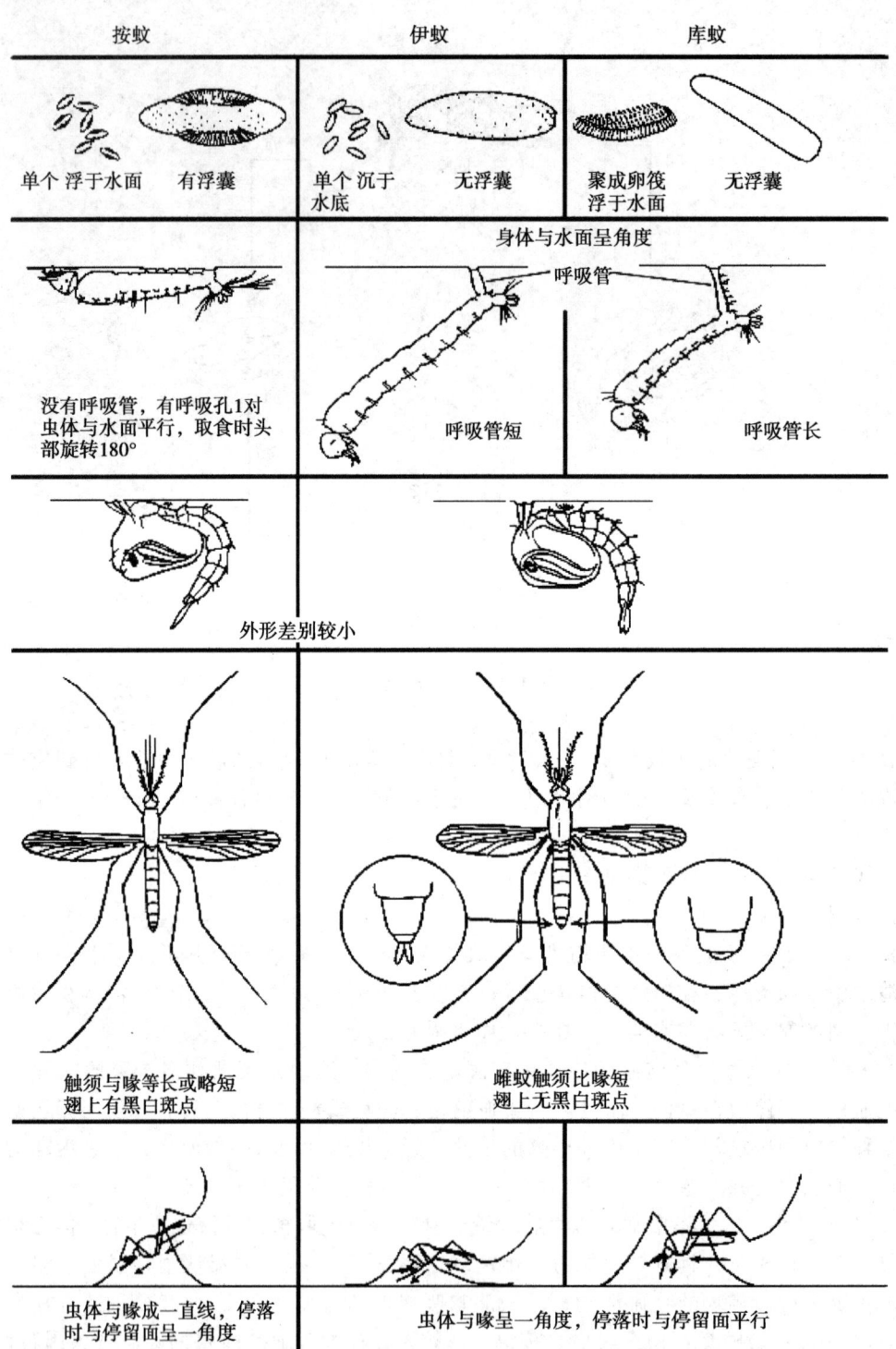

图 16-5　三属蚊各期形态主要区别

的气候条件有利于蚊虫孳生、繁殖，所以我国大多数地区 6~9 月是成蚊密度高峰季节。由于我国南北气候差异大，各蚊种季节消长亦不相同。即使是同一地区的不同蚊种，或不同地区的同一蚊种，也因蚊本身的习性和环境因素，特别是农作物及耕作的影响，而呈现不同的季节消长。如中华按蚊，在长江中下游一带，每年 3 月开始出现，成蚊密度在 5 月开始上升，7 月达高峰，9 月以后下降；但在台湾则在每年 4~9 月间有两个高峰。

5. 越冬　在四季分明的地区，受自然环境因素的影响，蚊虫会出现繁殖期和越冬期交替的现象。环境温度低于 10℃ 时，蚊的生理功能丧失，出现越冬现象。越冬是蚊对冬季气候季节性变化产生的一种生理适应现象，此时蚊本身规律性的生理状态受到抑制，进入休眠或滞育状态。以成蚊越冬的雌蚊不再吸血，停止繁殖，脂肪体增大，隐匿于山洞、地窖、墙缝、地下室等阴暗、温暖、潮湿、微小气候比较稳定的场所，不食不动，新陈代谢降至最低，处于蛰伏状态；次年春季开始复苏。蚊虫的越冬方式因种而异，淡色库蚊多以成虫越冬；微小按蚊、三带喙库蚊多以幼虫越冬；白纹伊蚊则多以卵越冬。越冬期间，多数蚊虫自然死亡，只有极少数能存活至次年春天。越冬期是蚊虫数量最少、生命最脆弱的一个时期。在热带及亚热带地区，由于全年各月平均温度均达 10℃ 以上，蚊虫无越冬现象。

【我国主要传病蚊种】

1. 中华按蚊（*Anopheles sinensis*）　中华按蚊分布广、数量多，除青海、新疆和西藏外其他地区均有分布，常是水稻产区的优势蚊种。成蚊体中型、灰褐色；触须上有 4 个白环，顶端 2 个宽，另 2 个窄；翅前缘具 2 个白斑；后足 1~4 跗节具窄的端白环。

2. 嗜人按蚊（*Anopheles anthropophagus*）　是我国独有蚊种。成蚊与中华按蚊成蚊极为相似，但个体较小。触须较细，末端 2 个白环宽，常相互连接。该蚊主要分布于江苏、浙江、安徽、江西、福建、湖南、湖北、四川和云南等地。

3. 微小按蚊（*Anopheles minimus*）　分布于长江以南各省（区），是山区主要的传疟媒介。成蚊体型较小，棕褐色；触须上有 3 个白环，前端 2 个较为宽大；翅前缘有 4 个白斑。

4. 大劣按蚊（*Anopheles dirus*）　分布于海南岛、云南、广西丛林区。体中型、灰褐色；触须上有 4 个白环，顶端白环最宽；翅前缘脉具 6 个白斑，第 6 纵脉有 6 个黑斑；各足股节和胫节都有白斑，后足胫节末端和第 1 跗节基端关节处有一明显的宽白环。

5. 淡色库蚊（*Culex pipiens pallens*）　分布于北纬 30°及其以北地区，为最常见的蚊种。成蚊体型中等大小，淡褐色；喙与足深褐色，无白环；中胸背板无白色条纹；腹背各节基部有基白带，带的后缘平直。

6. 致倦库蚊（*Culex pipiens quinquefasciatus*）　分布于北纬 30°以南的广大地区，与淡色库蚊在形态、生活习性与传播疾病方面都相似。主要区别在于成蚊腹背各节基部的基白带后缘凸出呈弧形。

7. 三带喙库蚊（*Culex tritaeniorhynchus*）　分布极广，除青海、新疆、西藏外全国各地均有分布。体型较小，深褐色；喙中段有一宽阔白环；触须尖端为白色；第 2~7 腹节背面有基部淡色带；各足跗节基部有一细窄白环。

8. 白纹伊蚊（*Aedes albopictus*）　分布在辽宁以南各省（区）。成蚊体型较小，黑色，有银白色斑纹。中胸背板正中有一条明显的白色纵纹；腹部背面 2~6 节有基白带；后足各跗节上均有白环，末节全白。

9. 埃及伊蚊（*Aedes aegypti*）　主要分布于广东、广西等省、自治区的沿海地区。体型中等，色黑，具银白色或白色斑纹。中胸背板有 4 条白色纵纹，中央 2 条平直，外侧 2 条向外凸出呈弧形；后足各跗节基部有白环，末节全白。

【与疾病的关系】 蚊常骚扰人畜、刺吸血液，能传播多种疾病，是对人类危害最大的昆虫。

1. 疟疾 是一种几乎在热带和亚热带所有国家都存在的疾病，其传播媒介为按蚊。在广大平原地区特别是水稻种植区，中华按蚊是传播疟疾的重要媒介；此外，嗜人按蚊、微小按蚊、大劣按蚊均可在其流行区传播疟疾。疟原虫在按蚊体内进行有性和无性生殖，并大量增殖，最后形成子孢子到达蚊唾液腺。当感染的按蚊叮咬人时，子孢子随蚊唾液进入人体。

2. 丝虫病 寄生于人体的丝虫共有 8 种，我国仅有班氏丝虫和马来丝虫流行。班氏丝虫病传播媒介是淡色库蚊、致倦库蚊和中华按蚊；马来丝虫病以中华按蚊、嗜人按蚊为主要媒介。当蚊叮咬微丝蚴阳性患者时，微丝蚴被吸入蚊胃。幼虫在蚊体内经过 1~3 周的发育，最后在口器的下唇出现感染期幼虫，当蚊再叮咬人时，丝状蚴即通过叮咬伤口或正常皮肤侵入人体。

3. 流行性乙型脑炎 病原体为乙型脑炎病毒。三带喙库蚊是传播该病的重要媒介，此外还有淡色库蚊、致倦库蚊、白纹伊蚊等。病毒进入蚊体后，可带毒越冬、经卵传代，因此蚊可为病毒的长期储存宿主。当人被携带病毒的雌蚊叮咬后，病毒即进入血液循环。当受染者抵抗力低，且感染病毒量大、毒力强时，病毒经血液循环，突破血脑屏障侵入中枢神经系统，在神经细胞内增殖，导致中枢神经系广泛病变。

4. 登革热 由登革病毒引起，白纹伊蚊和埃及伊蚊是主要传播媒介。广东、广西多为白纹伊蚊，而雷州半岛、广西沿海、海南省和东南亚地区以埃及伊蚊为主。患者从发热前一天直至退热都有传染力，伊蚊叮咬患者时病毒即进入蚊体，病毒在蚊体内复制 8~14 天后，成蚊便终身具有传染性，此时伊蚊再叮咬人，即将病毒传播给新宿主。

【防制原则】

1. 环境防制 防制蚊虫最有效的方法就是治理蚊幼虫及蛹的孳生地，清理死水。如疏通沟渠、填平洼地、清除积水等，破坏幼虫和蛹的生存环境。

2. 物理防制 在蚊密度较高的地区和时段，使用蚊帐和安装纱门、纱窗也是很有效的防蚊措施。

3. 化学防制 使用杀虫剂是最快速、方便的除蚊方法，常用倍硫磷、杀螟松、辛硫磷和溴氢菊酯类等。使用杀虫剂时应注意防止人、畜中毒，尽量减少对周围环境的污染。杀虫剂应经常更换，防止蚊虫产生抗药性。

4. 生物防制 利用生物或生物代谢产物来控制和杀灭蚊虫。如在水塘中放养柳条鱼、青鱼等食蚊鱼，一些水生昆虫也是蚊幼虫的天敌。此外，某些真菌、线虫、寄生蜂等都是对蚊有害的致病性生物。生物杀虫剂，如苏云金杆菌（*Bacillus thuringiensis*）Bti-14 株、球形芽孢杆菌（*B. sphaericus*）等对蚊虫也有抑制作用。生物防制不污染环境且对蚊虫有长期抑制作用，因此日益受到重视。

第二节 白 蛉

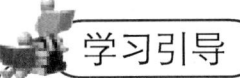

根据问题学习,学完本节后应能正确回答如下问题:
1. 白蛉属于何种变态?
2. 阐述白蛉活动和栖息的特点。
3. 在我国白蛉主要传播何种疾病?
4. 简述防制白蛉的主要措施。

白蛉(sandfly)属双翅目、毛蛉科、白蛉亚科。是一种体小多毛的吸血昆虫。全世界已知600多种,我国已报告40多种。与人类关系密切的是白蛉属。

【形态】 成虫淡黄色或棕黄色,体长1.5~4.0mm,全身密布细毛。分头、胸、腹三部分。

头部球形,两侧各有1个大而黑的复眼,无单眼。触角细长,分16节。口器较粗短,约与头等长,为刺吸式。触须向下后方弯曲,分5节。口腔内有口甲和色板,咽内有咽甲,咽甲的形状和结构是白蛉分类的重要依据。

胸背隆起呈驼背状,中胸具有狭长翅1对,翅末端尖,翅上密布长毛。停息时两翅向背面竖立且左右分开,与躯体呈45°角。后胸有1对平衡棒。足细长,多毛。

腹部分10节,第1腹节背面的毛均竖立,第2~6节背面的毛有平卧毛、竖立毛及平卧竖立交杂毛三种类型,可作为分类依据。第8~10节转化为雌、雄外生殖器。雄蛉外生殖器如钳状;雌蛉尾端有尾须1对,腹内有受精囊。雄蛉外生殖器与雌蛉受精囊的形状亦为分类的重要依据。

【生活史】 白蛉属于全变态昆虫,生活史分卵、幼虫、蛹及成虫四个时期。雌蛉交配吸血后,产卵于地面泥土里以及墙缝、洞穴内。卵近椭圆形,灰白色;在适宜的条件下,经6~12天孵化为第一龄幼虫,幼虫以泥土中有机物为食,蜕皮3次后变为第四龄幼虫,需20~30天,第四龄幼虫在干燥处化蛹。蛹尾端附有四龄幼虫蜕下的表皮,不食不动,在适宜气温下蛹经6~10天羽化为成虫。成虫羽化后1~2天即可交配、吸血、产卵。生活史发育所需时间根据不同蛉种以及环境温度、湿度及食物充足与否而有差异。一般说来,21~28℃条件下从虫卵发育为成虫需6~8周。雄蛉交配后不久死亡,雌蛉寿命为2~3周。一般1年只有一代(图16-6)。

【生态】

1. 孳生地 白蛉各期幼虫在土质疏松,温、湿度适宜,有机质丰富的条件下营自生生活。其孳生地广泛而分散,如墙缝、畜圈、鼠洞等处。

2. 食性 雄蛉不吸血,仅吸食植物汁液。雌蛉羽化后24h开始吸血,吸血时间多选择黄昏至黎明前。不同蛉种吸血对象不同,通常竖立毛类白蛉多吸人及哺乳动物血,平卧毛类白蛉则是嗜吸鸟类、爬行动物类或两栖动物血。

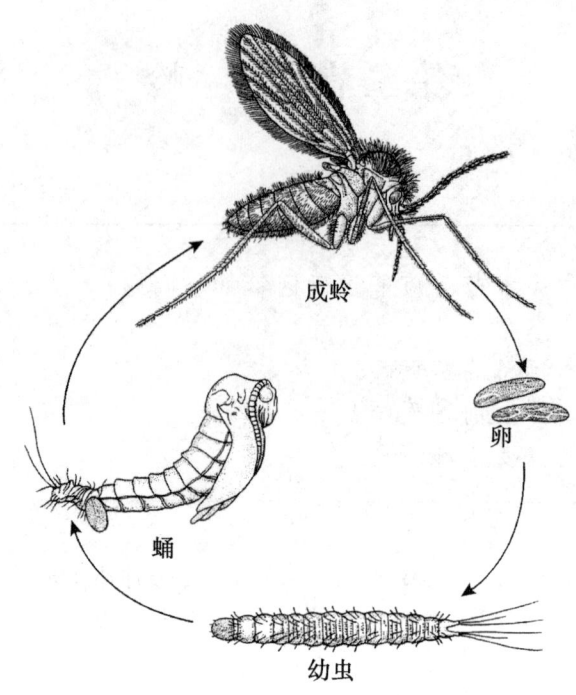

图 16-6 白蛉生活史

3. 栖息与活动　成虫栖息处常选择室内、外阴暗避风的场所，如屋角、墙缝、畜舍、桥洞等处。同一蛉种可因环境不同栖息习性不同。如中华白蛉在平原地区为家栖型，栖息于人房、畜舍内，而在西北高原为野栖型，多见于各种洞穴内。白蛉的活动时间多在黄昏至次日清晨。其飞行能力较弱，只作跳跃式飞行。活动范围小，一般在30m以内。

4. 季节消长与越冬　白蛉的季节消长与当地温度变化有关，通常1年出现3～5个月。如在北方，中华白蛉于5月中、下旬出现，6月中旬达高峰，至9月中、下旬消失。大多数蛉种一年繁殖一代。四龄幼虫潜藏于2.5～10cm以内的地表浅土中越冬。

【与疾病的关系】　白蛉除叮人吸血外，还可传播多种疾病，如人及动物的各种利什曼病、白蛉热等。

1. 利什曼病

(1) 黑热病：黑热病又称内脏利什曼病，病原体为杜氏利什曼原虫。当中华白蛉吸入黑热病患者血液，将无鞭毛体吸入其消化道，发育为前鞭毛体，48h后，胃壁分泌的围食膜破裂，大量前鞭毛体被释放出来，6～7天移至咽、口腔和喙，当白蛉再叮人吸血时，将前鞭毛体注入人体，使人感染。在我国广大流行区的主要媒介为中华白蛉（*Phlebotomus chinensis*）、吴氏白蛉（*P. wui*）和亚历山大白蛉（*P. alexandri*）。内蒙古和甘肃部分地区为吴氏白蛉。川北和陇南山区存在以中华白蛉为主要媒介的黑热病自然疫源地。

(2) 东方疖：东方疖又称皮肤利什曼病，病原体为热带利什曼原虫。该病分布于地中海、中东及印度等地，主要由巴氏白蛉、银足白蛉传播。

(3) 皮肤黏膜利什曼病：病原体为巴西利什曼原虫。该病分布于拉丁美洲，主要传播媒介是中间罗蛉和巴拿马白蛉。

2. 白蛉热　病原体为病毒，由白蛉经卵传递。该病分布于地中海及亚洲南部，主要传播媒介为巴氏白蛉。

【防制原则】

1. 化学防制　白蛉飞行能力弱，活动范围小，季节短，繁殖力不强，对化学杀虫剂敏感。故应以药物杀灭成蛉作为防制的主要措施。主要用溴氰菊酯、顺式氯氰菊酯、马拉硫磷等杀虫药室内喷洒，有较好的杀虫效果。

2. 环境防制　环境治理措施包括保持房屋、畜舍卫生和清洁干燥，并清除周围环境内的垃圾和清除白蛉幼虫的孳生地。

3. 个人防护　使用蚊帐、纱窗，涂驱避剂（避蚊胺，驱蚊露）或用艾蒿烟熏驱蛉等。

第三节　蝇

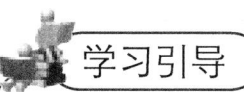

根据问题学习，学完本节后应能正确回答如下问题：
1. 蝇的发育属何种变态？
2. 阐述蝇与传播疾病有关的形态与生活习性。
3. 蝇传播疾病的主要方式是什么？可传播哪些疾病？
4. 什么叫蝇蛆病？蝇蛆病可分几种类型？
5. 简述蝇的主要防制措施。

蝇（fly）属于双翅目，环裂亚目（Cyclorrhapha）。全世界已知34 000多种，我国记录有4 200多种。与人类疾病有关的多属蝇科（Muscidae）、丽蝇科（Calliphoridae）、麻蝇科（Sarcophagidae）、厕蝇科（Fanniidae）和狂蝇科（Oestridae）的蝇种。

【形态】

1. 卵　椭圆形或香蕉状，乳白色，长约1mm，常数十至数百粒堆积成块。在夏季，环境温度较高，卵产出后1天即可孵化。

2. 幼虫　俗称蛆。圆柱形，前尖后钝，无足无眼，多呈乳白色。幼虫分3龄，经2次蜕皮变为三龄幼虫。三龄幼虫腹部第8节后侧有后气门1对，由气门环、气门裂和钮孔组成。后气门的形状是幼虫分类的依据。

3. 蛹（pupa）　圆筒形，棕褐色至黑色。其体外被有成熟幼虫表皮硬化而成的蛹壳。不食不动，在夏秋季，舍蝇蛹一般3～6天羽化。蛹内成虫借额囊的伸缩活动，顶破蛹壳前端，形成一环状裂缝钻出。

4. 成蝇　体长5～10mm，体呈暗灰、黑或黄褐色，许多蝇种带有绿、蓝金属光泽。全身被有鬃毛。分头、胸、腹三部分。

(1) 头部：近半球形。有1对大而明显的复眼，雄蝇两复眼间距较窄，雌蝇较宽；头顶有3个排成三角形的单眼。触角1对位于颜面正中，由3节构成；第三节最长，其基部外侧有1根触角芒。触须位于基喙上（图16-7）。口器多为舐吸式，下唇末端有1

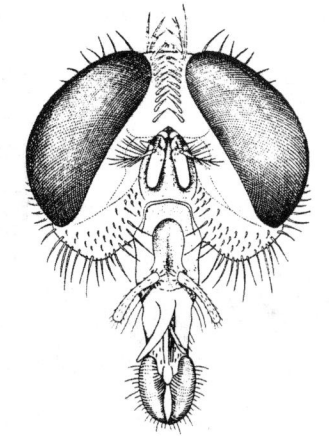

图16-7　蝇的头部

对半圆形唇瓣，用以舐吸取食。吸血蝇类口器为刺吸式，适于刺吸人、畜血液，如舌蝇等。

(2) 胸部：前胸与后胸退化，中胸特别发达，中胸背板和侧板上的鬃毛排列、斑纹等特征是分类依据。翅1对自中胸发出，除前缘脉和亚前缘脉外，有6条不分支纵脉，其中第四纵脉的弯度及其与第三纵脉末端的距离为分类特征。后翅退化为平衡棒。足3对，跗节分5节，其末端有1对发达的爪和爪垫，中间有1爪间突。爪垫密布细毛并可分泌黏液，适于携带各种病原体；且通过其黏附作用爬行于窗户玻璃及天花板上（图16-8）。

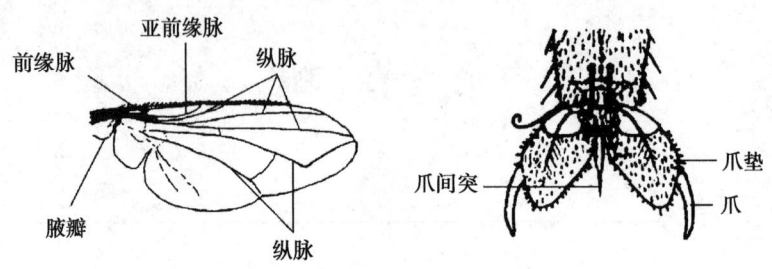

图16-8 蝇翅脉及足跗节末端

(3) 腹部：圆筒形，末端尖圆。分10节，前5节构成前腹部，明显可见；第6节以后称后腹部，演变为外生殖器。雌蝇外生殖器通常藏于腹部，产卵时伸出；雄蝇外生殖器是蝇类鉴定的重要依据。

【生活史】 蝇为全变态昆虫，生活史分卵、幼虫、蛹、成虫4个阶段。成蝇羽化后2～3天即可交配，通常一生只交配一次，交配后2～3天产卵。雌蝇一次产卵几十个到几百个，一生可产卵4～6次，蝇通常在腐生动植物等有机质上产卵。在夏季8～12h即可孵化，幼虫经两次蜕皮发育为三龄幼虫，钻入较干燥、疏松的土壤或孳生物中化蛹。蛹一般3～6天羽化为成蝇。完成生活史需7～30天，成蝇寿命一般为1～2个月（图16-9）。

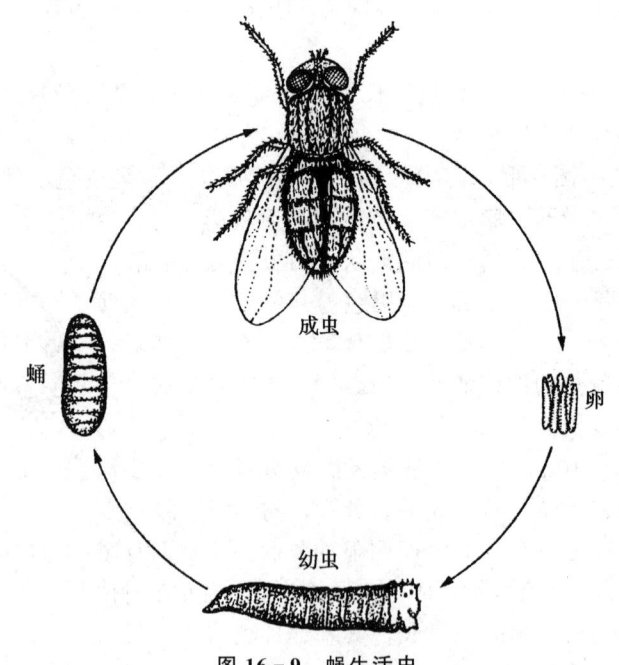

图16-9 蝇生活史

【生态】

1. 孳生习性 孳生物质是蝇类孳生的基本条件。根据蝇类孳生物（地）性质的不同，可将其分为5类，即人粪类、畜禽粪类、腐败动物质类、腐败植物质类和垃圾类。蝇种不同，其孳生场所不同。对孳生物性质的要求有的蝇种严格，而有的蝇种不太严格。

2. 食性 成蝇的食性分为三类：①不食蝇类口器退化，不能取食，成蝇全靠幼虫期储存的营养，成虫羽化后交配、产卵，很快死亡，如狂蝇。②吸血蝇类为刺吸式口器，以动物与人的血液为食，雌、雄均吸血，如厩螫蝇。③非吸血蝇类为舐吸式口器，绝大多数蝇类属于此类，其食性为杂食性，特别喜食分泌物、排泄物，取食频繁，且有边吃、边吐、边排泄的习性，与人类的关系密切，为主要传病媒介。

3. 栖息与活动 蝇类的活动、栖息场所因种而异。蝇类活动主要受温度和光线的影响，如舍蝇，4～7℃仅能爬行，10～15℃时能爬动和起飞，15℃时开始取食，30～35℃时最为活跃，在35～40℃和4℃以下则不活动。蝇类有趋光习性。大多数蝇类白天在光亮处活动，夜间常栖息在白天活动的场所，如室内天花板、电线或悬空的绳索上，室外的树枝、树叶、篱笆等处。蝇善飞翔，如舍蝇每小时可飞行6～8km，通常以孳生地为中心的1～2km半径范围内活动、觅食，有时可随车、船、飞机等交通工具扩散。

4. 季节消长 在同一地区不同蝇种和在不同地区同一蝇种的季节分布不同。我国蝇类的季节消长分为四种类型：春秋型（如巨尾阿丽蝇）、夏秋型（如大头金蝇、丝光绿蝇、黑尾黑麻蝇）、夏型（如厩螫蝇）和秋型（如舍蝇），其中以夏秋型和秋型蝇类与夏秋季肠道传染病的关系最为密切。蝇类一般每年可完成7～8代，在我国南方可达10代以上。

5. 越冬 大部分蝇类以蛹越冬，如金蝇、丽蝇、麻蝇；少数蝇类以幼虫和成虫越冬，前者如绿蝇，后者如厩腐蝇。舍蝇幼虫、蛹或成虫均可越冬。越冬的幼虫多在孳生物底层；越冬蛹在孳生地附近的表层土壤中；越冬成虫常选择在地窖、地下室、菜窖等温暖隐蔽处。在我国南方，冬季月平均气温10℃左右，无越冬。

【我国常见的蝇种】

1. 舍蝇（家蝇）(*Musca domestica*) 体长5～8mm，灰黑色。胸部背面有4条黑色纵纹，翅第四纵脉末端向上急弯成折角；腹部橙黄色，并具有黑色纵条。幼虫主要孳生于畜粪和垃圾中，成虫常出入住室、厨房和食堂等处。

2. 丝光绿蝇（*Lucilia sericata*） 体长5～10mm，呈绿色金属光泽，颊部银白色。幼虫主要孳生于动物尸体或腐败动物质中；成蝇常在腥臭腐烂的动物质及垃圾等处，也进入住室或食品店及菜市场。

3. 大头金蝇（*Chrysomyia megacephala*） 体长8～11mm，躯体肥大，呈青绿色金属光泽；复眼深红色，颊部橙黄色。幼虫孳生在人畜粪便、禽粪、垃圾和腐肉中。成虫活动于腐烂的瓜果、蔬菜及粪便周围。

4. 黑尾黑麻蝇（*Helicophagella melanura*） 体长6～12mm，暗灰色，胸背面有3条黑色纵纹，腹部背面有黑白相间的棋盘状斑。幼虫孳生在人畜粪便中；成虫活动于室外，也可飞入室内。

5. 巨尾阿丽蝇（*Aldrichina grahami*） 体长5～12mm，颊黑色，胸部青灰色；中胸背板前部中央有3条短黑色纵纹，中央的1条较宽；腹部背面有深蓝色金属光泽。幼虫主要孳生于人的稀便及尿中，也可在腐败动物质和垃圾中。成蝇主要在室外活动。

6. 厩螫蝇（*Stomoxys calcitrans*） 体长5～8mm，暗灰色，形似舍蝇。刺吸式口器；

胸部背面有不清晰的 4 条黑色纵纹，翅第 4 纵脉末端呈弧形弯曲。幼虫主要孳生在禽、畜粪或腐败植物质中；成虫在室外活动，刺吸人、畜血液。

六种常见蝇的主要特征见表 16-1。

表 16-1 六种常见蝇的主要特征

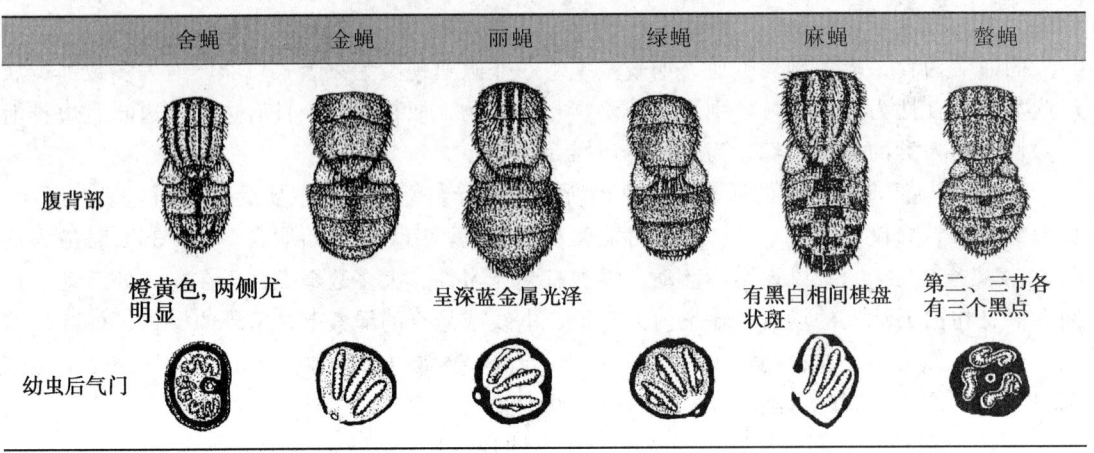

【与疾病的关系】 除非吸血蝇骚扰人、污染食物和吸血蝇叮刺吸血外，蝇的主要危害是传播疾病和引起蝇蛆病。

1. 传播疾病 蝇类传播疾病包括机械性传播和生物性传播两种方式。

(1) 机械性传播：机械性传播是杂食性蝇类主要的传病方式。蝇在人类食物上停落、舔食、呕吐及排泄等活动可将病原体传播扩散。通过蝇机械性传播的疾病有：①消化道疾病：如痢疾、霍乱、脊髓灰质炎、伤寒和肠道蠕虫病等。②呼吸道疾病：如肺炎、肺结核等。③眼病：结膜炎和沙眼等。④皮肤病：如真菌或细菌性皮炎。其病原体分别来自患者粪便、痰、眼分泌物和皮肤患处分泌物。

(2) 生物性传播：舌蝇（*Glossina* spp.）能传播人体锥虫病（睡眠病）。另外，某些蝇类可作为眼结膜吸吮线虫的中间宿主。

2. 蝇蛆病（myiasis） 指蝇类幼虫直接寄生于人体和动物的组织和器官而引起的疾病。按蝇幼虫寄生特性分为：

(1) 专性蝇蛆病：此类蝇蛆必须侵入人体或动物组织中生长发育才能完成生活史。幼虫各龄期均营寄生生活，主要在家畜体内寄生，人体感染常见于牧区。如羊狂蝇（*Oestrus ovis*）将幼虫产于动物或人的眼内，引起眼蝇蛆病。

(2) 兼性蝇蛆病：蝇蛆通常为粪食性与尸食性蝇种，在某些情况下也可侵入人体组织器官，多在坏死组织中寄生。如绿蝇、金蝇属幼虫侵入皮肤创伤处可引起创伤蝇蛆病及口腔、耳、鼻咽蝇蛆病。

(3) 偶然性蝇蛆病：某些蝇卵或幼虫偶然进入人消化道或泌尿生殖道引起炎症。

在临床上按蝇幼虫的寄生部位分为：

(1) 皮肤蝇蛆病：常见于牧区。主要是纹皮蝇（*Hypoderma lineatum*）和牛皮蝇（*H. bovis*）一龄幼虫偶然进入人体皮内寄生。

(2) 眼蝇蛆病：由羊狂蝇属的蝇类一龄幼虫引起，常见于牧区。

（3）胃肠蝇蛆病：多由于蝇卵或幼虫随污染的食物或饮料进入人胃肠道所引起。致病的蝇种多为舍蝇、厕蝇、丽蝇。多数患者有消化道症状。

（4）口、耳、鼻咽蝇蛆病：由于这些器官的分泌物气味招致蝇类在此产卵或幼虫所致。多由金蝇、绿蝇和麻蝇等属的蝇类引起。

（5）泌尿生殖道蝇蛆病：由尿道或阴道排泄物的臭味诱蝇产卵，孵出的幼虫钻入阴道或尿道引起。致病蝇种多为麻蝇、绿蝇、金蝇等属的蝇类，可引起尿道炎、膀胱炎与阴道炎等。

【防制原则】 蝇类的防制应采取综合性防制措施，以控制蝇类的孳生环境为主，辅以物理、化学、法规防制。

1. 环境防制　通过清除、隔离孳生物和改变孳生物性状，从而控制或消除孳生场所。

2. 物理防制　通过淹杀、闷杀、捞杀、烫杀、堆肥等方法杀灭幼虫及蛹；通过直接拍打、捕蝇笼诱捕和粘蝇纸粘捕等方法杀灭成蝇。

3. 化学防制　在蝇孳生场所喷洒杀虫剂（美曲膦酯、马拉硫磷等）杀灭幼虫，常用灭成蝇的杀虫剂有氯氰菊酯、溴氰菊酯等。另外，杀虫剂中加入昆虫生长调节剂（伏虫脲1号）可提高灭幼虫效果。由于近年来蝇的抗药性增加，应该采用轮换用药以提高杀虫效果，延缓其抗药性的产生。

4. 生物防制　应用蝇类天敌和致病生物灭蝇，如寄生蜂寄生于蝇蛹，苏云金杆菌H-9的外毒素能杀灭蝇蛆。

第四节　蚤

学习引导

根据问题学习，学完本节后应能正确回答如下问题：
1. 描述蚤的主要形态结构。
2. 蚤的哪些生态习性与传播疾病有关？
3. 蚤可传播哪些疾病？简述其传病机制。
4. 防制蚤主要可采用哪些措施？

蚤（flea）是哺乳动物和鸟类的体外寄生虫，属昆虫纲蚤目（Siphonaptera），因善于跳跃，故俗称跳蚤。全世界已发现2 500余种（亚种），我国记录有640余种（亚种）。其中少数可传播人兽共患病，如鼠疫等。

【形态】 蚤体型小，长1～3mm，体黄褐色至深褐色，两侧扁平。体表有毛、鬃（bristle）和刺等结构，有的种类有栉。

头部　略呈三角形。触角1对，分3节，位于两侧触角窝内。口器为刺吸式，位于头的前下方。

胸部　分3节，无翅。足3对，其中后足长而发达，适于跳跃。

腹部　分10节，雄蚤第8、9节，雌蚤第7～9节变为外生殖器，其形态是蚤分类的依据。第10节为肛节。

【生活史】 蚤的发育为全变态,有卵、幼虫、蛹、成虫4个阶段(图16-10)。

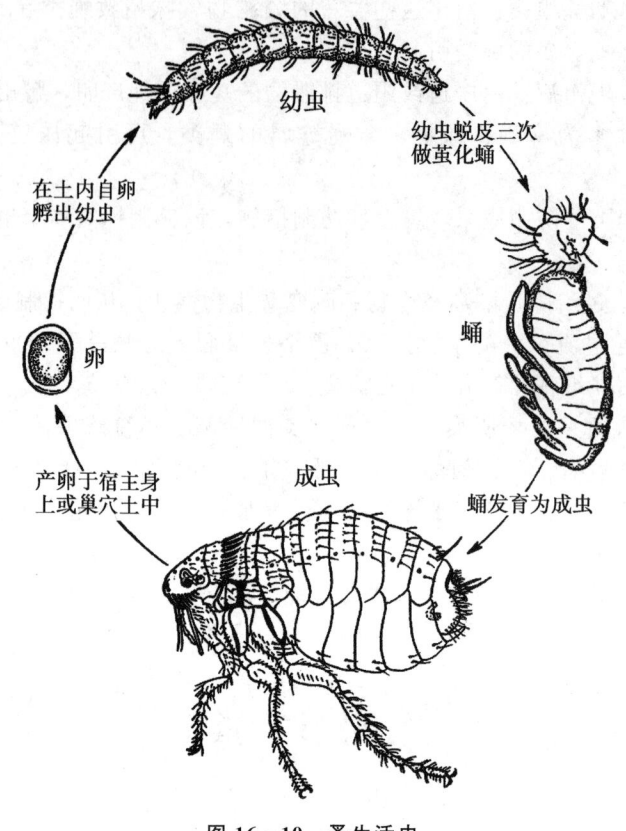

图16-10 蚤生活史

1. 卵 椭圆形,乳白色。产出后落于啮齿类动物巢穴内或栖息地,在适宜的温度、湿度条件下,经3~5天孵化为幼虫。

2. 幼虫 乳白色,较小,外形似蛆。口器为咀嚼式,以宿主脱落的皮屑及成虫的血粪块为食。经2~3周发育,蜕皮2次成为三龄幼虫,此期幼虫吐丝做茧成蛹。

3. 蛹 长椭圆形,茧外粘有尘土或其他物质碎屑,通常1~2周后即可羽化为成虫,但有时蛹期可长达1年。

4. 成虫 成虫羽化后即可交配、吸血,产卵于栖息地。雌蚤一生可产卵数百至数千粒,其寿命为1~2年。

【生态习性】 蚤的生态习性与传播疾病密切相关。

1. 吸血习性 雌雄蚤均吸血,且频繁,一日常需吸血数次,边吸边排粪便,吸血过量以致血液未经消化即随粪便排出,而成为幼虫的食物。

2. 对宿主选择性 蚤多选择啮齿类动物为宿主,故在传播人兽共患病中较为重要。根据其对宿主的选择可将蚤分为三种类型:①多宿主型:这类蚤对宿主基本上无选择性,其主要宿主分布亦广,如人蚤、穿皮潜蚤等。②寡宿主型:该类蚤对宿主具有比较明显的选择性。③单宿主型:该种类蚤基本上仅寄生于一种宿主。

蚤的宿主选择性可由于受到各种外界环境条件变化而改变。如某些蚤种当长时间不能在特异性宿主摄食时,亦常转移到其他动物体吸血。

3. **对理化条件敏感** ①当宿主发病,体温升高或死亡后体温下降时,成虫则离开另寻新宿主。②成虫羽化需要温度与空气振动等外界条件刺激,使其破茧而出。例如,当人进入其栖息地时,由于上述原因可被大量新羽化的蚤侵袭,其传播疾病作用较大。

【与疾病关系】 蚤对人体的危害可分为骚扰吸血、寄生和传播疾病三个方面。

1. **骚扰吸血** 人被蚤叮刺吸血时,其唾液中某些抗原物质刺激机体可产生超敏反应,叮咬部位瘙痒并出现丘疹,严重者可失眠,抓破皮肤易继发细菌感染。

2. **皮下寄生** 潜蚤属雌蚤可寄生于动物或人体皮下,主要寄生在足部较软嫩皮肤处,如趾间,也见于肘间、腋下和会阴部皮下等。患者局部剧烈痛痒,如处理不当常继发感染。潜蚤病见于中、南美洲和热带非洲,在我国尚无病例报道。

3. **传播疾病**

(1) 鼠疫:鼠疫是一种自然疫源性疾病,病原体为鼠疫耶尔森菌。经蚤类在啮齿类动物间传播(主要是腺鼠疫)。当人进入疫源地活动时,被带菌蚤叮咬而感染。

蚤传播鼠疫最主要的方式是蚤吸入菌血症宿主血液后,鼠疫耶尔森菌在蚤的前胃部几丁质刺间(图16-11)增殖和积聚,形成菌栓引起消化道阻塞。当其再次吸血时,由于菌栓的阻塞,血液难以进入胃内,而迫使血液沿食道冲刷菌栓,致血液染菌,通过蚤咽部收缩将带菌血液反吐进入宿主体内从而造成感染。

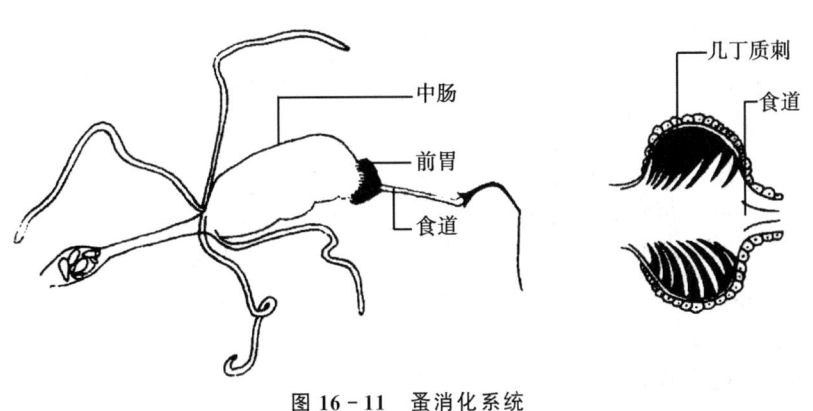

图16-11 蚤消化系统

经流行病学证实,仅少数蚤种类能够作为传播鼠疫的媒介,在我国主要有致痒蚤 (*Pulex irritans*)、印鼠客蚤 (*Xenopsylla cheopis*)、方形黄鼠蚤 (*Citellophillus tesquorum*) 等。

(2) 鼠型斑疹伤寒:病原体为莫氏立克次体,啮齿类动物为主要保存宿主。当蚤吸血感染后,病原体在胃上皮细胞内繁殖,细胞破裂后,病原体进入胃内随血便排出,如果污染皮肤伤口则可造成新宿主感染。在适宜条件下,蚤粪内的立克次体可存活4~5年。

(3) 绦虫病:蚤可作为犬复殖孔绦虫和微小膜壳绦虫的中间宿主。当上述绦虫卵被蚤食入,可在其体内发育为似囊尾蚴。人如果偶然误食这种感染蚤,似囊尾蚴可在人体内发育为成虫。

【防制原则】 蚤的防制应以控制和清除蚤孳生场所为主,同时与防鼠、灭鼠相结合。其他防制措施有搞好居室和畜圈的卫生,保持干燥清洁,堵塞鼠洞。室内灭蚤可选用美曲膦酯(敌百虫)、有机磷类、溴氰菊酯等杀虫剂,畜体、宠物灭蚤可用5%二氯苯醚菊酯涂抹。

第五节 虱

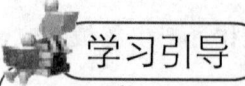

根据问题学习,学完本节后应能正确回答如下问题:
1. 寄生于人体的虱种类有哪些?其发育过程属于哪种变态?
2. 虱的哪些生活习性与传播疾病有关?
3. 虱可传播哪些疾病?简述其机制。
4. 对虱的防制主要可采用哪些措施?

虱(louse)属虱目(Anoplura),是恒温动物体表寄生虫。以人为唯一宿主的虱有两种,即人虱(*Pediculus humanus*)与耻阴虱(*Pthirus pubis*)。

根据人虱在人体寄生部位的不同,以及形态与生理的某些差异,通常将人虱分为两个亚种,即体虱(*P. h. corporis*)与头虱(*P. h. capitis*)。

【形态】

1. 人虱　灰白色,体狭长,雌虱体长 2.5～4mm,雄虱稍小。

头部　呈菱形,眼 1 对,触角 1 对;口器为刺吸式,常缩入头内,吸血时伸出。

胸部　3 节融合,无翅。足 3 对,均粗壮;足胫节远端具指状胫突,跗节仅 1 节,末端有一弯曲的爪,与胫节指状胫突形成钳状,可攫握宿主毛发或衣物纤维。

腹部　分节明显。雌虱腹部后端呈"W"形,雄虱腹后端钝圆,有一交合刺。

2. 耻阴虱　较小,灰白色,体型短宽似蟹状。胸部宽短,前足细小,中、后足及爪均较前足明显粗大。腹部宽短,第 5～8 节侧缘有锥状突起各一对,其末端有刚毛。

【生活史】　虱的发育为不全变态,生活史分卵、若虫、成虫三期(图 16-12)。

1. 卵　俗称虮子,白色,椭圆形,一端有盖。雌虱产卵时分泌胶液,使卵附着于毛发或衣物纤维上。在适宜温度,卵经 5～9 天,若虫可从卵盖处孵出。

2. 若虫　形似成虫,较小。生殖器官未发育成熟,经 3 次脱皮发育为成虫。

3. 成虫　由卵发育为成虫,人虱需 23～30 天,耻阴虱需 31～41 天。成虫寿命大约 1 个月。

人头虱寄生于头发,以耳后发根处较多。人体虱多寄生在内衣缝、皱褶、裤腰等处。耻阴虱主要寄生于阴毛与肛门周围的毛上,但也可在眉毛、睫毛等处发现。

【生态习性】

1. 吸血习性　虱的雌、雄虫及若虫均吸血,常边吸血边排粪便,且耐饥力差,每日吸血数次。未曾吸血的虱只能存活 2～10 天。

2. 适应性　虱对温、湿度变化敏感。其寄生最适宜的温度为 29～32℃,相对湿度为 76%。当宿主患病,体温升高、出汗或死亡、体温降低时,虱即爬离原宿主,另寻新宿主。这些习性对虱的播散与疾病传播均有重要意义。

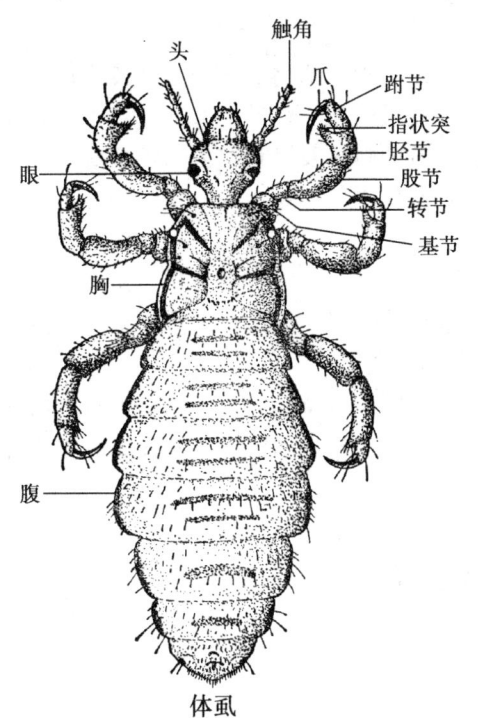
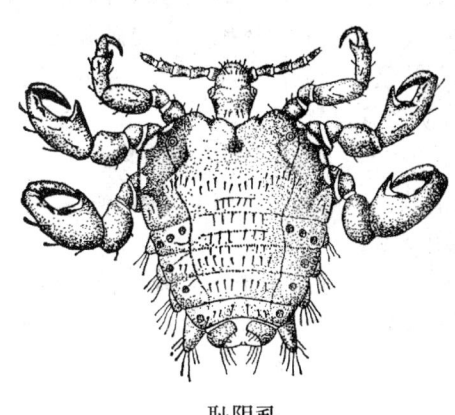

耻阴虱

体虱

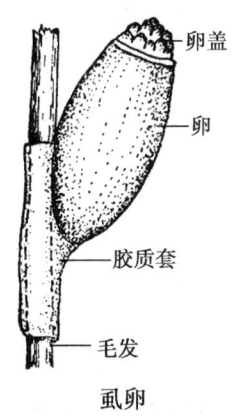

虱卵

图 16-12 虱成虫和虱卵

3. 传播方式　人虱的播散是由于人与人的直接和间接接触引起。耻阴虱则多为性接触传播，故世界卫生组织已将耻阴虱的感染列为性传播疾病之一。

【与疾病的关系】　虱除叮咬人吸血引起皮炎、丘疹及瘙痒外，主要传播以下疾病。

1. 流行性斑疹伤寒（epidemic typhus）　该病的病原体是普氏立克次体（*Rickettsia prowazekii*），传播媒介主要是体虱。体虱刺吸患者血液后，立克次体侵入虱的肠上皮细胞内繁殖，数日后肠上皮细胞破裂，病原体随虱粪便排出。人的感染主要通过虱的粪便污染新宿主的皮肤伤口，或将虱体压碎后病原体逸出污染伤口，病原体侵入人体。发病季节以冬春季节为多。室温下病原体在虱粪便中可存活数月之久。

2. 战壕热（trench fever）　该病的病原体是五日热巴尔通体（*Bartonalla quintana*），

体虱为主要传播媒介。病原体在虱的消化道内繁殖，不进入肠上皮细胞内，随虱粪便排出。患者感染方式与流行性斑疹伤寒相同。

3. 虱传回归热（louse-borne relapsing fever） 是一种周期性发热的急性传染病，病原体为回归热疏螺旋体。虱吸入患者血液后，该病原体进入消化道，其中大部分被消灭，而小部分则通过肠壁到达体腔，并在血淋巴中大量繁殖。虱的唾液及消化道内均不含病原体。虱传回归热是由于虱体被压破后体液污染皮肤伤口，螺旋体进入人体所致。

【防制原则】

1. 防虱　最基本的措施是注意个人卫生。如勤洗澡、更衣、多洗头等。此外，为防止虱的播散，应避免与虱感染者的衣帽等物接触，发现虱的感染，应及早灭虱。洁身自好，预防耻阴虱感染。

2. 灭虱　①灭毛发上的虱，常用药物有20%百部酒精浸剂、1%二氯苯醚菊酯局部涂抹。对于耻阴虱可将阴毛剃除。②灭衣物上的卵与幼虱，可将染虱的衣帽等物高温或冷冻处理，此方法简单、效果好。

第六节　蜚　蠊

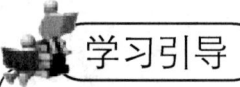 学习引导

根据问题学习，学完本节后应能正确回答如下问题：
1. 在我国蜚蠊主要有哪些种类？其发育为何种变态？
2. 蜚蠊的哪些生活习性与传播疾病有关？
3. 蜚蠊传播疾病的方式属于哪一类？其机制是什么？
4. 防制蜚蠊应采取哪些措施？

蜚蠊（cockroach）俗称蟑螂，属蜚蠊目蜚蠊科昆虫，是世界性卫生害虫，至今世界上已记录有5000余种，我国已知有253种。它能携带多种病原体传播疾病。我国室内常见的蜚蠊有德国小蠊（*Blattlla germanica*）和美洲大蠊（*Periplaneta americana*）等。为全国性分布，密度高，危害大，值得各级卫生部门重视。

【形态】　蜚蠊成虫呈长椭圆形，背腹扁平，颜色因种而异，淡褐色至棕褐色，均具油亮光泽。德国小蠊体长约15mm，而美洲大蠊可达35mm。

头部　较小，大部分被前胸所覆盖，上有肾形复眼和单眼各1对。触须细长，分节多。口器为咀嚼式。

胸部　前胸背板宽大，背板椭圆或略呈圆形，中胸和后胸较小。有2对翅，前翅革质，后翅膜质。翅有长有短，亦有无翅者；翅的有无、大小及形状可作为蜚蠊的分类依据。足3对，足粗大多毛，善于疾走。

腹部　扁阔，分10节，末节背板上有一对分节的尾须。雄虫末端腹板具腹刺1对。雌虫尾端腹板为分叶状，有夹持卵荚的功能，其形状亦是分类依据。

【生活史】　蜚蠊的发育为不全变态，生活史分卵、若虫、成虫三个时期。雌虫与雄虫交

配后约 10 天产卵。雌虫产卵前先分泌一种物质，形成一个暗褐色的卵荚，然后将卵产于卵荚内，每个卵荚含 16~48 粒卵，雌虫一生可产 4~14 个卵荚。卵荚由雌虫尾须夹持，约经 1 个月孵化为若虫。若虫体小，似成虫，翅及性器官尚未发育，经 5~6 次蜕皮后发育为成虫。蜚蠊生活史周期较长，可达数月至 1 年以上。成虫寿命 6~12 个月（图 16-13）。

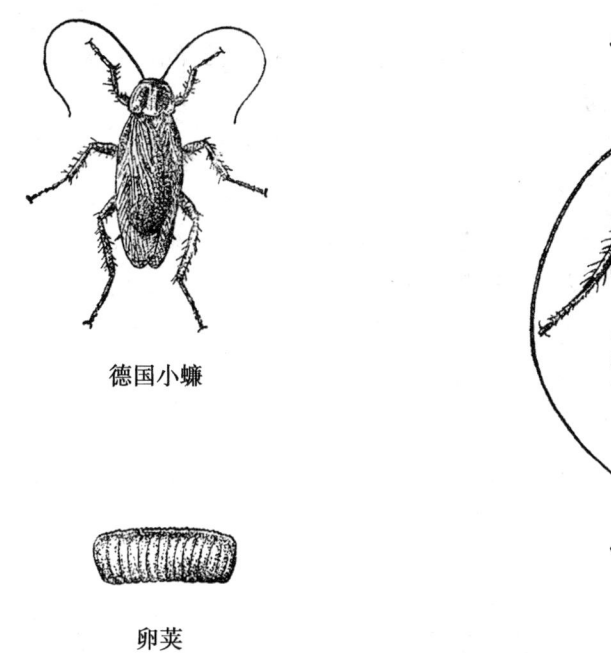

德国小蠊

卵荚

美洲大蠊

图 16-13 蜚蠊成虫和卵荚

【生态习性】

1. 孳生场所　喜群居，白天通常隐藏于靠近食物、水源的温暖阴暗处，如厨房的食品柜、下水道等处。夜间四处活动取食，晚 10 时至 12 时为活动高峰。

2. 食性　蜚蠊为杂食性昆虫，尤喜含糖和发酵的食物，并需常饮水。蜚蠊的耐饥能力强，在无水无食物条件下可存活 1 周。

3. 越冬　蜚蠊各期均可越冬，低于 15℃时活动停止，低于 7.5℃时在孳生场所越冬。

【与疾病的关系】　蜚蠊传播疾病的方式与蝇类相似，为机械性传播。主要通过污染食物和食具等传播病原体。调查表明，蜚蠊体内或体表能自然携带病原体，主要有：

1. 细菌类　大肠埃希菌、伤寒沙门菌、霍乱弧菌等。

2. 病毒类　乙型肝炎病毒、脊髓灰质炎病毒等。

3. 寄生虫类　溶组织内阿米巴、似蚓蛔线虫、毛首鞭形线虫等。

此外，还可做美丽筒线虫、念珠棘头虫的中间宿主，人如果误食含其幼虫的蜚蠊时，可造成感染。蜚蠊的体液和粪便以及蜚蠊尸体粉末均可作为过敏原引起超敏反应，如过敏性皮炎、鼻炎、哮喘。

蜚蠊还有啃咬非食物性材料的习性，如衣服、书籍等，可造成一定经济危害。

【防制原则】　彻底清除室内外垃圾杂物，堵塞室内的孔、洞和缝隙，保持环境整洁。清除蜚蠊栖息和孳生场所，此为治本措施。

将杀虫剂喷洒于蜱螨栖息活动场所,二氯苯醚菊酯、溴氰菊酯等杀虫效果较好,还可采用诱捕和毒饵等方法。

对蜱螨变应原过敏的哮喘和皮炎患者,用蜱螨重组变应原治疗。

小结

昆虫纲是节肢动物门中种类最多、数量最大的类群,医学昆虫虽数量极少,但却与人类疾病的关系十分密切。

昆虫纲的主要特征为:成虫分头、胸、腹三部;有触角1对;3对足。典型昆虫有翅两对,有些昆虫后翅退化形成平衡棒,有些昆虫翅完全消失。

昆虫的发育分全变态与不全变态,全变态生活史分卵、幼虫、蛹、成虫四个时期,其中幼虫与成虫的形态与习性截然不同。不全变态昆虫生活史则分卵、若虫、成虫三个时期,其中若虫与成虫形态与生态习性相似。

医学昆虫对人类的危害有直接危害(叮咬、骚扰、寄生)与间接危害(传播病原体),但以后者较为重要。

医学节肢动物昆虫纲昆虫主要有蚊、蝇、白蛉、蚤、虱和蜱螨,其生活史、生态及传播疾病情况见表16-2所列。

表 16-2 医学节肢动物昆虫纲小结

种类	生活史	主要虫种	口器	食性	传播疾病	传病方式
蚊 mosquito	全变态	中华按蚊	刺吸式	偏嗜畜血	疟疾、丝虫病	生物性传播 发育增殖式(疟疾) 发育式(丝虫病) 经卵传递式(流行性乙型脑炎、登革热)
		嗜人按蚊		偏嗜人血		
		大劣按蚊		偏嗜人血	疟疾	
		微小按蚊		嗜人畜血		
		淡色库蚊		偏嗜人血	丝虫病、流行性乙型脑炎	
		三带喙库蚊		偏嗜畜血	流行性乙型脑炎、登革热等	
		白纹伊蚊		偏嗜人血		
白蛉 sand fly	全变态	中华白蛉	刺吸式	兼吸人畜血	内脏利什曼病	生物性传播 发育增殖式
蝇 fly	全变态	舍蝇	舐吸式	杂食性	肠道寄生虫病	机械性传播(各种病原体) 生物性传播 发育式(某些蠕虫的中间宿主)
		大头金蝇			病毒病	
		丝光绿蝇			细菌病	
		黑尾麻蝇			蝇蛆病	
		巨尾阿丽蝇				

续表

种类	生活史	主要虫种	口器	食性	传播疾病	传病方式
蚤 flea	全变态	印鼠客蚤 致痒蚤	刺吸式	兼吸人畜血	鼠疫 鼠型斑疹伤寒 犬复殖孔绦虫病、缩小膜壳绦虫病和微小膜壳绦虫病	生物性传播 增殖式 发育式（蚤可作为犬复殖孔绦虫、缩小膜壳绦虫和微小膜壳绦虫的中间宿主）
虱 louse	不全变态	人虱 耻阴虱	刺吸式	吸人血	流行性斑疹伤寒 虱传回归热 战壕热	生物性传播 增殖式
蜚蠊 cockroach	不全变态	德国小蠊 美洲大蠊	咀嚼式	杂食性	肠道寄生虫病、细菌病、脊髓灰质炎和乙型肝炎等疾病 缩小膜壳绦虫病、美丽筒线虫病和结膜吸吮线虫病	机械性传播 生物性传播 发育式（缩小膜壳绦虫、美丽筒线虫、念珠棘头虫和东方筒线虫的中间宿主）

（于晶峰）

第十七章

蛛 形 纲

学习引导

根据问题学习，学完本节后应能正确回答如下问题：
1. 阐述蛛形纲的主要特征。
2. 蜱螨亚纲的主要特征是什么？该亚纲中哪些种类与医学有关？

蛛形纲的主要特征为虫体分头胸部和腹部，或头胸腹愈合成一体，无触角、无翅，成虫足4对。危害人体的种类属蝎亚纲（Scorpiones）、蜘蛛亚纲（Araneae）和蜱螨亚纲（Acari）。蜱螨亚纲中的许多种类能传播多种疾病，某些种类可引起蜱螨源性疾病。

1. 蝎亚纲　分头胸部和腹部，腹部分节。腹部末端含毒腺。偶尔蜇刺人。

2. 蜘蛛亚纲　分头胸部和腹部。螯肢2节，末节端部有毒腺开口。毒蛛主要含神经毒素和溶血毒素。少数毒蛛能毒害人体。

3. 蜱螨亚纲　多为圆形或椭圆形。头胸腹愈合成一体。虫体由躯体及前方的颚体构成。颚体由颚基、螯肢1对、口下板1块和须肢1对组成，螯肢和口下板构成取食器官。躯体表皮膜质或革质，上可有骨化的板、条纹、刚毛等。气门的有无及位置因类群而异；躯体腹面有生殖孔和肛孔。成虫和若虫足4对，幼虫3对，足末端具爪及爪间突。

蜱螨生活史分卵、幼虫、若虫和成虫期，若虫除生殖器未成熟外，其外形与成虫相似。蜱螨亚纲中有医学意义的有蜱、恙螨、疥螨、蠕形螨和尘螨等。

第一节　蜱

学习引导

根据问题学习，学完本节后应能正确回答如下问题：
1. 阐述硬蜱和软蜱形态的主要区别。
2. 阐述硬蜱和软蜱的生活史和生态特点。
3. 硬蜱和软蜱主要传播哪些疾病？
4. 如何防制硬蜱和软蜱？

蜱（tick）属于寄螨目（Parasitiformes）、蜱总科（Ixodoidea），包括硬蜱科（Ixodidae）和软蜱科（Argasidae）。硬蜱科的蜱种通称硬蜱（hard ticks）；软蜱科的蜱种通称软蜱（soft ticks）。我国已记录硬蜱科约 100 多种（亚种），软蜱科 10 种。与传播疾病有关的主要有全沟硬蜱（*Ixodes persulcatus* Schulze，1930）、草原革蜱（*Dermacentor nuttalli* Olenev，1929）、亚东璃眼蜱（*Hyalomma asiaticum kozlovi* Olenev，1931）和乳突钝缘蜱（*Ornithodoros papillipes* Birula，1895）等。

【形态】 躯体呈椭圆形，表皮革质，黄褐色。未吸血时背腹扁平，体长 2～10mm，吸饱血后可胀大如赤豆或蓖麻子，大者可达 30mm。

1. 硬蜱　颚体（gnathosoma）位于躯体前端，从体背面可以看到，由颚基、螯肢、口下板及须肢组成（图 17-1）。颚基位于颚体基部，其背面形状呈矩形、三角形、六角形或梯形等，因属而异。雌蜱的颚基背面有 1 对孔区，有感觉功能。螯肢长杆状，外有螯肢鞘包绕，从颚基背面中央伸出，末端有齿状趾，用于切割宿主皮肤。口下板位于螯肢腹面，上具纵列逆齿，与螯肢合拢形成口腔，口下板用以穿刺和附着宿主皮肤。须肢位于螯肢的两侧，分 4 节，各节活动不灵活，第 4 节位于第 3 节端部腹面凹陷内，在吸血时须肢起支撑作用。

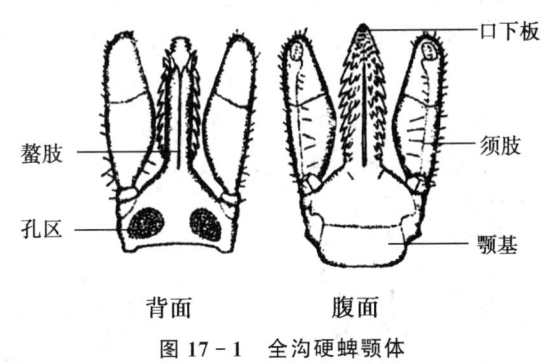

图 17-1　全沟硬蜱颚体

躯体背面有盾板，雄蜱的盾板大，覆盖整个背面；雌蜱的盾板小，仅覆盖体背面的前部。有些蜱种有眼 1 对，位于盾板前侧缘，有些蜱种无眼（图 17-2）。躯体腹面有足 4 对，足分 6 节，即基节、转节、股节、胫节、后跗节和跗节，跗节末端有爪 1 对及爪垫 1 个。基节上通常有距刺。第 1 对足跗节背面近端部有哈氏器，司嗅觉。第 4 对足基节后外侧有气门板 1 对。生殖孔位于腹面前部正中，肛门位于腹面后部正中（图 17-3）。

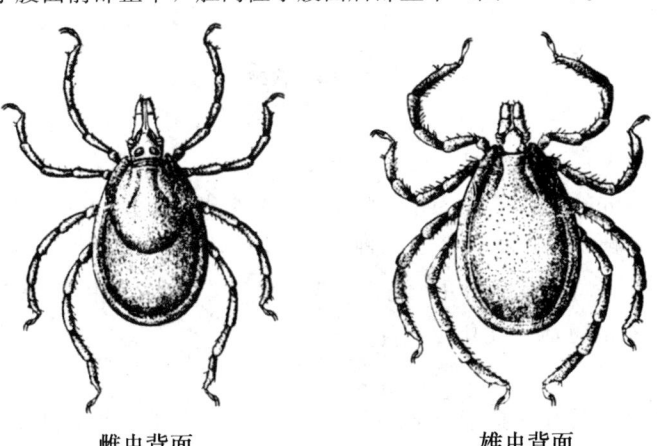

图 17-2　全沟硬蜱

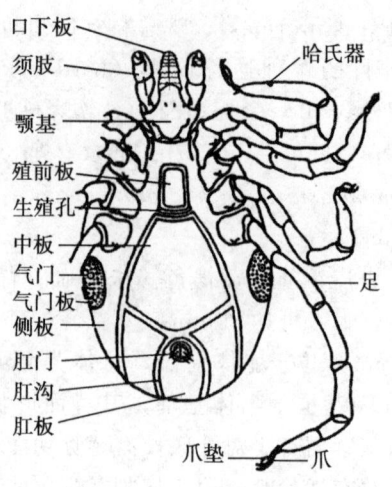

图17-3 硬蜱雄虫腹面

2. 软蜱 颚体位于躯体腹面的前部,从体背面看不到。颚基小,其背面无孔区。须肢各节均为长圆柱形,各节活动灵活。躯体无骨化板,体表多呈颗粒状、乳突状,或具皱纹、圆陷窝。有些种类体缘扁锐或圆钝。两性外观相似,但生殖孔形状不同,雌虫呈横沟状,雄虫为半月形。多数无眼,有的有眼1～2对,位于腹侧第1、2对足基节外侧。足基节无距刺。气门板小,位于第4对足基节的前外侧。第1、2对足基节间有基节腺开口(图17-4)。

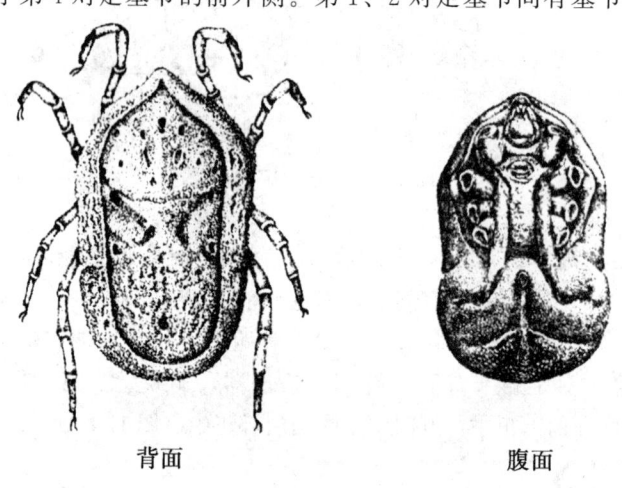

背面　　　　　腹面

图17-4 软蜱

【生活史】 蜱的发育过程有卵、幼虫、若虫、成虫4个时期。卵呈球形或椭圆形、淡黄或褐色,长0.5～1.0mm,常堆集成团。幼虫从卵内孵出,吸饱血后蜕皮为若虫,若虫吸饱血后蜕皮为成虫。硬蜱若虫只有1龄,软蜱有1～4龄或更多。硬蜱完成生活史所需时间因蜱种而异,为几个月至3年,寿命几个月至1年左右;软蜱完成生活史需1个月至1年,寿命一般为5～6年,有的可活十几年以上。

【生态】
1. 栖息地与产卵 硬蜱多栖息于森林、草原、灌木丛等,也可栖息于小型兽类的洞穴及家畜圈舍中。幼虫、若虫、成虫均吸血,多在白天吸血,各期只吸血1次,每次吸血时间较长，一般需要数天。雌蜱吸血后体重可增加几十倍，甚至100多倍，吸饱血后的雌虫落地产卵。一生产卵一次，产卵持续几天至几十天，一般产卵数千粒，有的种类可产2万粒以上。产卵后雌蜱死亡。

软蜱多栖息于中小型兽类的洞穴或岩窟内、禽舍、鸟巢、家畜圈舍及人住房的缝隙中。吸血活动一般在夜间，多数种类的幼虫和各龄若虫均吸血1次，成蜱一生需吸血多次，但时间短，数分钟至1h。每次吸血后落地产卵，每次产卵50~200粒，一生产卵多次，产卵数可达千粒。

2. 宿主与寄生部位　蜱类宿主包括许多陆生哺乳类动物、鸟类和少数爬行类，某些蜱种可侵袭人。蜱寄生于宿主时，对寄生部位常有一定的选择性，一般在皮肤较薄，不易被搔动的部位。例如全沟硬蜱寄生在动物或人的颈部、耳后、腋窝、大腿内侧、阴部和腹股沟等处。草原革蜱多寄生于牛颈部肉垂处，绵羊耳壳、颈部及臀部。蜱在发育过程中按其更换宿主次数，可分为四种类型：一宿主蜱，是指蜱从幼虫吸血开始至发育为成虫，都寄生于同一个宿主，如微小牛蜱；二宿主蜱，是指蜱幼虫和若虫在一个宿主体上发育，成虫则另找宿主吸血，如残缘璃眼蜱；三宿主蜱，是指蜱幼虫、若虫和成虫每个发育阶段都更换宿主，如全沟硬蜱（90%以上的硬蜱均为三宿主蜱）；多宿主蜱，是指软蜱的幼虫、各龄若虫和成虫都需寻找宿主寄生、吸血，成虫需多次更换宿主吸血。

3. 寻觅宿主　栖息在森林地带的全沟硬蜱，成虫寻觅宿主时，多聚集在小路两旁的草尖及灌木枝叶的顶端等候，当宿主经过并与之接触时即爬附宿主体上；栖息在草场的草原革蜱多攀登在草茎顶端等待宿主；栖息在荒漠地带的亚东璃眼蜱，多在地面活动，主动寻觅宿主；栖息在牲畜圈舍的蜱种多爬上墙壁、木桩寻觅宿主；栖息在洞穴、窝巢的蜱种多在栖息场所及其附近寻觅宿主。蜱的活动范围不大，一般为数十米。宿主的活动，特别是候鸟的季节迁移，对蜱类的播散起着重要作用。

4. 季节消长　硬蜱活动高峰多在夏、秋季，其活动季节取决于本身的发育类型以及自然条件。完成1代需时较短的种类，其发育周期的季节现象不明显，如微小牛蜱成虫的活动高峰为5月上旬、8月上旬和9月中、下旬。1年1代的种类，其活动期随季节而变化，如草原革蜱成虫的活动高峰为4~5月，幼虫和若虫为6~8月。2年发育1代的种类，成虫和若虫几乎同时大量出现，如嗜群血蜱的活动高峰，成虫为5~7月，幼虫6~7月，若虫7~8月。3年发育1代的种类，各活动期大量出现的季节相似，如全沟硬蜱各活动期从4月中旬开始出现，成虫5月达高峰，幼、若虫活动为双峰型（6月为主峰，9月为次峰）。同一种类的季节消长也因其分布的地理纬度不同而有差异。软蜱因多在宿主的洞巢内，终年都可活动。

【与疾病的关系】

1. 直接危害　蜱叮刺吸血可损伤局部组织。某些蜱唾液中含有神经毒素，在叮刺宿主后导致运动性神经纤维传导阻滞，引起上行性肌肉麻痹，发生瘫痪，称蜱瘫痪（tick paralysis），严重者可致呼吸衰竭死亡。

2. 传播疾病

(1) 森林脑炎（forest encephalitis）：又称远东型蜱媒脑炎。病原体为森林脑炎病毒，病毒通过蜱胃壁进入血淋巴，在脑、唾液腺和卵巢内繁殖。人、兽因被感染性蜱叮刺而感染。该病流行于我国黑龙江、吉林、内蒙古和新疆等省、自治区的林区，媒介为全沟硬蜱，此外，还有森林革蜱、边缘革蜱、日本血蜱和嗜群血蜱等。病毒可经变态期和经卵传递。

(2) 克里米亚出血热［新疆出血热（Xingjiang haemorrhagic fever）］：病原体是克里米亚出血热病毒。在疫区家畜及塔里木兔为贮存宿主。在流行区从亚东璃眼蜱多次分离出病毒，该蜱种是主要传播媒介。经叮刺宿主传播本病,此外,接触患者的血液、分泌物、排泄物也可感染。此病流行于我国新疆,病原体可在蜱体内保存数月,并能经变态期和经卵传递。

(3) 蜱媒回归热(tick-borne relapsing fever):又称地方性回归热。此病发现于新疆。动物传染源主要是鼠类。在南疆病原体为波斯疏螺旋体,传播媒介为乳突钝缘蜱。在北疆为拉氏疏螺旋体,传播媒介为特突钝缘蜱(无人体病例)。螺旋体在蜱体内的唾液腺、基节腺、卵巢等组织器官内繁殖。蜱可经变态期或经卵传递螺旋体。通过蜱叮刺或基节液污染受损皮肤而感染,而乳突钝缘蜱其基节液在吸饱血离体约5min后才开始分泌,故不具传病意义。

(4) 莱姆病(Lyme disease):病原体是伯氏疏螺旋体。螺旋体通过蜱胃壁进入血淋巴,并侵入其他器官组织,包括唾液腺。当蜱叮刺宿主血液时传播螺旋体,也可经变态期和经卵传递。在我国北方林区,全沟硬蜱为主要传播媒介,南方林区粒形硬蜱、中华硬蜱、长角血蜱等也是重要媒介。国内在29个省、自治区、直辖市有本病分布。

(5) 北亚蜱媒斑点热(North Asia tick-borne spotted fever):病原体是西伯利亚立克次体。小型啮齿类动物为主要贮存宿主。立克次体在媒介蜱肠细胞及其他器官组织,包括唾液腺和卵巢内繁殖,并能经变态期和经卵传递。人被感染蜱叮刺,蜱粪便污染皮肤伤口或吸入蜱粪而感染。草原革蜱是主要传播媒介;边缘革蜱、森林革蜱、中华革蜱、嗜群血蜱和日本血蜱等10余种蜱为局部地区的传播媒介。此病分布于黑龙江、内蒙古、新疆、福建、广东和海南等省、自治区。

此外,蜱还可传播人巴贝斯虫病、Q热、布氏菌病、土拉弗朗西斯菌病等。

【防制原则】

1. 环境防制 草原地带采用牧场轮换和牧场隔离,清理家畜圈舍,堵洞嵌缝等防蜱孳生。

2. 药物防制 在多蜱的地点用倍硫磷、毒死蜱、顺氏氯氰菊酯、马拉硫磷等杀虫剂喷洒,定期对家畜进行药浴。

3. 个人防护 进入有蜱地区要穿防护服,扎紧裤脚、袖口和领口。外露部分涂擦驱避剂,如避蚊胺、避蚊酮、邻苯二甲酸二甲酯。离开有蜱区时进行互检,摘除衣服上的蜱。

第二节 恙 螨

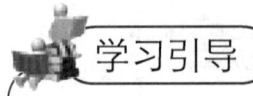

根据问题学习,学完本节后应能正确回答如下问题:
1. 恙螨哪一发育期可危害人体?该发育期的形态特点是什么?
2. 阐述恙螨的生活史和生态特点。
3. 恙螨与疾病有何关系?如何防制恙螨?

恙螨(chigger mites)属于真螨目(Acariformes),恙螨总科(Trombiculoidea),恙螨科(Trombiculidae)、列恙螨科(Leeuwenhoekiidae)和无前螨科(Walchiidae)。恙螨的成

虫和若虫营自生生活，幼虫寄生在家畜和其他动物体表，少数种类可寄生于人体，引起恙螨皮炎，传播恙虫病。全世界已知有3 000多种及亚种。我国已记录有500多种及亚种。与传病有关的主要有地里纤恙螨（*Leptotrombidium deliense* Walch, 1922）、小盾纤恙螨（*L. scutellare* Nagayo et al, 1921）等。

【形态】 恙螨的成虫和若虫全身密布绒毛，外形呈葫芦形。由于对多数恙螨种类的若虫和成虫的了解不多，目前恙螨的分类仍以幼虫为依据。

幼虫椭圆形，呈红、橙、淡黄或乳白色，大小约0.2mm，饱食后可达0.5～1mm。颚体位于躯体前端，螯肢的基节呈三角形，须肢圆锥形。躯体背面前部有盾板，呈长方形、矩形或五角形等。盾板上常有5根毛和两个圆形感器基，感器基生出丝状或棒状感器。盾板两侧各有眼1或2个，位于眼板上，有的无眼。足分6或7节，足上多羽状毛（图17-5）。

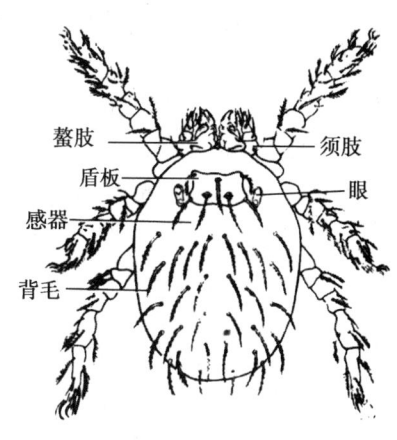

图17-5 恙螨幼虫

【生活史】 恙螨发育分卵、前幼虫（prelarva）、幼虫、若蛹（nymphochrysalis）、若虫（nymph）、成蛹（imagochrysalis）和成虫7期（图17-6）。卵球形，成堆产于土缝中，经2～8天卵壳破裂，前幼虫逸出，再经7～14天孵出幼虫，遇宿主时即爬至其皮薄而湿润处叮刺，3～5天饱吸后离去，落地入缝隙中，静止化为若蛹。10～16天后蜕皮为若虫，以小昆虫及其卵为食。经10～35天发育为成蛹，经7～15天蜕皮为成虫。雄虫产精胞于地上，雌虫摄取精胞受精。经2～3周开始产卵于泥土表层缝隙中，一生产卵100～200个。完成一代生活史需2～3个月，每年完成1～2代。成虫寿命一般为3个月至2年。

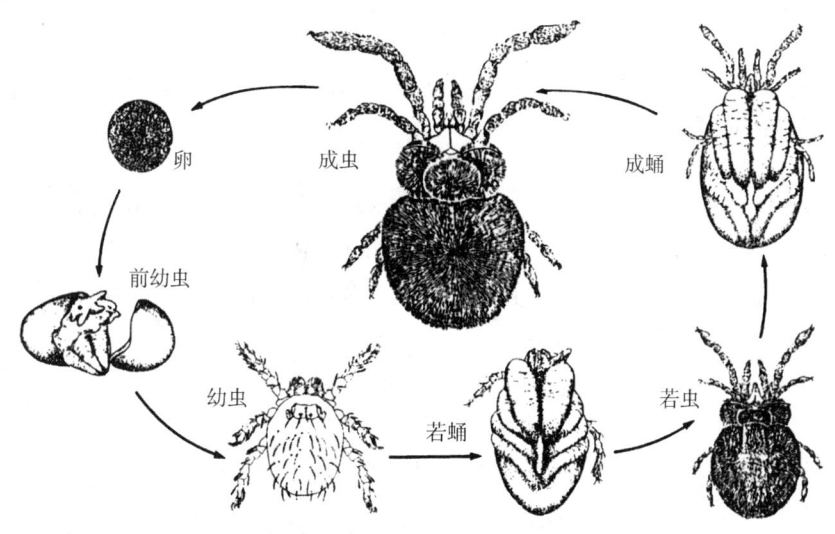

图17-6 地里纤恙螨生活史

【生态】

1. 分布与孳生地　恙螨多分布在温暖、潮湿地区。孳生在隐蔽、潮湿、多草、多鼠等场所，以江河沿岸、溪边、山坡、山谷、森林边缘及荒芜田园等杂草丛生的地区为最多；也可见于村镇附近的农作物区、菜园和墙角等处。在寒冷地带、高原和沙漠中，也有适合其生存的微小生境。

2. 宿主与食性　恙螨幼虫的宿主范围很广泛，包括哺乳类（主要是鼠类）、鸟类、爬行类，有些种类也可侵袭人。恙螨多数种类对宿主选择性不强。恙螨幼虫寄生在宿主体表，多在皮薄而湿润处，如鼠的耳窝、会阴部，鸟类的腹股沟、翼腋下，爬行类的鳞片下等。在人体则常寄生在腰、腋窝、腹股沟、阴部等处。幼虫叮刺宿主时，先以螯肢爪刺入皮肤，然后注入唾液，宿主组织受溶组织酶的作用，上皮细胞、胶原纤维及蛋白发生变性，出现凝固性坏死，在唾液周围形成一个环圈，继而往纵深发展形成一条小吸管通到幼虫口中，称为茎口（stylostome）。被分解的组织和淋巴液，通过茎口吸入幼虫消化道。幼虫只饱食1次，在刺吸过程中，一般不更换部位或转换宿主。

3. 活动　恙螨幼虫活动范围很小，一般不超过3m，垂直距离10～20cm，常聚集在一起，呈孤立、点状分布，称为"螨岛"（mite island）。幼虫喜攀登草、树叶、石头或地面物体尖端，或深入泥洞微小环境。幼虫在水中能生活10天以上，因此洪水及河水泛滥等可促使恙螨扩散。宿主动物可携带幼虫扩散。

4. 季节消长　各地区恙螨幼虫寄生在宿主体表有季节消长规律，一般可分3型：①夏季型：每年夏季出现一次高峰，如地里纤恙螨。②春秋型：有春秋两个季节高峰，大多数纤恙螨属此型。③秋冬型：出现在10月以后至次年2月，出现1个高峰，如小盾纤恙螨。夏季型和春秋型的恙螨多以若虫和成虫越冬，秋冬型无越冬现象，常年出现。

【与疾病的关系】

1. 恙螨皮炎（trombiculosis）　某些恙螨幼虫叮咬人后，被叮刺处有痒感，并出现红色丘疹、水疱，之后形成黑褐色焦痂，焦痂脱落后形成浅在性溃疡。

2. 恙虫病（tsutsugamushi disease）　病原体为恙虫病东方体。鼠类是主要贮存宿主。由恙螨幼虫经叮刺传播。在南方诸省、自治区恙虫病的主要媒介是地里纤恙螨，小盾纤恙螨是江苏、山东等地的媒介。恙螨可经变态和经卵传递病原体。恙虫病除南方各省、自治区、直辖市普遍存在外，尚流行于山东、山西、安徽、陕西、河北、天津、黑龙江、吉林、辽宁、甘肃、新疆和西藏等省、自治区、直辖市。

3. 肾综合征出血热（hemorrhagic fever with renal syndrome，HFRS）　又称流行性出血热，病原体属于汉坦病毒属。以黑线姬鼠为主要贮存宿主的疫区，小盾纤恙螨是其体外优势螨种，该螨季节消长与发病一致；已证实该螨有自然感染，并可经叮刺传播本病和经卵传递病原体。陕西疫区，小盾纤恙螨可作为野鼠型肾综合征出血热鼠间传播媒介，并可能兼有贮存宿主作用。

【防制原则】

1. 清除孳生地　灭鼠，堵塞鼠洞，搞好环境卫生。

2. 药物杀螨　在人、鼠经常活动的地方及恙螨孳生地，可喷洒倍硫磷、氯氰菊酯、溴氰菊酯等杀虫剂。

3. 个人防护　在恙虫病流行季节进入疫区时，要穿防护服，扎紧领口、袖口和裤脚。皮肤裸露处涂邻苯二甲酸二甲酯、避蚊胺等。

第三节 疥　螨

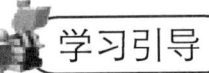
学习引导

根据问题学习，学完本节后应能正确回答如下问题：
1. 简述人疥螨的形态特点。
2. 阐述人疥螨生活史及生态特点。
3. 阐述人疥螨对人体的致病。如何诊断、防治人疥疮？

疥螨（scab mites）属于真螨目，疥螨科（Sarcoptidae），疥螨属（*Sarcoptes*），有记录的疥螨属有 28 种和亚种。寄生于人和哺乳动物的皮肤表皮层内，为专性皮内寄生引起疥疮。人疥螨（*Sarcoptes scabiei* Latreille，1802）寄生于人体。

【形态】成虫躯体近圆形，背面隆起，淡黄或乳白色。雌螨体长 0.3～0.5mm，雄螨略小。颚体短小，螯肢钳形，尖端有小齿。须肢分 3 节。无眼，无气门。躯体背面有皱纹、鳞状皮棘、刚毛等。腹面前后各有 2 对圆锥形短足，前两对足末端有具长柄的吸垫，雌螨后两足末端为长刚毛，雄螨第 3 对足末端为长刚毛，而第 4 对足末端为吸垫。雌虫腹面第 2 对足之后中央有一横裂状产卵孔，雄性外生殖器位于第 4 对足之间略后处。肛门位于虫体腹面后缘正中（图 17－7）。

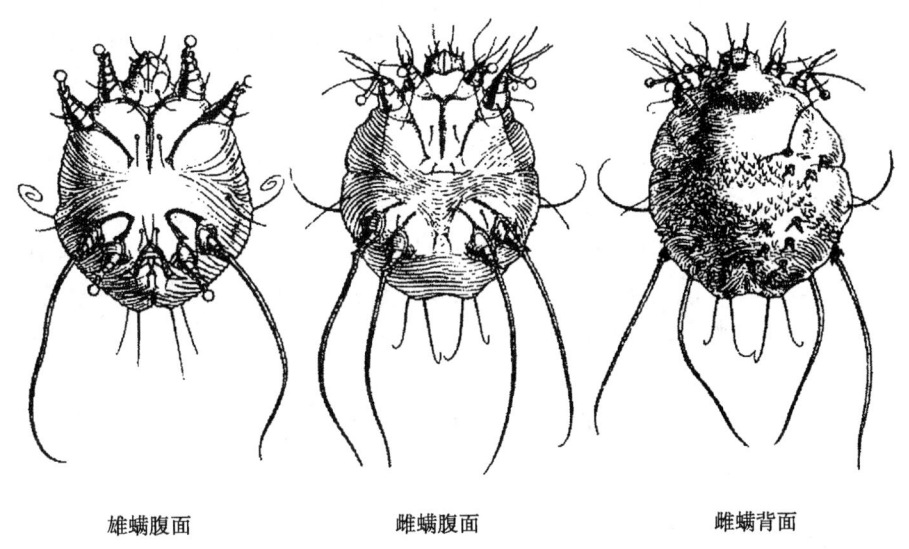

雄螨腹面　　　　　　雌螨腹面　　　　　　雌螨背面

图 17－7　疥螨成虫

【生活史和生态】疥螨生活史分卵、幼虫、前若虫、后若虫和成虫 5 期。

疥螨寄生于宿主表皮角质层内，以角质组织和淋巴液为食，并以螯肢和足跗节爪突挖掘，形成一条蜿蜒的隧道（图 17－8），隧道一般长 2～16mm，最长可达 1～2cm。每隔一段距离有小孔道通至表皮外。雌虫挖掘隧道的能力强。雌螨在隧道中产卵，卵呈椭圆形、淡黄

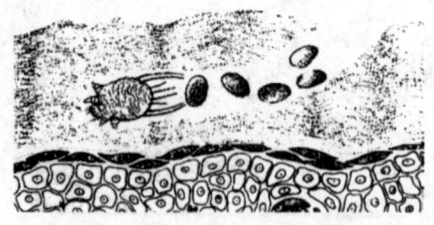

色，壳薄。卵经3~5天孵出幼虫，幼虫前2对足末端具吸垫，后1对足末端具长刚毛。幼虫生活在雌螨挖掘的隧道中，经3~4天蜕皮为前若虫，雄性若虫仅1期，经2~3天蜕皮为雄虫；雌性有2个若虫期，后若虫经3~4天蜕皮发育为成虫。前若虫生殖器未显现。雌性后若虫已形成阴道，可进行交配。夜间雄螨与雌性后若虫在宿主皮肤表面交配，雄虫交配后死亡，雌性后若虫交配后约半小时内钻入宿主皮内，蜕皮为雌虫，2~3天开始产卵，每天产卵2~4粒，一生产卵40~50粒，产卵后雌螨死亡。完成一代一般需10~14天。雌疥螨寿命6~8周。

图17-8 皮内隧道中的雌疥螨和卵

雌螨离开宿主后，在15~31℃时1~7天内活动正常并具感染能力。

【致病】 疥螨多寄生于人体皮肤薄嫩处，如指间、手腕屈面、肘窝、腋窝、腹股沟、女性乳房下等处，婴儿可见于全身。局部皮肤出现丘疹、水疱、脓疱、结节、结痂及隧道。隧道一般呈浅灰或浅黑色的弯曲细线，隧道盲端常有一白色小点状疥螨。疥螨对人体的损害主要是挖掘隧道的机械性刺激和虫体分泌物、排泄物、代谢产物及死亡虫体的分解产物引起的超敏反应。突出的症状是奇痒，入睡后瘙痒更甚。患者常搔破皮肤导致继发感染。

【实验诊断】 检出疥螨即可确诊。可用消毒针尖挑破隧道盲端，取出虫体移至滴有甘油或10%KOH溶液的载玻片上镜检，或用消毒的矿物油滴于数个丘疹的表面，以消毒刀片轻刮皮肤，将刮取物置载玻片上镜检，或用解剖镜直接检查皮损部位，发现隧道和其盲端有疥螨轮廓时，用手术刀尖端挑出疥螨镜检。

【流行与防治原则】

1. 流行 疥螨呈世界分布，多发生在学龄前儿童及卫生条件较差的家庭和集体住宿人群。疥螨的传播主要为直接接触，如同患者握手、同床睡眠等，或间接接触，如使用患者的衣被、毛巾、手套等用品而受感染。

2. 防治原则

(1) 加强卫生宣传教育：注意个人卫生，不使用患者的用具、手套、衣被。疥疮患者应避免与他人直接接触。患者衣物、被单、枕巾等需用煮沸或蒸气处理。

(2) 治疗疥疮：温水洗净患处后用5%~10%硫黄油膏或1%苯甲酸苄酯搽剂涂遍全身（头部除外）。每晚擦药1次，连续3~4天，必要时停药2~3天，再涂药一个疗程，以杀灭新孵出的幼虫。也可口服伊维菌素治疗。

第四节 蠕 形 螨

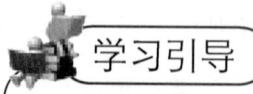

根据问题学习，学完本节后应能正确回答如下问题：
1. 阐述毛囊蠕形螨和皮脂蠕形螨形态特点及其区别点。
2. 简述毛囊蠕形螨和皮脂蠕形螨的生活史和生态。
3. 蠕形螨对人体有何危害？如何诊断及防治蠕形螨病？

蠕形螨（demodicid mites）属真螨目，蠕形螨科（Demodicidae），蠕形螨属（*Demodex*）。虫体细小似蠕虫状，寄生于人和哺乳动物的毛囊和皮脂腺内。寄生于人体的有毛囊蠕形螨（*Demodex folliculorum* Simon, 1842）和皮脂蠕形螨（*D. brevis* Akbulatova, 1963）。

【形态】 寄生于人体的两种蠕形螨形态相似。成虫细长呈蠕虫状（图17-9），长0.1～0.4mm，乳白色，半透明。颚体梯形，位于虫体前端，螯肢呈针状，须肢3节。躯体分足体和末体，足体占躯体前1/4～1/3，足短粗，芽突状；末体细长，体表有环形皮纹。雌螨生殖孔在腹面第4对足之间的后方，雄螨阳茎位于足体背面第2对足之间。毛囊蠕形螨的末体长，占虫体全长的2/3以上，末端钝圆；皮脂蠕形螨的末体短，占虫体全长的1/2，末端尖。

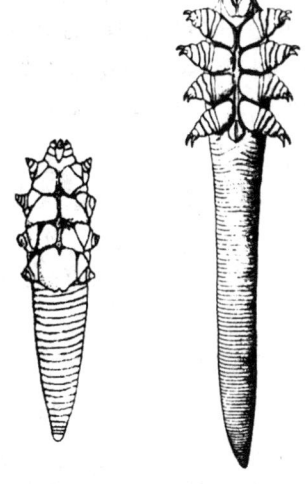

皮脂蠕形螨　　毛囊蠕形螨

图17-9　蠕形螨成虫

【生活史和生态】 两种蠕形螨的生活史相似，分卵、幼虫、前若虫、若虫和成虫5期。雌虫产卵于毛囊或皮脂腺内，卵呈小蘑菇状（毛囊蠕形螨）或椭圆形（皮脂蠕形螨）。约经60h孵出幼虫，经36h幼虫蜕皮为前若虫，幼虫与前若虫均为3对足，再经72h蜕皮为若虫，若虫足4对，外形与成虫相似。若虫再经2～3天发育，蜕皮为成虫。雌虫经5天发育成熟，雌、雄虫在毛囊口交配后雄虫死亡，雌虫进入毛囊或皮脂腺产卵。完成一代生活史约需半月。雌螨寿命2个月左右。

蠕形螨寄生于面部、头皮、颈、肩背、胸、乳头、外阴部和肛周等处，其中以面部感染率最高，多见于鼻尖、鼻沟，其次为额、颏部、颧部、眼周围和外耳道等处。蠕形螨主要刺吸毛囊上皮细胞、腺细胞内容物，并取食皮脂腺分泌物。毛囊蠕形螨寄生于毛囊深部，一个毛囊内常有数个；皮脂蠕形螨常单个寄生于皮脂腺（图17-10）。同一人体上可有两种蠕形螨的感染，但毛囊蠕形螨感染率及感染度均高于皮脂蠕形螨。

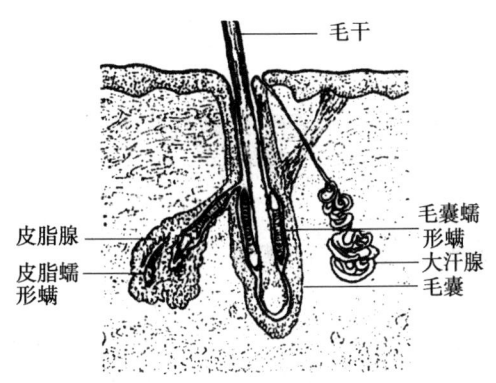

图17-10　蠕形螨寄生于毛囊、皮脂腺中的示意图

【致病】 蠕形螨具低度致病性。绝大多数感染者无自觉症状，或仅有轻微痒感或烧灼感。虫体的机械性刺激和其排泄物的化学性刺激可引起皮肤组织的炎症反应。人体蠕形螨可刺吸毛囊上皮细胞和腺细胞的内容物，破坏上皮细胞和腺细胞，引起毛囊扩张、上皮变性、角化过度或角化不全、真皮层毛细血管增生并扩张。皮脂蠕形螨还可引起皮脂腺分泌阻塞。

此外,虫体代谢产物可引起超敏反应。虫体进出毛囊和皮脂腺,易带入病原微生物,继发细菌感染,继而引起毛囊周围细胞浸润,纤维组织增生。临床表现为面部皮肤潮红、丘疹、毛囊口显著扩大,表面粗糙,甚至凸凹不平。由于蠕形螨侵犯部位不同,可引起相应部位的蠕形螨病。蠕形螨是脱发、毛囊炎、脂溢性皮炎、酒渣鼻、眼睑缘炎、外耳道瘙痒等的病因或病因之一。

【实验诊断】 以检出蠕形螨为确诊依据。可用透明胶纸晚上睡前贴在鼻尖、鼻翼、鼻沟等受检部位皮肤上,次晨取下贴在载玻片上镜检;也可用痤疮压迫器或用手挤压鼻尖、鼻沟、鼻翼等患处的皮肤,将挤出物刮下置于载玻片上,滴甘油或50%甘油酒精,加上盖玻片待虫体透明时镜检;亦可在检查部位粘贴透明胶纸后,再用拇指挤压胶纸粘贴部位,取下胶纸镜检。

【流行与防治原则】 人体蠕形螨感染较普遍,国外报告人群感染率为27%~100%,国内人群感染率一般在20%以上,最高达97.86%。人体感染以毛囊蠕形螨为主,两种蠕形螨常混合感染。蠕形螨的传播主要是通过与患者密切接触而感染,也可通过毛巾、衣物等间接传播。

治疗蠕形螨病的常用药物有:口服甲硝唑、伊维菌素及维生素B_2,兼外用10%硫黄软膏、20%苯甲酸苄酯乳剂、2%甲硝唑霜、百部煎剂等。注意个人卫生,避免与患者接触,不使用他人的毛巾、脸盆、手绢、衣被等,以防感染。

第五节 尘 螨

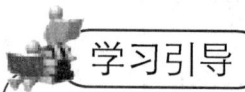

根据问题学习,学完本节后应能正确回答如下问题:
1. 简述尘螨的形态特征。
2. 尘螨的生活史和生态有何特点?
3. 尘螨对人体有何危害?如何诊治及预防尘螨性过敏性疾病?

尘螨(dust mites)属于真螨目、蚍螨科(Pyroglyphidae),尘螨属(*Dermatophagoides*)营自生生活,孳生于室内和工作环境的尘埃中。已记录约40种,与人过敏性疾病关系密切的主要有三种:屋尘螨(*Dermatophagoides pteronyssinus* Trouessart,1897)、粉尘螨(*D. farinae* Hughes,1961)、埋内欧尘螨(*Euroglyphus maynei* Cooreman,1950)。可引起人的过敏性哮喘、过敏性鼻炎、过敏性皮炎。

【形态】 成虫长椭圆形,乳黄色,长0.2~0.5mm。颚体位于躯体前端,螯肢呈钳状,须肢1对。躯体表面有细密或粗皱的皮纹;背面前端有狭长的前盾板,雄虫背面后部有后盾板。躯体前侧有1对长鬃,尾端有2对长鬃。足跗节末端具爪和钟罩形爪垫。外生殖器在腹面中央。肛门靠近后端,雄螨肛区两侧各有1个肛吸盘(图17-11)。

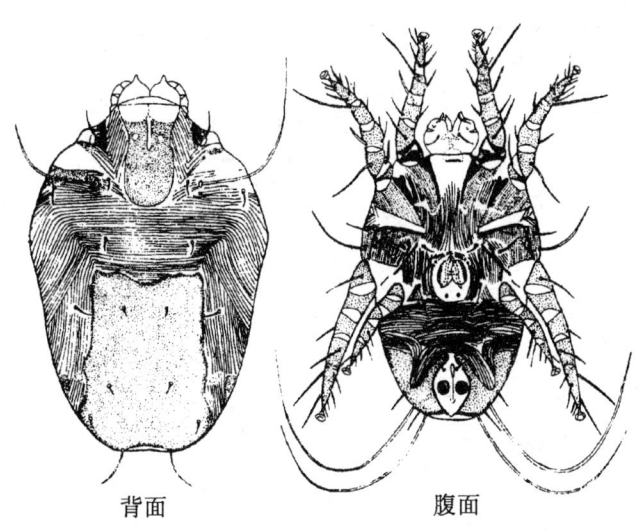

背面　　　腹面

图 17-11　屋尘螨雄虫

【生活史及生态】　尘螨发育经卵、幼虫、第 1 期若虫、第 3 期若虫（无第二若虫）、成虫等 5 期。在适宜条件下，完成一代约需 1 个月。雌螨一生产卵 20~40 粒，多者可达 200~300 粒。雌螨寿命 100~150 天，雄螨 60 天左右。

尘螨分布广泛，营自生生活。以人及动物脱落的皮屑、面粉、粮食、花粉等粉末性物质和真菌为食。屋尘螨主要孳生于卧室内的被褥、枕芯、软垫、地毯等中。粉尘螨可在面粉厂、棉纺厂、食品仓库、中药仓库等处孳生，居室内较少。埋内欧尘螨普遍存在于卧室、被褥、羊毛衣物等中。尘螨为世界性分布，夏秋密度高。尘螨主要通过携带散布。

【致病】　尘螨排泄物、分泌物和死亡虫体脱落的皮壳等是过敏原，粪粒的致敏性最强。上述物质被分解为微小颗粒，通过铺床叠被、打扫房屋等，使尘埃飞扬，过敏体质者吸入后产生超敏反应。尘螨性过敏患者往往有家族史、个人过敏史，表现为过敏性哮喘、过敏性鼻炎、过敏性皮炎。

1. 过敏性哮喘　具突然发作和反复发作的特点，临床表现主要有胸闷气急，呼气性呼吸困难，不能平卧，严重时因缺氧出现口唇、指甲发绀。每次发作虽症状重，但持续时间短。

2. 过敏性鼻炎　表现为鼻塞、鼻内奇痒、连续不止的喷嚏和大量清水鼻涕，具阵发性和迅速消失的特点。

3. 过敏性皮炎　婴儿表现为面部湿疹，成人主要为四肢屈面（如肘窝和腘窝）湿疹或苔癣样变。

【实验诊断】　询问病史，结合免疫学诊断。常用的免疫学诊断方法包括尘螨皮肤挑刺试验、黏膜激发试验、皮内试验、酶联免疫吸附试验、螨特异性抗体 IgE 和 IgG 检测等。

【防治原则】　经常清除室内灰尘，勤洗衣物，常晒被褥，保持室内、仓库通风干燥，防止尘螨孳生。或使用尼帕净、虫螨磷等杀螨药灭螨。对患者可采用尘螨重组变应原进行脱敏治疗。

小结

    1. 蜱螨类头胸腹愈合为一体。由颚体和躯体组成。成虫和若虫足4对，幼虫足3对。生活史有卵、幼虫、若虫、成虫等期。硬蜱若虫1期；软蜱若虫1~4期或更多。恙螨生活史有卵、前幼虫、幼虫、若蛹、若虫、成蛹、成虫7期；其他螨类若虫2期。

    2. 蜱体较大，2mm以上，口下板有逆齿，第1对足跗节有哈氏器。硬蜱的颚体在躯体前端，躯体背面有盾板；气门板大，位于第4对足基节的后外侧。多栖息于森林、草原、灌木丛等，也可栖息于小型兽类的洞穴及家畜圈舍中。活动期吸血时间长，多在白天侵袭宿主。依各活动期更换宿主的情形可分一、二、三宿主蜱和多宿主蜱。传病主要有森林脑炎、克里米亚出血热、莱姆病、北亚蜱媒斑点热等。软蜱颚体位于躯体前部腹面，无盾板，体表多呈颗粒状、乳突状或具皱纹、圆陷窝。气门板小，在第4对足基节的前外侧。软蜱多栖息于中小型兽类的洞穴或岩窟内，禽舍、鸟巢、家畜的棚圈及人房的缝隙中。多在夜间侵袭宿主，吸血时间短。软蜱为多宿主蜱。主要传播蜱媒回归热。

    3. 恙螨仅幼虫期寄生，幼虫体小，背面有盾板及感器，足上多羽状毛。孳生在温暖、潮湿、杂草丛生的小溪、河沟旁，有啮齿类活动处。幼虫活动范围小，常群集，形成孤立分散的孳生点。恙螨是恙虫病和肾综合征出血热的传播媒介。

    4. 人疥螨体小，足短，圆锥形，前2对足具长柄吸垫，雌螨后2对有长鬃，雄螨仅第3对有长鬃。寄生于人的表皮角质层内，引起疥疮。通过接触感染新宿主。

    5. 蠕形螨体小，蠕虫状，体表具环纹，足粗短。寄生于人毛囊和皮脂腺内。寄生于人体的有毛囊蠕形螨和皮脂蠕形螨是毛囊炎、痤疮、酒渣鼻等的病因或病因之一。通过接触感染。

    6. 尘螨体小，表皮具皮纹，背面有1前盾板。背面前侧有1对、末端有2对长鬃。生活于居室尘埃和鸟兽巢穴中。常见的有屋尘螨、粉尘螨和埋内欧尘螨。吸入尘螨的变应原可引起过敏性哮喘、过敏性鼻炎、过敏性皮炎等。

（于晶峰）

附录 1

医学寄生虫学实验技术

一、病原学检查方法

诊断寄生虫病的病原学检查方法主要有粪便、血液、组织液、排泄物、分泌物及活检。

(一) 粪便检查

粪便检查是诊断肠道寄生虫病的主要病原学检查方法。单一粪检方法常不满意,因为没有任何一种方法既能发现原虫的滋养体,又能检出包囊,还可检出蠕虫卵,因此,两种或多种方法联合使用,可获得准确的结果。待检粪便标本应收集在广口、清洁、干燥、具有密封盖的容器内。保存标本的容器内不能有水、泥土或尿液;水和泥土中可能有一些自生生活的生物,容易引起误检;尿液会影响滋养体的活动力,也可能影响线虫卵孵化;此外,待检粪便标本中不能含有钡、铋、矿物油、抗生素、抗疟药或其他化学成分,这些成分会降低检出率。为了达到较好的检查效果,所采标本应尽快送检。

1. 直接涂片法　用新鲜粪便直接涂片、镜检,是一种简单、快捷的诊断方法。一般每个样本连续做三张涂片以提高检出率,但由于这种方法所用粪便量少,因此容易漏诊(附图1)。

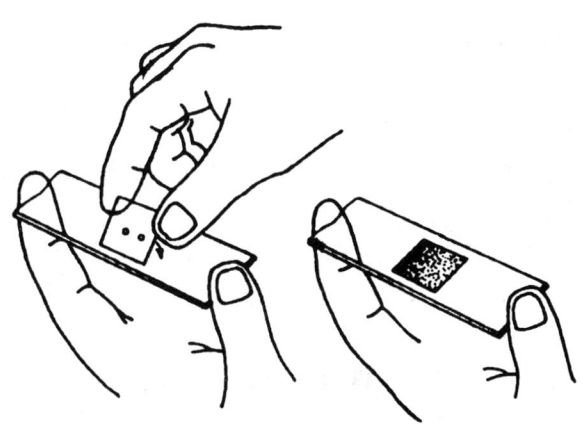

附图 1　直接涂片法

(1) 生理盐水直接涂片法:可用于检查蠕虫虫卵、幼虫(圆线虫幼虫)和原虫活滋养体。

取洁净载玻片一张,在载玻片中央滴1～2滴生理盐水,用牙签挑取粪便少许,在生理盐水中涂匀形成粪膜,加盖片、镜检。加盖片时注意避免出现空泡和液体溢出。粪膜的厚度以透过粪膜正好看到载玻片下教材上的字迹为准。

(2) 碘液涂片法：操作方法和注意事项与生理盐水直接涂片法相同，涂片时以碘液代替生理盐水，适于检查原虫包囊。

碘液配制方法：将 4g 碘化钾放入少量蒸馏水中溶解，随后加入 2g 碘，完全溶解后用蒸馏水定容至 100ml，放入具有磨口玻璃塞的棕色玻璃瓶中，置于暗处保存。

2. 永久性染色涂片法　这是检查和鉴定肠道原虫最常用的方法。

(1) 铁苏木精染色法：用于检查和鉴定阿米巴、蓝氏贾第鞭毛虫等原虫的滋养体和包囊。

用牙签挑取粪便少许均匀涂在洁净载玻片上，形成粪膜。如粪便不易粘于载玻片上，可加入适量血清。将涂好的粪膜立刻放入预热40℃的固定液（Schaudinn 液）中 3～5min。随后置于 50％、70％乙醇各 10min，换 70％碘酒作用 10min，再于 70％乙醇中 1h 或过夜（也可放置数日）。转入 50％乙醇 5min，用自来水流水冲洗 10min，再用蒸馏水洗一次。放入40℃ 0.5％铁苏木精染液中染色 10min，流水冲洗半小时。2％铁明矾溶液中退色 10～20min，退色过程中随时观察，具体时间以在显微镜下能看清结构为宜，取出载玻片在流水中冲洗 10min 以上。顺序在 50％、70％、85％、95％乙醇，纯乙醇Ⅰ，纯乙醇Ⅱ中脱水 2～5min，最后在二甲苯Ⅰ、二甲苯Ⅱ中各透明 2～5min。用树胶封片并加盖玻片，显微镜下观察。

固定液（Schaudinn 液）：2 份饱和氯化汞水溶液与 1 份 95％乙醇混匀，每 100ml 液体中加入冰醋酸 5ml。

苏木精染液：10g 苏木精染料与 100ml 95％或纯乙醇混匀，加塞置室温 6～8 周后即可使用。用时加蒸馏水 1∶19 稀释。

2％铁明矾溶液：硫酸铁铵 2g 溶于 100ml 蒸馏水，置于棕色瓶中，4℃保存，以防出现沉积物。

(2) 金胺-酚改良抗酸染色法：金胺-酚染色法与改良抗酸染色法是两种独立的方法，前者用于隐孢子虫卵囊的检查，后者可用于圆孢子虫、隐孢子虫等原虫的检查。目前检查隐孢子虫卵囊最佳的方法是金胺-酚改良抗酸染色法，即先用金胺-酚染色，再用改良抗酸染色法复染。这种方法对于新鲜粪便或经 10％福尔马林固定保存（4℃，1 个月内）的含卵囊粪便都适用。

1) 金胺-酚染色法：将待检粪便涂抹在载玻片上形成粪膜，晾干。滴加第一液于粪膜上，10～15min 后水洗，再滴加第二液，1min 后水洗，最后滴加第三液，1min 后水洗、晾干，置荧光显微镜下观察。

第一液（1g/L 金胺-酚染色液）：金胺 0.1g，苯酚 5.0g，蒸馏水 100ml。

第二液（盐酸乙醇）：盐酸 3ml，95％乙醇 100ml。

第三液（5g/L 高锰酸钾液）：高锰酸钾 0.5g，蒸馏水 100ml。

2) 改良抗酸染色法：在载玻片上做粪便薄涂片，晾干。滴加第一液于粪膜上，2～10min 后用自来水冲洗，再滴加第二液分色，1～10min 后用自来水冲洗，随后滴加第三液，1min 后用自来水冲洗、晾干，置显微镜下观察。

第一液（苯酚复红染色液）：碱性复红 4g，95％乙醇 20ml，苯酚 8ml，蒸馏水 100ml。

第二液（10％硫酸溶液）：纯硫酸 10ml，蒸馏水 90ml（边搅拌边将硫酸徐徐倾入水中）。

第三液（孔雀绿液）：20g/L 孔雀绿原液（孔雀绿 2g，蒸馏水 100ml）1ml，蒸馏水 10ml。

3. 改良加藤法　适用于检查蠕虫卵并可虫卵计数。

将定量板放在载玻片中部,取粪便(已经100目尼龙绢或金属网筛过滤)填满模孔,移去定量板,覆盖浸透甘油-孔雀绿溶液的亲水玻璃纸,用另一张载玻片在玻璃纸上轻压,使粪便铺开。将载玻片置于30~36℃温箱中约0.5h或室温(25℃)下约1h,粪膜透明即可镜检。

在操作时应注意粪膜厚度和透明时间。如粪膜厚,透明时间短,虫卵难以发现;如透明时间过长,则虫卵变形,也不易辨认。

如需虫卵计数,则在粪膜透明后置显微镜下计数。所得虫卵数×24即为每克粪便虫卵数(EPG)。

甘油-孔雀绿溶液:3%孔雀绿1ml、纯甘油100ml、蒸馏水100ml。

玻璃纸准备:将玻璃纸剪成约22mm×30mm大小,浸于甘油-孔雀绿溶液中至少24h,至玻璃纸呈绿色。

定量板:为改良聚苯乙烯板,中央模孔长椭圆形,大小为8mm×4mm×1.37mm,两端呈半圆形,所取的粪样平均为41.7mg。

4. 浓集法　这种方法可浓集粪便中的包囊和虫卵,提高检出率。

(1)沉淀法

1)自然沉淀法:原虫包囊和蠕虫卵较水的比重大,因此可沉积于水底。沉淀所需时间取决于包囊和虫卵的具体比重,比重小的需较长时间。常见蠕虫卵和包囊的比重见附表1-1。

附表1-1　常见蠕虫卵和包囊比重

寄生虫虫卵或包囊	比重
华支睾吸虫卵	1.170~1.190
布氏姜片吸虫卵	1.190
日本血吸虫卵	1.200
带绦虫卵	1.140
微小膜壳绦虫卵	1.050
钩虫卵	1.055~1.080
毛首鞭形线虫卵	1.150
蛲形住肠线虫卵	1.105~1.115
受精似蚓蛔线虫卵	1.110~1.130
未受精似蚓蛔线虫卵	1.210~1.230
溶组织内阿米巴包囊	1.060~1.070
结肠内阿米巴包囊	1.070
蓝氏贾第鞭毛虫包囊	1.040~1.060

取粪便20~30g加水成混悬液,经金属筛(40~60孔)或2~3层湿纱布过滤,加清水冲洗残渣,过滤粪液在容器中静置30min(虫卵)或6h(包囊),弃上液,再重新加满清水。如此重复3~4次,直至上清液清晰为止。最后弃上清液,取沉渣涂片镜检(附图2)。

2)离心沉淀法:将滤去粗渣的粪液离心(1 500~2 000r/min)1~2min,弃上清液,再加入清水重新离心沉淀。如此反复3~4次,直至上清液澄清为止。最后弃上清液,取沉渣

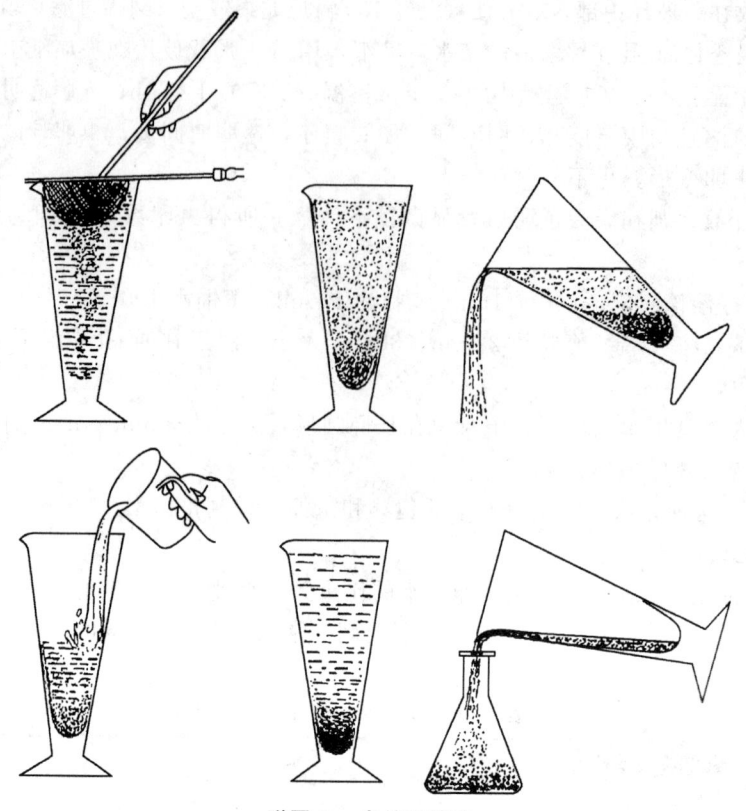

附图2　自然沉淀法

镜检。

3）醛醚沉淀法：将粪便1~2g加水10~20ml调匀，经100目金属筛网或2层纱布过滤至离心管，2 000r/min离心1~2min。弃上清液，再加水10ml混匀，同前离心1~2min。弃清上液，加10%甲醛7ml。静置10min后加乙醚3ml，塞紧管口，充分混匀，同前离心2min。可见管内液体分4层，取管底沉淀涂片镜检。如检查原虫包囊，可加碘液后镜检。

本法不仅浓集效果好，而且不损伤包囊和虫卵的形态，易于观察和鉴定。对于含脂肪较多的粪便，本法优于硫酸锌离心浮聚法。但对蓝氏贾第鞭毛虫包囊及微小膜壳绦虫卵等的检查效果较差。

（2）浮聚法：利用比重较大的液体，使蠕虫卵或原虫包囊上浮，集中于液面。常用的方法有饱和盐水浮聚法、硫酸锌离心浮聚法及蔗糖离心浮聚法。

1）饱和盐水浮聚法：适宜检查线虫卵和微小膜壳绦虫卵，最常用于检查钩虫卵。此法不适于检查吸虫卵和原虫包囊。用竹签挑取黄豆粒大小的粪便置于浮聚杯（高3.5cm，直径约2cm圆形直筒杯）中，加入少量饱和盐水调匀，再缓慢加入饱和盐水，至液面接近杯口，除去漂浮在液面上的大块杂质，再滴加饱和盐水至液面略高于瓶口，满而不溢。在杯口上覆盖一张清洁载玻片，静置15min，将载玻片水平提起，迅速反转，防止载玻片上的液体滴落，镜检（附图3）。

饱和盐水配制：将食盐徐徐加入盛有沸水的容器内，不断搅动，直至食盐不再溶解为止，冷却后的液体即为饱和盐水。100ml沸水需加35~40g食盐，其浓度约为37.5%，比重为1.2。

2）硫酸锌离心浮聚法：适用于检查原虫包囊、球虫卵囊、线虫卵和微小膜壳绦虫卵。

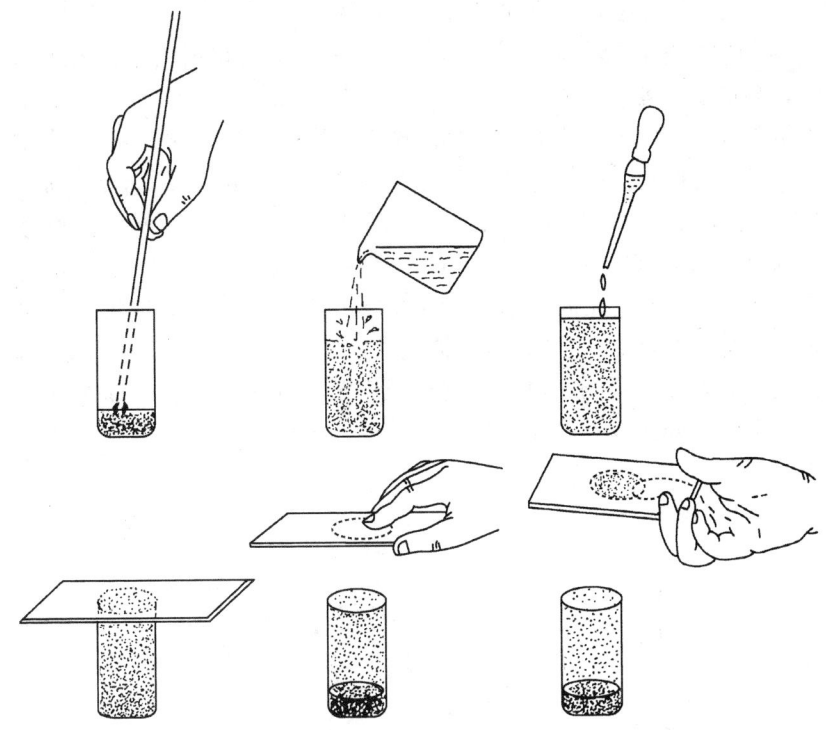

附图3 饱和盐水浮聚法

将1g粪便置离心管内，加10～15倍生理盐水，充分调匀搅碎，用两层湿纱布过滤去粗渣，粪液置离心管中，2 000～2 500r/min，离心1～2min，反复离心沉淀3～4次，直至上液澄清为止，最后弃去上清液，在沉淀中加入比重1.18的硫酸锌溶液1～2ml（浓度为33%），与沉淀混匀后，再加硫酸锌溶液，随加随混匀，加至距管口0.5～1cm处。再以2 000r/min离心1min，用金属环取粪便液的表层，置载玻片上，加1滴碘液，镜检包囊。注意事项：取标本时，用金属环轻轻接触液面即可，切勿搅动。离心后应立即取标本镜检，如若放置时间超过1h以上，会因包囊或虫卵变形影响效果。

3）蔗糖离心浮聚法：适用于检查粪便中隐孢子虫卵囊。

取粪便约5g，加水15～20ml，用260目尼龙绢或4层纱布过滤，取滤液离心，弃去上清液，加饱和蔗糖溶液（蔗糖500g，蒸馏水320ml，苯酚6.5ml），离心2～3次，用金属环取液体表层，置载片上，加盖片，用相差显微镜镜检。隐孢子虫卵囊透明无色，囊壁光滑，囊内有一小暗点和淡黄色子孢子。鉴于1h后卵囊脱水变形不易辨认，故应立即镜检。也可用饱和硫酸锌溶液或饱和盐水替代饱和蔗糖溶液。

5. 幼虫孵化法　某些虫卵在外界适宜条件下，可孵化出幼虫。

（1）毛蚴孵化法：诊断早期血吸虫病。

取粪便约30g，先经自然沉淀法浓集处理，将粪便沉渣倒入三角瓶，加清水（需用去氯水，自来水静置3～5min后用）至瓶口下1cm处，在20～30℃，孵育4～6h，用肉眼或放大镜观察结果。如见水面下有白色点状物直线来回游动，即是毛蚴。必要时也可用吸管吸出镜检。如无毛蚴，在24h内每隔4～6h观察一次。若气温高时，毛蚴可在短时间内孵出，因此，在夏季用1.2%食盐水或冰水冲洗粪便，最后一次改用室温清水。

毛蚴促孵法：将沉淀法处理的粪便沉渣置三角瓶内，不加水，或将粪便置于吸水纸上，放在20～30℃温箱中过夜。检查时，加清水，2h后就可见孵出的毛蚴。采用此法，毛蚴孵出时间较一致，数量也较多。

（2）钩蚴培养法：常用试管滤纸培养法。钩虫卵在适宜条件下可很快孵出幼虫，钩蚴用肉眼、放大镜或显微镜检查，阳性率比粪便涂片高7.2倍。取10ml试管，加入冷开水1～2ml，将滤纸剪成与试管等宽、且长于试管的"T"字形滤纸条，在横端用铅笔标明受检者姓名或编号。取粪便0.2～0.4g，均匀涂抹在竖滤纸条的上部2/3处，再将滤纸条插入试管内，下端浸泡在水中，勿使粪便混入水中。置20～30℃温箱内培养。培养期间每天沿管壁补充冷开水，以保持液面高度。3天后取出滤纸条，用肉眼或放大镜观察试管底部，是否有蛇形运动的钩蚴。如未发现钩蚴，应继续培养观察至第5天。室温太低时可将培养管放入30℃左右的温水中，数分钟后，再行检查（附图4）。

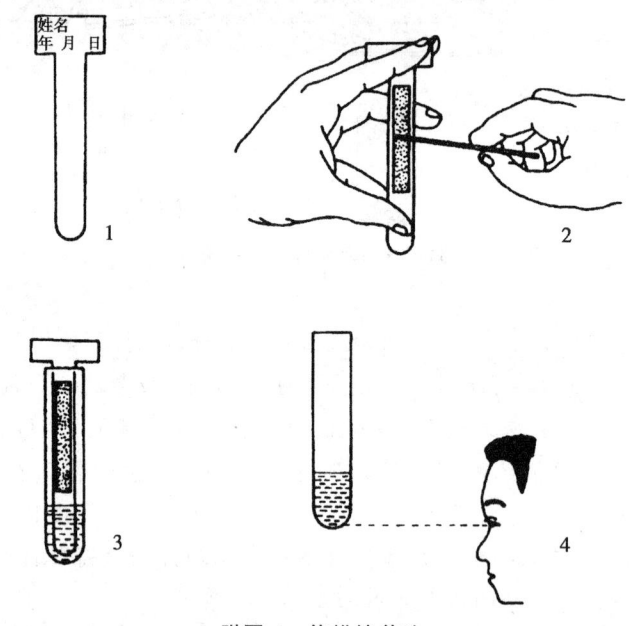

附图4　钩蚴培养法
1.将滤纸剪成与试管等宽、略长于试管的"T"字形滤纸条；2.将粪便均匀涂布在滤纸条的上2/3处；3.将涂有粪便的滤纸条放入盛有10ml试管中培养；4.肉眼观察水中钩蚴

6.肛门周围检查虫卵法　适用于蛲虫卵和牛带绦虫卵的检查。

（1）棉签拭子法：将棉签放入2～3ml生理盐水小试管中，取出时挤去过多的生理盐水，用湿棉签在患者肛门、会阴周围皮肤皱褶上擦拭，随后将棉签放入盛有饱和盐水的试管中，用力搅动，迅速提起棉签，在试管内壁挤干盐水后弃去此棉签，再加饱和盐水至管口处，覆盖一载玻片，接触液面，5min后取下载玻片镜检。也可将擦拭肛门的棉签放入盛清水的试管中，经充分浸泡，取出，在试管内壁挤去水分后弃去棉签。试管静置10min，或经离心后，弃去上清液，取沉渣镜检。

（2）透明胶纸法：用长约6cm，宽约2cm的透明胶纸，粘贴在载玻片上备用，检查时将胶纸条掀起，粘贴肛门周围或会阴部皮肤数次，取下胶纸，将胶面平贴回原载玻片上，镜检。如在胶面下加1滴二甲苯，可使胶面平覆、虫卵清晰，利于检查。取材应在晨起洗浴或排便前。

7. 粪便虫体检查法　此法包括带绦虫孕节检查法和淘虫检查法，前者可作为带绦虫的病原学检查和虫种鉴定，后者常用于驱虫疗效考核。

(1) 带绦虫孕节检查法：从粪便中挑出孕节，用清水洗净后放在两张载玻片中间，轻轻压平，对着光线数子宫分支的数目。为了辨认清楚，可用注射器从孕节后端正中插入子宫，注入碳素墨汁或卡红染液，待子宫分支充满颜色后，再观察子宫分支，检查时需注意虫卵污染。

卡红染液配制：钾明矾饱和液100ml、卡红3g、冰醋酸10ml，混合后放37℃温箱内过夜，过滤后即可使用。

(2) 淘虫检查法：为了鉴定虫种或考核疗效，需淘洗粪便中的虫体。取患者服药后24～72h的全部粪便，加水轻轻搅拌，用40目铜筛或双层纱布滤去粪液，经水反复冲洗后，把铜筛中的滤渣倒入盛有清水的玻璃平皿中，平皿下衬以黑纸，查找粪便中完整的虫体、计数。绦虫应检查是否有头节，若无头节，应继续随访、治疗。

(二) 血液检查

血液检查是诊断疟疾和丝虫病的首选方法，通常取患者外周血做涂片查病原体。涂血膜用的载玻片要处理干净，无油渍。

1. 检查疟原虫

采血时间　恶性疟患者在发热时采血，其他疟疾在发作数小时后采血。

采血方法　用75％乙醇棉球消毒耳垂或指尖，使用一次性采血针刺破绷紧的皮肤，挤出血滴，涂在载玻片上。

涂血片方法

(1) 薄血膜制做：将1小滴血置于载玻片的1/2～1/3交界处，用左手拇指与中指夹持载玻片两端，右手用边缘光滑的载玻片作推片。将推片一端与血液接触，待血液沿推片端缘扩散后，将推片与载玻片间夹角保持30°～45°，自右向左均匀而迅速地推成舌状薄血膜。理想的薄血膜，血细胞应是均匀单层分布，血细胞间无空隙。薄血膜的主要优点是虫体结构清晰、完整，易于辨认，临床多用此方法检查疟原虫。

(2) 厚血膜制做：取疟疾受检者1大滴血（丝虫病受检者3大滴血）置薄血膜的一侧，用推片的一角将血滴自内向外旋转，涂成直径为0.8～1cm的厚血膜，厚血膜上血细胞多层重叠，约等于20倍薄血膜的厚度，血膜充分晾干后，用蒸馏水数滴加在厚血膜上溶血，脱去血红蛋白，血膜呈灰白色时将水倒去，再晾干，理想的厚血膜应在每个油镜视野中看到10～15个白细胞核（附图5）。

固定：血片须充分晾干，否则染色时血细胞易脱落。用纯甲醇滴在薄、厚血膜上，晾干，用吉姆萨染剂或瑞氏染剂染色。

染液配制与染色步骤：

(1) 吉姆萨液染色法：该方法染色效果好，血膜保色时间长，但染色时间较长。

染液配制：吉姆萨染粉1g，甲醇50ml，中性甘油50ml。将吉姆萨染粉置于研钵中，少量多次加入甘油充分研磨，直到50ml甘油加完为止。倒入棕色玻璃瓶中，然后再分数次用甲醇冲洗研钵中的甘油染粉，倒入玻璃瓶中，直至50ml甲醇用完，塞紧瓶塞，摇匀，置65℃温箱中24h或室温1周后过滤备用。

染色步骤：用pH 7.0～7.2缓冲液按10∶1稀释染液。将稀释的染液滴于已固定的薄、厚血膜上，染色30min（室温），再用缓冲液冲洗，血片晾干后镜检。

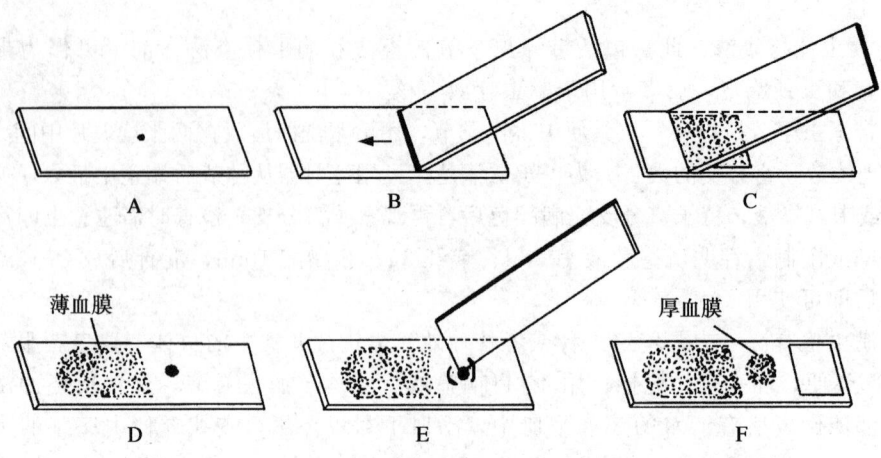

附图5　血液涂片的操作步骤

A. 自耳垂或指尖取血1滴，滴在载玻片上；B. 用推片一端缘接触血滴；
C. 推片与载玻片呈30°~45°角，向载玻片另一端匀速推进；D. 制成的薄血膜；
E. 用推片一角将大血滴涂成直径1cm的厚血膜；F. 已制成的薄、厚血膜

(2) 瑞氏染液染色法：此法操作简便，染色时间短，但易退色，保存时间不长。多用于临床检验，瑞氏染液含甲醇，所以薄、厚血膜不需事先固定。

瑞氏染液配制：瑞氏染粉0.1~0.5g，甲醇97ml，甘油3ml，将瑞氏染粉加入甘油中充分研磨，然后加入少量甲醇，研磨后倒入棕色玻璃瓶中，分几次用甲醇冲洗研钵中的甘油染液，倒入瓶内，摇匀，置37℃温箱中24h或室温1~2周后，过滤待用。

染色步骤：染色前先将血膜用蜡笔划好染色范围。将瑞氏染液数滴覆盖血膜，经30s~1min，即可固定血膜，之后用滴管加等量缓冲液或蒸馏水，轻轻摇动载玻片。使稀释液与染液混合均匀，此时出现一层灿铜色浮膜，3~5min后用自来水慢慢地从载玻片一端冲洗（注意勿先倒去染液或直接对血膜冲洗），晾干后镜检。

理想的厚、薄血膜染色后，红细胞呈淡红色；疟原虫细胞核呈深红色，细胞质为蓝色。

2. 检查丝虫微丝蚴　根据丝虫微丝蚴有夜现周期性的特点，故应在晚9时到次日晨2时取丝虫病患者外周血检查。

(1) 厚血膜检查：厚血膜的制作、溶血、固定与疟原虫厚血膜相同。可用吉姆萨染液或瑞氏染液染色，但以苏木精染色效果最好。

苏木精染色法

苏木精染液配制：苏木精粉1g溶于无水乙醇或95%乙醇10ml中，加饱和硫酸铝铵（8%~9%）100ml，倒入棕色玻璃瓶中，瓶口用两层纱布扎紧，在阳光下氧化2~4周，过滤，加甘油25ml和甲醇25ml备用。

染色步骤：把原染液用蒸馏水稀释10倍。将已溶血、固定的厚血膜置于稀释的苏木精染液内10~15min，在1%盐酸乙醇中分色1~2min，用蒸馏水洗涤5min，至血膜呈蓝色。再用1%伊红染色0.5~1min，以水洗涤5min，晾干后镜检。

(2) 新鲜血检查：将1~2滴外周血滴于洁净的载玻片上，加蒸馏水数滴，混匀后加盖玻片，在低倍镜下镜检，如发现蛇形游动的幼虫则为阳性者。此方法简便易行，但不能鉴定虫种，常用于卫生宣传和教学。

(3) 活微丝蚴浓集法：在离心管内装蒸馏水半管，加入受检者外周血液 10～12 滴，再加生理盐水混匀，离心（3000r/min）沉淀 3min，取沉渣镜检。亦可取静脉血 1ml，加于盛有 3.8％枸橼酸钠 0.1ml 的试管中，摇匀，加水 9ml，待红细胞溶解后，离心 2min，倒去上清液，加水再离心，取沉渣镜检。

（三）痰液检查

痰液检查可用于诊断肺吸虫病、溶组织内阿米巴病、包虫病等。

1. 直接涂片法　在洁净的载玻片上加 1～2 滴生理盐水，挑取受检者痰液少许，最好选用铁锈色痰，涂成痰膜，加盖玻片镜检。如果未查到肺吸虫虫卵，可改用浓集法。检查溶组织内阿米巴滋养体时，应取新鲜痰液作涂片，并注意保温。

2. 浓集法　收集患者 24h 痰液于玻璃杯中，加入等量 10％NaOH 溶液，用玻璃棒搅匀，置于 37℃ 温箱中，静置 2h 后痰液成稀液状。分装数个离心管中，以 1500r/min 离心 10min，弃去上清液，取沉淀物、涂片、镜检。

（四）十二指肠液和胆汁检查

用十二指肠引流管抽取十二指肠液及胆汁。以直接涂片法镜检，也可加生理盐水稀释经离心沉淀后，取沉渣镜检。如果引流液过于黏稠，可加 10％NaOH 消化后，再离心，镜检虫卵。可检查蓝氏贾第鞭毛虫滋养体、华支睾吸虫虫卵等，但消化法不适用于原虫滋养体的检查。

（五）尿液检查

用于检查丝虫微丝蚴、埃及血吸虫卵、阴道毛滴虫滋养体。取尿液 3～5ml，离心（2000r/min）5min，取沉渣镜检。丝虫病患者的乳糜尿可直接涂片，镜检。如果为阴性，乳糜尿加等量乙醚于试管中，用力振荡，使脂肪溶于乙醚，弃去上层乙醚液，离心沉淀，镜检。怀疑有阴道毛滴虫感染的女性或男性尿液经离心沉淀后，取沉渣镜检。

（六）阴道分泌物检查

取阴道分泌物可检查阴道毛滴虫，临床检验常用阴道分泌物直接涂片法。用消毒棉签取受检者阴道后穹窿、子宫颈及阴道壁上的分泌物，置于载玻片上的生理盐水中，加盖玻片即刻镜检，如果看到活动的虫体可确诊。天气寒冷时应注意保温。此外，待涂片干燥后，亦可用吉姆萨或瑞氏染色后镜检虫体。

（七）其他组织器官的检查

1. 肌肉活检　常用于旋毛虫病、猪囊尾蚴病、裂头蚴病及皮肤型肺吸虫病的诊断。

(1) 旋毛虫病：从患者的腓肠肌或肱二头肌取米粒大小的肌肉一块，置于载玻片上，加 50％甘油一滴，用解剖针分离肌纤维后，盖上另一张载玻片，均匀用力压紧，在低倍镜下观察幼虫。注意取材后应立即检查，否则幼虫可能变形、模糊不清。亦可经组织固定后染色，或切片染色检查。

(2) 猪囊尾蚴病、裂头蚴病及皮肤型肺吸虫病：用外科手术从皮下或肌肉中摘取结节，剥除其外层纤维被膜，放在两张载玻片中间，压平、镜检。亦可经组织固定后染色，或切片染色检查。

2. 皮肤活检　用于检查皮肤型黑热病、疥疮及蠕形螨病患者。

(1) 皮肤型黑热病：可选择皮肤损害明显处，作局部消毒，用一次性注射器，抽取组织液作涂片，或用消毒的手术刀切一小口，刮取皮肤组织作涂片。用吉姆萨或瑞氏染色后镜检杜氏利什曼原虫无鞭毛体。

(2) 疥疮及蠕形螨病：参看医学节肢动物有关章节。

3. 骨髓与淋巴结穿刺　用于诊断黑热病患者。

骨髓穿刺主要检查杜氏利什曼原虫无鞭毛体，检出率较高，常用髂骨穿刺，抽取少量骨髓液作涂片，晾干、甲醇固定。用吉姆萨或瑞氏染色后油镜检查。

淋巴结穿刺一般选腹股沟淋巴结，用左手拇指和示指固定较大淋巴结，右手用一次性注射器刺入淋巴结，抽取淋巴液，作涂片、固定、染色后镜检。

4. 直肠黏膜活检　主要可诊断晚期血吸虫病患者与阿米巴痢疾患者。

（1）日本血吸虫病：用直肠镜从直肠黏膜病变处夹取米粒大小的一块组织，置于两张载玻片之间作压片，镜检血吸虫虫卵。

（2）阿米巴痢疾：用乙状结肠镜刮取溃疡边缘或深部组织作涂片，加少量生理盐水、加盖玻片，即刻镜检溶组织内阿米巴滋养体。亦可将病变组织固定、切片、染色检查。

二、免疫学诊断技术

（一）皮内试验（intradermal test，IDT）

1. 原理　皮内试验是由抗原诱导的一种局部皮肤速发型超敏反应。注入皮内的可溶性寄生虫抗原（多采用虫体匀浆生理盐水冷浸法制备）与肥大细胞表面IgE抗体结合，致敏的肥大细胞脱颗粒，释放组胺等生物活性物质，致毛细血管扩张，血管通透性增强。皮肤注射部位出现皮丘和红晕即为阳性。

2. 实验方法

（1）受试者前臂屈侧面手腕上5cm处用70％乙醇消毒，用1ml结核菌素注射器，皮内注射抗原皮试液0.03ml。对侧前臂用等量生理盐水作阴性对照。

（2）15min后测量丘疹最宽直径。

（3）结果判断：丘疹最大直径等于或大于0.8cm者为阳性反应，小于0.8cm者为阴性结果。

3. 应用　皮内试验具有简便易行、成本低廉、敏感性高和观察结果快速等优点，主要用于蠕虫病的辅助诊断和流行病学调查和筛查，如血吸虫病、肺吸虫病、肝吸虫病、囊虫病、包虫病等。但皮内试验不能用于考核疗效。

（二）环卵沉淀试验（circumoval precipitin test，COPT）

1. 原理　环卵沉淀试验本质上属于沉淀反应，利用抗原和抗体沉淀反应的原理设计。以血吸虫完整成熟虫卵作为抗原，卵内毛蚴分泌物和排泄物经壳孔渗出，如与血吸虫感染者血清中特异性抗体结合，在虫卵周围形成特异性抗原抗体沉淀物（泡状、指状和带状沉淀物）。用光学显微镜观察反应强度，并计算反应虫卵率。

2. 实验方法

（1）用熔化的石蜡在洁净的载玻片上划两条相距20mm的直线。

（2）在两蜡线之间滴加受试者血清2～3滴（50～80μl）。

（3）用解剖针尖挑取鲜卵或干卵100～120个，置载玻片上的血清中混匀。

（4）覆盖24mm×24mm盖玻片，用石蜡密封盖玻片四周。

（5）置37℃温箱中，孵育48～72h，显微镜（低倍）下观察结果。

（6）每批血清标本均应设阳性对照。

（7）结果判断：阳性反应是在虫卵周围出现泡状、指状、带状或细长卷曲状沉淀物，观察100个成熟虫卵，记录出现反应的虫卵和反应强度。沉淀物直径大于10μm为阳性，环沉率大于3％为阳性。

1）分级强度判定：根据沉淀物的形状、所占虫卵外周的面积和阳性虫卵的数量判断。

"−"：虫卵周围光滑，无沉淀物或出现小于 $10\mu m$ 的泡状沉淀物。

"+"：虫卵周围仅有泡状沉淀物（$>10\mu m$），累积面积小于虫卵外周的 1/2，或指状或细长卷曲样沉淀物不超过虫卵的长径。

"++"：大于 1/2 虫卵面积有指状沉淀物，或细长卷曲样沉淀物≥虫卵长径。

"+++"：大于虫卵面积有指状沉淀物，或细长卷曲状沉淀物≥虫卵长径 2 倍。

2）以环沉率表示反应强度

$$环沉率 = \frac{阳性虫卵数}{实际观察虫卵数} \times 100\%$$

3. 应用　环卵沉淀试验诊断血吸虫病具有高度敏感性和特异性，但与肝吸虫病和肺吸虫病有交叉反应。环沉率在 15% 以上时，宿主组织内可能有活虫卵存在，如果数次环沉率均在 2% 以下时可判断为未感染或已经治愈。另外，在疗效考核、流行病调查和疫情监测等方面，此试验也具有重要参考价值。

（三）间接血凝试验（indirect haemagglutination test，IHA）

1. 原理　抗原与特异性抗体相遇时，在一定条件下可形成抗原抗体复合物，如果抗原和抗体量少，则不能形成肉眼可见的反应。以绵羊红细胞和人"O"型红细胞作为免疫反应的载体，将抗原吸附在醛化、鞣化的红细胞表面，抗原致敏的红细胞可与被检血清中相应的抗体发生凝集反应（附图 6）。

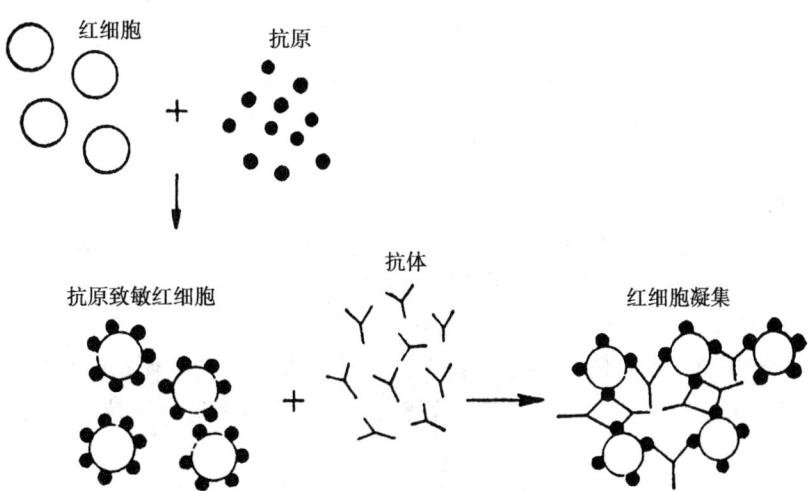

正向间接血凝试验原理示意图

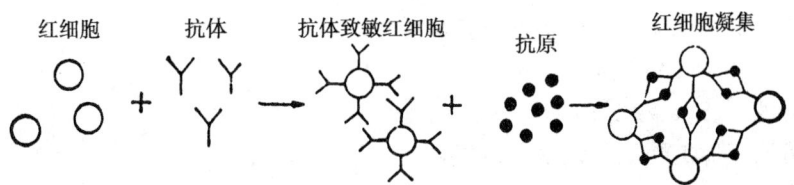

反向间接血凝试验原理示意图

附图 6　间接血凝试验

2. 实验方法

（1）醛化血细胞的制备：无菌取绵羊血，置于等量 Alsever 液或其他抗凝剂中，立即充分混摇，然后用 10~20 倍生理盐水洗 3 次，每次 2 500r/min，离心 5min，除去血清和白细胞，用压积血细胞体积 4 倍的 25% 戊二醛液醛化红细胞，用 10 倍生理盐水洗 5 次，除去多余的戊二醛。醛化的红细胞用生理盐水配成 10% 悬液，用万分之一叠氮钠防腐，4℃冰箱保存备用。

（2）抗原致敏醛化血细胞：致敏时使用的抗原和鞣酸浓度需经预试验确定。

1）鞣化血细胞：醛化血细胞用 0.15mol/L PBS（pH 7.2）离心洗涤 2 次，配成 2.5% 细胞悬液，加等量 1∶20 000 鞣酸，混匀后置 37℃水浴，孵育 20min，2 500r/min 离心 3min，弃去上清液，用 PBS 洗 1 次，再用 0.15mol/L pH 6.4 PBS 配成 10% 细胞悬液，即为鞣化血细胞。

2）致敏醛化血细胞：鞣化血细胞加等量适当稀释的抗原液（用 pH 6.4 PBS 缓冲液稀释），混匀后置 37℃水浴，孵育 30min，并不时摇动，离心弃上清液后，用 pH 7.2 生理盐水洗 2 次。然后加 10% 蔗糖缓冲液（含 1% 正常兔血清）配制成 5% 细胞悬液。

（3）实验操作：取 V 型微量血凝板，用生理盐水倍比稀释受检血清，每孔加稀释受检血清 0.025ml，其后加 0.025ml 致敏红细胞悬液，置振荡器上振荡 2min，室温下静置 1h 后观察结果。

（4）对照试验：每次检测均应设阳性对照和阴性对照。

（5）结果判定：实验结果根据红细胞凝集与否及凝集强度判定。

"＋＋＋＋"：红细胞片状凝集，布满整个孔底，甚至边缘卷曲。

"＋＋＋"：红细胞薄层凝集，面积较前者小。

"＋＋"：红细胞薄层凝集，面积较小，边缘松散。

"＋"：红细胞沉淀面积很小，周围有轻微凝集。

"－"：红细胞沉于孔底，呈点状，周围光滑。

3. 应用　IHA 操作简便、价格低廉、敏感性高和特异性强，宜作为流行病学调查及综合查病方法。现已应用于阿米巴病、利什曼病、锥虫病、疟疾、弓形虫病、肝吸虫病、血吸虫病、包虫病、囊虫病、丝虫病和旋毛虫病等寄生虫病的诊断。

（四）皂土絮状试验（bentonite flocculation test，BFT）

1. 原理　寄生虫抗原吸附在皂土颗粒上，使其成为颗粒型抗原，这种抗原与寄生虫感染血清特异性抗体结合，形成抗原抗体复合物，经过一定时间皂土颗粒凝集在一起，呈絮状沉淀，即为阳性反应。

2. 实验方法

（1）皂土悬液制备

1）No.200 标准皂土颗粒 5g，放入 100ml 蒸馏水中，用搅拌器搅拌。

2）加入 500ml 蒸馏水，充分摇动后，静置 1h。

3）取上层悬液，500g 离心 15min。

4）取上清液，750g 离心 15min。

5）弃上清液，加 100ml 蒸馏水，搅拌，沉淀 1min。

6）皂土悬液 4℃贮存备用（有效期 6 个月）。

（2）旋毛虫幼虫抗原-皂土悬液的制备：皂土悬液与旋毛虫幼虫抗原（抗原浓度必须经实验确定）充分混合。4℃过夜，使抗原充分吸附在皂土颗粒上，4℃保存，数周有效。

(3) 血清学实验

1) 旋毛虫抗原-皂土悬液充分混匀后取 10ml，用 0.85% NaCl 溶液离心（1 000g，5min）洗 2 次。加 5ml 0.85% NaCl 溶液悬浮沉淀。可加少量吐温-80 以保持盐水中悬液的稳定性。

2) 待检血清 56℃灭活 30min 后，用生理盐水稀释，取 0.1ml 实验血清放在载玻片上的石蜡圈内，每份实验血清中加 1 滴（0.025ml）旋毛虫抗原-皂土悬液，以 100r/min 摇动 15min，在实体显微镜下检查絮状沉淀，并根据絮状沉淀程度划分阳性等级。

3. 应用　皂土絮状试验有较高的敏感性和特异性，具有微量、快速、操作容易和设备简单等优点，主要用于旋毛虫病的诊断。

（五）间接荧光抗体试验（indirect fluorescent antibody test，IFA）

1. 原理　根据抗原抗体反应的原理，将荧光素与特异性抗体或抗人免疫球蛋白结合抗体制成荧光标记第二抗体。当待检血清中抗体与固相抗原结合后，用荧光标记的第二抗体与之结合，形成免疫荧光复合物，荧光素在紫外光源照射下呈现特定荧光，用荧光显微镜观察（附图 7）。

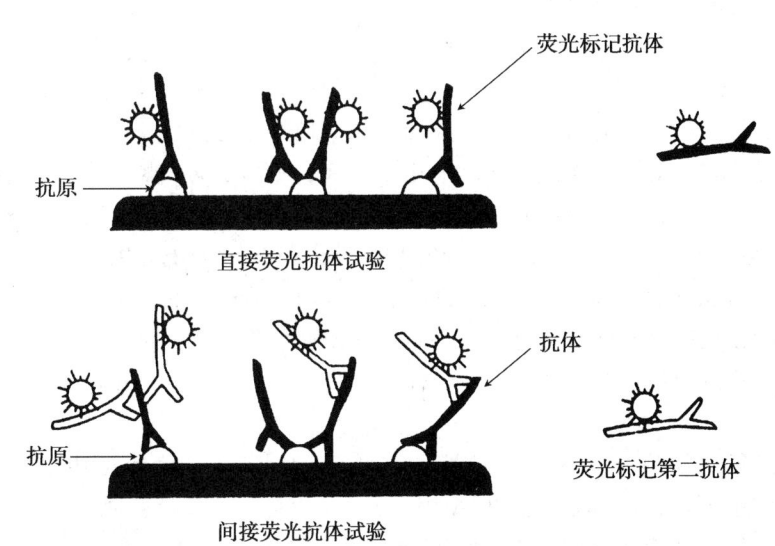

附图 7　间接荧光抗体试验

2. 实验方法（以疟原虫为例）

（1）抗原片的制备：在 RPMI-1640 中培养的恶性疟原虫，其感染率达 3%～10%，并大部分是裂殖体时，取培养血作薄血膜，干燥后用绵纸包裹，封入塑料袋中，-20～-80℃冰箱保存、备用。

（2）固定

1) 从冰箱中取出装有抗原血片的塑料袋，在室温回暖后开封，将抗原片浸入冷丙酮（4℃）缸中固定 2h。

2) 将冷丙酮缸移至室温 10min。

3) 取出抗原片，室温干燥。

（3）免疫荧光试验

1) 在每张抗原片上，用记号笔划出 8 个小区。

2) 每个抗原小区加 10μl 稀释待检血清。置湿盒内,37℃孵育 30min。

3) 取出抗原片,用吐温-0.01mol/L PBS（pH 7.2）冲去待检血清,然后放入 PBS 浸泡 15min,其间换 2 次 PBS,并轻轻摇荡,以充分洗去未结合物,晾干。

4) 在抗原片各小区加 10μl 羊抗人 IgG 荧光抗体（标准工作浓度）,置湿盒中,37℃孵育 30min。

5) 按实验 3）漂洗,最后滴加 0.1％伊文思蓝染色 10min,再次用 PBS 洗涤后,晾干。

6) 抗原片放在暗处,4℃保存,直至检查。

7) 检查时,加 1 滴 pH 8.0 碳酸缓冲液甘油,覆盖盖玻片,用荧光显微镜观察。

8) 每批实验均应设阳性血清、阴性血清和 PBS 对照。

(4) 结果判断：根据荧光亮度及被检物形态轮廓的清晰度,将反应强度按 5 级区别。血清 1:20 稀释度为阳性起点,反应在"＋"以上荧光强度为阳性结果。

"－"：疟原虫细胞质不显荧光。

"±"：荧光暗淡,疟原虫结构和边缘模糊。

"＋"：荧光较弱,但疟原虫细胞质荧光清晰可见,其边缘清楚。

"＋＋"：荧光较明亮,疟原虫结构较清楚。

"＋＋＋"：荧光明亮,疟原虫结构清晰。

3. 应用　免疫荧光技术在寄生虫学中应用十分广泛,主要用于寄生虫病的临床诊断、流行病学调查以及寄生虫或组织切片中特异性抗原的检查和定位。IFA 操作简便,并具有高度特异性、敏感性和重复性等优点。现已应用于疟疾、弓形虫病、黑热病、贾第虫病、血吸虫病、肺吸虫病、肝吸虫病、包虫病和丝虫病等寄生虫病的临床诊断,并取得较好的效果。

（六）酶联免疫吸附试验（enzyme–linked immunosorbent test, ELISA）

1. 原理　抗原或抗体与酶结合,并保持免疫反应的特异性和酶的活性。用酶标记的抗原或抗体与吸附在载体上的配体结合,再和相应的酶底物作用,使之显色,根据颜色深浅可测出被检抗原或抗体的量。ELISA 是目前国内、外广泛应用于寄生虫病免疫学诊断的方法之一。

常用辣根过氧化物酶（HRP）和碱性磷酸酸（AP）；反应载体可用微量聚苯乙烯板（ELISA 用）和硝酸纤维膜（Dot–ELISA 用）。

2. 实验方法（间接微板 ELISA）（附图 8）

(1) 包被：用 0.05mol/L pH9.6 碳酸钠缓冲液稀释可溶性抗原 100μl（5～10μg/ml）,包被聚苯乙烯微量反应板,置湿盒内,4℃冰箱过夜,使抗原结合于反应板上。

(2) 次日取出酶标板,甩出孔内抗原液。

(3) 每孔用 0.1mol/L pH7.4 PBS（含 0.05％吐温-20）洗涤反应板 3 次并拍干。每次在清洗液中放置 2～3min。

(4) 每孔加 PBS/T 稀释的待检血清 100μl,置湿盒内,37℃孵育 1～2h。

(5) 按实验方法（3）洗涤 3 次。

(6) 每孔加 PBS/T 稀释的酶标记抗体 100μl,置湿盒内,37℃孵育 1～2h。

(7) 按实验方法（3）洗涤 3 次。

(8) 每孔加 100μl 新鲜配制的酶底物溶液（OPD）,室温孵育,直至出现颜色（孵育期间避免强光）。每孔加 50μl 终止液（2mol/L H_2SO_4）终止反应。

(9) 每次实验设阴性血清、阳性血清和 PBS/T 空白对照孔。

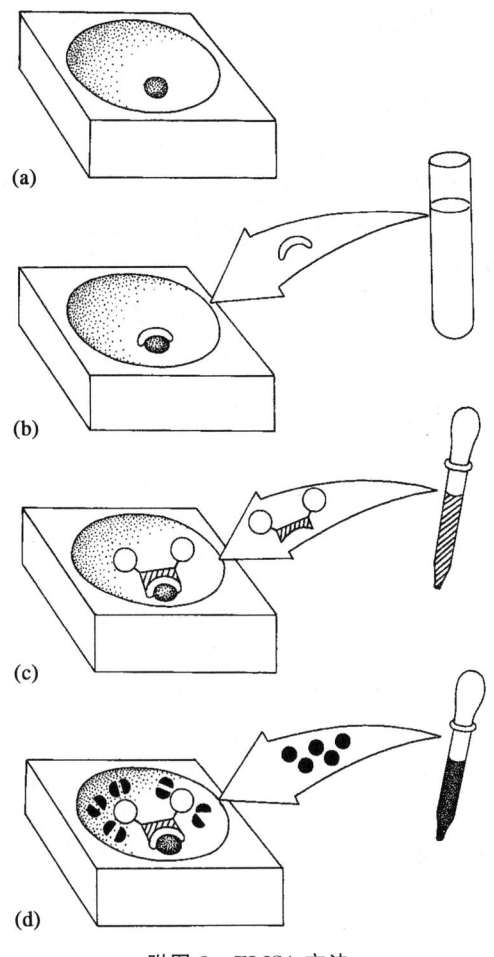

附图 8 ELISA 方法

(a) 已知抗原吸附到微孔板底；(b) 加稀释患者血清，然后漂洗；(c) 加酶标记抗体，其后漂洗；(d) 加酶底物，如酶颜色出现，指示抗体存在

3. 判断结果　实验完成后首先应观察各组对照孔，阴性和空白对照孔均不显色，阳性孔显色明显，表示实验成功，然后观察结果。

(1) 肉眼判断：凡实验孔颜色深于阴性对照孔者为阳性结果，以阳性结果的最高稀释度为该待检血清的效价。实验孔颜色和阴性对照相似或浅于阴性对照者为阴性结果。

(2) 在酶标测定仪（492nm 波长）读取消光值。反应结果以实验孔/阴性对照孔大于或等于 2.1 判为阳性。

4. 应用　ELISA 方法具有简便、快速、操作规范、敏感性高、特异性强等优点，主要用于寄生虫病诊断、流行病学调查和疗效考核。目前已在阿米巴病、黑热病、锥虫病、疟疾、弓形虫病、隐孢子虫病、包虫病、囊虫病、血吸虫病、肝吸虫病、肺吸虫病等广泛应用。

三、人工培养方法

(一) 溶组织内阿米巴

1. 洛克营养琼脂血清培养基

固体部分　牛肉浸膏 3.0g，蛋白胨 5.0g，琼脂 15.0g，洛克液 1 000ml。

液体部分（洛克液） 氯化钠 8.0g，氯化钾 0.2g，氯化钙 0.01g，氯化镁 0.01g，磷酸氢二钠 2g，磷酸二氢钾 0.3g，蒸馏水 1000ml。

制备 先配制洛克液 2000ml，氯化钙与氯化镁另装小瓶，分别高压灭菌（121℃）20min 后冷却，再混合在一起，以免发生沉淀。取 1000ml 洛克液配固体部分，置沸水浴 2～3h，使其完全溶解，若有残渣可用纱布过滤除去，趁热分装于试管内，每管 4～5ml，高压灭菌后制成斜面，冷却后放冰箱中备用。接种前，每管加洛克液 4.5ml，灭活血清 0.5ml 和无菌米粉 20mg（大米置研钵中，研成细末，再加水细研，烘干后分装小瓶内，180℃烤箱消毒 3 次）。为控制细菌繁殖，可加青霉素 2000U，链霉素 2mg。

2. 洛克液鸡蛋血清培养基

洛克液 氯化钠 9.0g，氯化钾 0.4g，氯化钙 0.2g，碳酸氢钠 0.2g，葡萄糖 2.5g，蒸馏水 1000ml，其中氯化钙需分开消毒。

培养成分 洛克液 70ml，灭活血清（每管加 0.5ml），米粉（每管加 20mg），鸡蛋 4 个。

制备 先配制洛克液 1000ml 经 121℃ 高压灭菌 20min。鸡蛋用肥皂水洗刷干净，用 70% 乙醇消毒蛋壳，以灭菌玻璃棒敲破蛋壳，将蛋清、蛋黄倾入含有 70ml 洛克液的三角烧瓶内，加玻璃珠若干，充分摇动使其混匀，然后分装于消毒试管内，每管 4～5ml，塞紧管口，置斜位（倾斜 30°），加温 3 次（第一次 70℃，第二次 80℃，第三次 85℃，每次 1h，每日 1 次），每次消毒冷却后均置冰箱内冷藏。接种前每管加洛克液 4.5ml，灭活马血清 0.5ml，无菌米粉 20mg。

3. 培养方法 从不同部位取含有溶组织内阿米巴包囊或滋养体的粪便约 0.5g（稀便约 1ml），无菌操作，在培养管壁上研碎混于培养液中，并直立于试管架上，置 35～37℃ 温箱中培养 24～48h，吸取管内黏稠沉淀物镜检。

（二）阴道毛滴虫

常用肝浸液培养基。

1. 培养基的制备 将 15% 肝浸液 100ml，蛋白胨 2.0g，葡萄糖 0.5g，氯化钠 0.5g，半胱氨酸盐 0.2g，麦芽糖 1.0g。将以上成分混合，加热溶解，经滤纸过滤，pH 调至 5.5～6.0。每管分装 5ml，121℃ 高压灭菌 20min，冷却后，置 37℃ 温箱中 24～48h，证明无菌后，置 4℃ 冰箱中备用。接种前每管加灭活马血清或小牛血清 1ml，即可用。

15% 肝浸液的制备 取牛或兔肝 15g，洗净、剪碎如小米粒大小，浸入 100ml 蒸馏水中，置 4℃ 冰箱中冷浸 48h，将冷浸液煮沸 30min，用 4 层纱布过滤除去残渣，补充蒸馏水至 100ml。

2. 培养方法 用灭菌棉拭子取阴道分泌物或前列腺液 1～2ml 或尿液 2～3ml（离心取沉淀物），无菌接种于培养基中，置 35～37℃ 温箱中培养 48～72h，取培养基内沉渣镜检。初次接种和第一次、第二次转种时，每 2ml 培养基内应加 20 万单位青霉素。

（三）杜氏利什曼原虫

常用 NNN 培养基进行培养。

1. 培养基的制备 将琼脂 14.0g，氯化钠 6.0g，蒸馏水 900ml 混合后煮沸使其完全溶化，以每管 4～5ml 分装于口径为 15mm、长 150mm 的试管中，用棉塞塞紧管口。经 121℃ 高压灭菌 20min，置冰箱中备用。

使用时将培养基置热水浴中，加热至 48℃，每管加 15% 去纤维蛋白兔血 1.5～2.0ml，用橡皮塞塞紧管口，摇转试管使其充分混合，立即斜置于冰上，使之迅速冷却，使斜面上盖有冷凝水。如冷凝水太少，每管可加 0.2～0.3ml 洛克液，置 37℃ 温箱中，经 24h，检查无菌生长即可使用。

2. 培养方法　取患者的骨髓或淋巴结穿刺液、皮肤刮取物或感染动物标本与 0.2ml 无菌洛克液混合，迅速接种于培养基中，置 20～25℃ 生化培养箱中培养，7～10 天检查结果，若接种物内含虫数较少，或为阴性，应继续培养 1 个月左右，才能确定培养结果。

四、寄生虫标本的固定与保存

采集或送检的寄生虫标本，凡有待鉴定、研究或教学使用的标本均须及时固定、保存。因采集到的寄生虫标本大多已经死亡，若保存不当，很容易发生细胞自溶、变质或组织干缩，影响鉴定和研究。

固定就是将新鲜虫体或含有寄生虫的宿主组织投入固定剂内，固定标本的形态结构和各种成分。固定剂的作用为：①防止细胞自溶和腐败；②凝固细胞内的蛋白质、脂肪、糖类和各种酶，使虫体细胞产生不同的折光率，染色后易于辨认；③硬化作用，使组织不易变形；④有些固定剂有助染作用，使组织更易着色。

固定标本的时间越快越好。盛器必须密封，贴上标签，注明采集时间、地点、标本名称、固定液种类及固定方法。

(一) 原虫的固定与保存

1. 玻片法　寄生在肠道、腔道、血液和组织内的原虫可分别制成粪膜、血膜、涂片等玻片标本，经适当固定和染色可长久保存。

2. 包囊的固定与保存　用福尔马林将粪便（含包囊）调成混悬液，经 60～80 目/寸铜筛过滤于量杯内，静置 3～4h，倾去上层液体，沉淀在 5% 福尔马林溶液中保存。也可用沉淀法，在沉淀中加等量 5% 福尔马林溶液（加热至 90℃），摇匀，瓶口密封保存。

3. 原虫的低温保存　用液氮保存原虫，可保持原虫的生物学特性，免去动物保种、人工培养传代的繁琐，而且保存时间长。低温保存时，为了减少细胞内冰晶的形成及其对原虫的损坏，需加抗冻剂，常用二甲基亚砜（DMSO）和甘油等细胞内保护剂，若比例适当，保存数年仍可维持原虫的生长能力。

(1) 疟原虫：将收集到的含疟原虫血液或培养物，经 1 500r/min 离心 10min，去上清液，加与红细胞压积等量的 24% DMSO 生理盐水溶液（生理盐水或 5% 葡萄糖生理盐水 76ml 加 DMSO 24ml）保护剂，或甘油山梨醇（4.2% 山梨醇生理盐水 180ml，加纯甘油 70ml）保护剂，充分混匀后在室温中放置 30min，按 1ml 分装无菌冻存管，盖严后放入标明批号的纱布袋中，先 －30℃ 放 1h，然后置液氮罐颈部（约 －70℃）1h，最后放进液氮（－196℃）冻存。

(2) 弓形虫：将 10% DMSO 2ml 注入感染 3～4 天的小鼠腹腔，轻揉腹部数次，抽出液注入冻存管内，每管 1ml，冻存方法同上。

(3) 阴道毛滴虫：用无菌拭子取阴道分泌物，放入培养基中培养 48h，然后转种于 RPMI-1640 培养基中 48h，取含虫培养液经 1 000r/min 离心 10min，在沉淀中加入 10% DMSO 2ml，同上分装及冻存。

(4) 溶组织内阿米巴：取培养 3 天的滋养体离心，在沉淀中加 10% DMSO 2ml，同上分装及冻存。

4. 复苏　复苏时，从液氮中取出冻存小管，迅速投入 37～40℃ 温水中，经 2～3min 即溶化。直接接种动物或离心后弃去抗冻剂接种培养基。

(二) 蠕虫的固定与保存

1. 蠕虫卵的保存　一般常用10%福尔马林或5%甘油乙醇固定。将固定液按比例加入虫卵悬液内，使福尔马林的最终浓度为5%，1天后换新固定液保存。若虫卵内为卵细胞，则需70℃固定液固定虫卵悬液，以避免卵细胞继续发育，1天后换液保存。

2. 蠕虫成虫的固定与保存

(1) 线虫：用生理盐水洗净后，用70～80℃的70%乙醇或巴氏液固定，冷却后移至新的热70%乙醇或巴氏液保存。小型线虫宜用甘油乙醇加热固定，可使虫体伸展，然后保存于80%乙醇中，也可用冰醋酸固定半小时后移入70%乙醇或甘油乙醇中保存。

(2) 吸虫：小型吸虫清洗后可直接放入固定液中。较大的吸虫洗净后应先放到薄荷脑乙醇液中，使虫体肌肉松弛，再用载玻片压平、固定。固定液一般用10%福尔马林，24h后移至5%福尔马林中保存；或用70%乙醇固定0.5～3h，视虫体大小而定，再移至新70%乙醇中保存。

(3) 绦虫：大型绦虫经清水洗涤数次后，先放入生理盐水（4℃）中数小时或过夜，使虫体完全伸展，再浸入5%福尔马林液中固定24h后，换至新的5%福尔马林液中保存。小型绦虫用生理盐水洗涤后，用3%福尔马林固定3～5h后，用载玻片轻压，最后保存于5%福尔马林液中。若制做玻片标本，应将其保存于70%乙醇中。

(三) 昆虫的保存

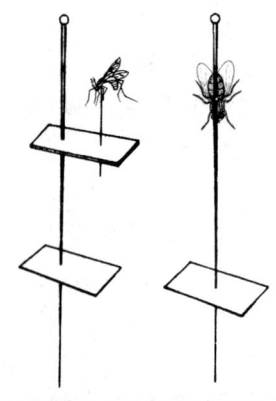

附图9　有翅昆虫针插法

1. 干插标本保存　主要保存有翅昆虫成虫。可用特制的昆虫针插虫体，然后置于昆虫盒或玻璃管内。大型昆虫（蝇、虻）用1～3号昆虫针，从虫体背面、中胸右侧直插。注意保持左侧完整，以便鉴定。小型昆虫（蚊、蛉等）先用氯仿麻醉致死，再用00号短针自胸部腹面两中足基部之间插入，不可刺透背面，再用另一长针从软木片另一端插下。其下插一硬纸片，记录名称、采集地点与时间（附图9）。并将之插在昆虫盒软木板上或玻璃管的软木塞上。昆虫盒和玻璃管要放樟脑粉。如标本量较多，可保存于塑料管中，管底放少量樟脑粉，再铺上棉花和滤纸各一层，昆虫标本放于滤纸上，其上方塞棉花。瓶口加软木塞，再用蜡封口。

2. 湿标本保存　用于保存有翅昆虫的卵和幼虫期及无翅昆虫和蜱螨类的发育各期。活标本先经热70%乙醇（60～70℃）固定，1天后放入甘油乙醇中保存，也可用5%或10%福尔马林和Bless液固定保存。

3. 玻片保存　本法适用于小型昆虫或大型昆虫的某一部分。昆虫先在70%乙醇中浸半小时至数小时，然后依次置于50%乙醇和水中各15min，将标本从水中取出，放入5%～10%氢氧化钠液内数分钟至数小时，以溶去内脏和肌肉。将标本移至水中15min至数小时，并换水数次，洗去氢氧化钠。之后分别于50%乙醇和盐酸乙醇（盐酸2ml加入70%乙醇98ml）内浸渍数分钟。再依次用70%、85%、95%、100%乙醇脱水15min。最后用二甲苯透明10min，置于载玻片上，滴加树胶1滴，盖玻片封存。

五、寄生虫标本的包装和邮寄

邮寄标本时，不同类型的寄生虫标本用不同的包装方法，才能保证安全运送。

（一）玻片标本

将玻片标本放置于玻片盒内，玻片之间应填塞棉花和软纸，以免玻片在盒内摇动而破碎，如无玻片盒，可将玻片叠起，在每两张玻片的两端用厚纸或牙签杆隔开，再用线紧缚，装入塑料袋包好，扎紧。

（二）浸制标本

将保存于乙醇或福尔马林等固定液的标本装入大小适当的玻璃瓶或塑料瓶内，附上铅笔记录的标签，加满保存液，不留空隙，以免虫体在瓶内震荡而破坏。盖紧瓶塞，放在木匣内，四周用碎纸或棉花塞紧，将木匣装钉严密，匣面注明瓶口端，即可邮寄。

（三）昆虫标本

针插和瓶装标本可按浸制标本邮寄。注明瓶口朝上，易碎，轻放等。

（四）活体标本

1. 活蚊卵　须将产在潮湿滤纸或尼龙纱上的蚊卵，置室温48h，待卵发育成熟，才可将带有蚊卵的潮湿滤纸或尼龙纱放在薄塑料袋内，直接放置在信封内邮寄。

2. 蜱螨类活标本　可取一广口瓶，放入潮湿的沙土和一块折皱的滤纸，将蜱或螨放入瓶中，用棉花塞瓶口。然后另取一较大的广口瓶，瓶底垫以湿棉花，将装有活标本的瓶子放入此瓶内，塞上有缺口的软木塞，在缺口处塞以棉花。邮寄时将大口瓶放入木箱内，木箱上应钻有通气孔。广口瓶可按上述瓶装标本装匣，并标明记号再寄出。

3. 活钉螺　可用湿吸水纸包好，放入小竹筒或塑料筒内，周围塞些棉花，在筒的四周扎几个小孔，竹筒开口的一端蒙上二层纱布，用胶布封严邮寄。

附：常用固定液及配制

1. 乙醇　常用70％乙醇为固定液，具有固定、保存和硬化标本的性能。通常用95％的乙醇稀释配制。因乙醇较难深入组织深部，故不宜用于固定大型虫体或组织。又因乙醇可逐渐氧化为乙酸，所以保存标本应每两年更换一次。

2. 福尔马林　37％～40％甲醛水溶液即为福尔马林。用于固定和保存标本的福尔马林浓度为5％～10％（用磷酸盐缓冲液配制，pH 7.0左右）。小型虫体在此液中数小时即可完成固定，大型虫体则需1～2天。

3. 布氏（Bless）固定液　福尔马林原液7ml，70％乙醇90ml，临用前加冰乙酸3～5ml。此液渗透力强，只需固定3～12h。适用于昆虫幼虫及成虫内部器官的固定，亦可用于吸虫及绦虫。

4. 巴氏液　福尔马林原液3份，生理盐水97份，用于线虫固定。

5. 甘油乙醇溶液　70％乙醇95ml，甘油5ml，主要用于固定小型线虫。

6. 薄荷脑乙醇　24g薄荷脑，95％乙醇10ml，用于固定较大吸虫。

7. 甲醇　其固定性能与乙醇相似，主要用于固定血液及骨髓穿刺液涂片，固定时间1～3min。

（高兴政）

附录 2

常用抗寄生虫药物

一、抗原虫药

1. **甲硝唑（metronidazole）** 又名灭滴灵，为 5-硝基咪唑类化合物。本品有强大的杀灭滴虫作用，为治疗阴道毛滴虫病和贾第虫病首选药物。此外，对肠道及组织内阿米巴原虫也有杀灭作用；也可用于治疗结肠小袋纤毛虫痢疾。该药物可选择性透入原虫，还原甲硝唑可使敏感细胞 DNA 丧失双螺旋结构，阻止转录和复制而致细胞死亡。推荐剂量与方法：

（1）阴道毛滴虫病：每次 200mg，每日 3 次。栓剂，每天 1 粒，疗程 7～10 天。为保证疗效，须男女同治。

（2）阿米巴病：肠阿米巴病 400～800mg，每日 3 次，疗程 5～7 天；儿童 50mg/(kg·d)，分 3 次口服，疗程 7 天。肝阿米巴病剂量同肠阿米巴病，疗程 10～14 天。该药吸收迅速，在肠道尤其结肠内浓度较低，故根治肠阿米巴病宜与其他抗阿米巴药配伍应用。

（3）贾第虫病：20～25mg/(kg·d)，分 3 次服，疗程 5 天。

（4）结肠小袋纤毛虫痢疾：服法同阿米巴。

常用剂量副作用轻微，多为胃肠道反应和神经系统症状，停药后可完全恢复。服药期间忌酒，以免发生副作用。大剂量有致基因突变和癌变的可能性，孕妇禁用。

替硝唑（tinidazole）为甲硝唑的衍生物，但副作用较轻。成人用量每天 2.0g，清晨 1 次服，疗程 3 天；儿童 40～60mg/kg，疗程 2～3 天。

2. **双碘喹啉（diodoquin）** 为卤化喹啉类药物，其含碘量达 63.9%，口服吸收少，用于肠阿米巴病，主要对无明显症状或慢性阿米巴痢疾有效。其作用可能与抑制阿米巴的共生菌有关。与甲硝唑或依米丁合用可取得根治效果。每次 0.4～0.6g，每日 3 次，疗程 14～21 天。副作用可有腹泻。肝功能异常、甲状腺功能亢进和对碘剂过敏者禁用。

3. **二氯尼特（diloxanide）** 该药口服吸收缓慢，结肠肠腔内浓度高，国外主要用该药杀溶组织内阿米巴包囊，可与依米丁或氯喹合用。成人剂量为 0.5g，儿童为 20mg/kg，每日 3 次，疗程 10 天。

4. **氯喹（chloroquine）** 属 4-氨基喹啉类衍生物，为首选抗疟药物。氯喹直接和间接抑制高铁卟啉Ⅸ（FP）疟色素化过程，使毒性 FP 在疟原虫体内积聚；该药与血色素结合，阻止原虫可利用铁的释放，在活动性铁周期妨碍铁依赖酶 RNRase 的合成，进而妨碍疟原虫脱氧核苷酸的合成和 DNA 复制，阻断疟原虫的细胞周期运行和无性生殖，并启动其细胞凋亡程序，最终引起虫体溶解。该药主要对疟原虫红内期裂殖体有杀灭作用，可迅速控制疟疾发作。对红外期无作用，不能阻止复发，但因作用持久，故能使复发推迟。成人口服首日 1.0g，第 2、3 日各 0.5g，分 2 次口服。幼儿，首日 16mg/kg，第 2、3 日各 8mg/kg。预防用药,成人每周 0.5g,儿童 8mg/kg。不良反应有头痛、头晕和胃肠道症状,停药后可自行消失。临床主要用于控制疟疾急性发作和根治恶性疟,但近年来,不少地区发现抗氯喹恶性疟原虫,使本药疗效降低,需用其他抗疟药或联合用药。此外,对肠外阿米巴病也有较好的疗效,阿米巴肝脓肿的治疗,第 1、2 日,每日 2~3 次,每次 0.5g,以后每日 0.5g,连服 10~15 天。因剂量大,用药时间长,少数患者可出现皮炎、精神异常、视力障碍、耳毒性和严重心律失常等副作用,应予以注意。

5. 伯氨喹(primaquine) 为 8-氨基喹啉类抗疟药。对红外期(包括休眠体)疟原虫与配子体有较强的杀灭作用,为阻止疟疾复发与中断传播的首选药。作用机制为抑制线粒体的氧化作用,干扰辅酶Ⅱ的还原过程,严重破坏红外期疟原虫的糖代谢及三羧酸循环过程。对红内期裂殖体作用较弱,对恶性疟原虫红内期完全无效,故不能控制症状。根治间日疟,每日 26.4mg,连服 14 天,或每日 39.6mg,连服 8 天。控制疟疾传播,或配合氯喹治疗恶性疟时,每日 26.4mg,服 3 天。可出现头晕、恶心、发绀、腹痛等副作用;G-6-PD 缺乏者易产生溶血反应,故有 G-6-PD 缺陷家族史者禁用;孕妇和婴儿慎用。

6. 乙胺嘧啶(pyrimethamine) 为二氢叶酸还原酶抑制剂,是人工合成的非喹啉类抗疟药,是病因性预防的首选药。对各种疟原虫的红外期有抑制作用,也能抑制滋养体核分裂,但作用缓慢。还能抑制配子体在蚊体内发育,阻断传播。机制为通过抑制二氢叶酸还原酶,减少四氢叶酸合成,进而使核酸生成减少,影响虫体的生长增殖。预防用药,成人每周 25mg,或每两周 50mg,顿服。目前发现本药有抗药性虫株产生,因而现在多与其他抗疟药如伯氨喹、磺胺多辛等药物配伍。乙胺嘧啶也是目前治疗弓形虫病的首选药物。用法为第 1 天,成人 100~200mg,幼儿 2mg/kg,婴儿 1mg/kg,分两次服用,以后各年龄均为 1mg/(kg·d),一次顿服。治疗弓形虫病,多主张与磺胺嘧啶联合治疗。长期连续服可致叶酸缺乏、骨髓抑制、恶心、呕吐,重者出现神经精神症状,直至昏迷死亡。肾功能不全者慎用。孕妇忌用。

7. 青蒿素(artemisinin) 为我国从菊科艾属植物黄花蒿中提取的一种新型抗疟药,是一种具有过氧基团的倍半萜内酯化合物。为高效、速效抗疟药,主要作用于疟原虫红内期,其杀虫机制为:血浆中游离铁与血红素铁介导药物分子内过氧桥裂解产生自由基,后者与疟原虫蛋白结合使其烷基化;血红素也能催化青蒿素类药物降解,生成大量自由基和活性氧,攻击膜上不饱和脂肪酸使之发生过氧化反应,进而破坏膜结构,干扰表膜-线粒体功能;青蒿素类药物还可破坏疟原虫的血红素解毒系统,既抑制疟色素形成,又促使疟色素分解,由此产生大量有毒害作用的游离血红素,将虫体杀死。对抗氯喹恶性疟原虫也有较强作用,尤适用于抗氯喹恶性疟及脑型疟救治,但不能用于预防。对红细胞外期无效,不能用于疟疾复发的治疗。常用水混悬剂,深部肌注,首日 300mg,第 2、3 日各 100mg,总量 500mg。青蒿素片,每片 100mg,首日 1g,第 2~5 天每天 0.75mg。栓剂塞肛,首剂 600mg,4h 后 600mg,第 2、3 天各 400mg。不良反应主要有胃肠道反应、肝损害和胚胎毒性,孕妇慎用。

蒿甲醚(artemether)、青蒿琥酯(artesunate)和双氢青蒿素为青蒿素的衍生物,抗疟作用都优于青蒿素。剂量与疗程视病情轻重而异。重型疟疾:蒿甲醚油剂,肌注首剂 3.2mg/kg,以后 6mg/kg,每天 4 次,疗程 7 天。青蒿琥酯粉剂+碳酸氢钠溶液,新鲜配制,静滴、肌注,首剂 2mg/kg,以后 1mg/kg,每天 4 次,疗程 7 天。轻型疟疾:蒿甲醚油剂口服,首剂 160mg,以后 80mg/kg,每天 4 次,疗程 7 天;青蒿琥酯片剂口服,首剂 120mg,以后 60mg,每天 4 次,疗程 7 天;双氢青蒿素片剂口服,首剂 120mg,以后

60mg，每天 4 次，疗程 7 天。青蒿素栓剂，肛门塞入，首剂 600mg，4h 后 600mg，以后 400mg，每天 2 次，疗程 7 天。治疗恶性疟，青蒿素及其衍生物总剂量 480～640mg，疗程 5～7 天，复燃率为 5% 左右。剂量与疗程不足，复燃率高。目前，在我国西南边境地区已发现抗蒿甲醚和青蒿琥酯的恶性疟原虫株，应引起注意。

8. 磷酸咯萘啶（pyronaridine phosphate） 是我国研制的苯并萘啶的衍生物，抗疟作用主要表现为滋养体复合膜肿胀，食物泡融合，色素凝集，染色体聚集等，杀虫作用迅速。对各种疟原虫繁殖体均有杀灭作用，对于抗氯喹、甲氟喹、乙胺嘧啶等多重抗性的病例也奏效。针剂尤适于脑型疟和凶险型疟疾的救治。口服，每次 0.3g，第 1 日服 2 次，第 2、3 日各 1 次。针剂肌注，2～3mg/kg，共给 2 次。静脉滴注，3～6mg/kg。毒性低，少数人有头痛、恶心、心律变化等副作用，停药后可消失。可用于婴幼儿及老年患者。

9. 甲氟喹（mefloquine） 属 4-喹啉甲醇类衍生物。对疟原虫红内期裂殖体有强杀灭作用，对肝细胞内疟原虫无效。本药能选择性地与疟原虫磷脂结合，并与铁卟啉Ⅸ结合，形成对疟原虫有毒的甲氟喹啉铁卟啉复合物，杀灭红细胞内期的疟原虫裂殖体，从而很好地发挥抗疟作用。是当前治疗抗氯喹、抗乙胺嘧啶、抗磺胺恶性疟的较好药物。该药还可用于疟疾预防。用于治疗，成人顿服 1～1.5g。用于预防，成人每周口服 180mg，或每 2 周 360mg。儿童口服 15～20mg/kg。已证实疟原虫对本药可发生抗性，且发现与奎宁有交叉抗性，故要避免滥用，应多考虑联合用药。副反应有头痛、恶心、心动过缓等，精神病患者慎用，孕妇及 2 岁以下幼儿禁用。

10. 葡萄糖酸锑钠（sodium stibogluconate） 又名斯锑黑克，为五价锑剂，在体内还原成三价锑，后者可抑制黑热病原虫的糖代谢，影响其活动和繁殖，再由单核巨噬细胞杀灭。成人 6～9ml/次，每日 1 次，静脉或肌内注射，疗程 6 日。不良反应有咳嗽、恶心、腹痛、脾痛、肌痛、头痛等，但均较轻微。有严重心、肝、肺、肾病者禁用。有大出血倾向、体温上升或粒细胞减少时应暂停注射。

11. 喷他脒（pentamidine） 为芳香双脒类化合物。可干扰原虫 RNA 和 DNA，抑制氧化磷酸化，干扰叶酸转换。治疗黑热病疗效不及葡萄糖酸锑钠，仅用于抗锑患者或锑剂过敏者。本药也可杀灭锥虫，治疗锥虫病。常用制剂为二羟乙基碘酸盐（pentamidine isethionate）针剂，肌内注射，每次 3～5mg/kg，每日 1 次，疗程 10～15 日，注射局部可能出现红肿，或伴有头痛、心悸、胸痛、腹痛等副反应。糖尿病患者，贫血者，心、肝、肾功能不全者慎用。

二、抗蠕虫药物

1. 阿苯达唑（albendazole） 本药为一种跨纲广谱、高效、低毒驱虫新药，对蠕虫均有良好疗效，对某些原虫病和肠外寄生虫病也有很好疗效。本药口服吸收快。分子药理学研究证明，其作用机制主要是阿苯达唑分子与虫体细胞内微管蛋白的 β 亚单位单体选择性、高亲和性结合（帽化），从而使微管蛋白不能聚合成微管。微管被不可逆地破坏后，引起运输堵塞，高尔基体复合体中分泌颗粒积聚，胞浆溶解。从生物化学的作用机制而言，阿苯达唑在肝内代谢为有活力的亚砜和砜，再渗回到肠道发挥作用，抑制虫体吸收和利用葡萄糖，使虫体糖原耗竭，抑制延胡索酸还原酶系统，阻碍 ATP 产生，使虫体不能生存、发育和增殖，直至死亡。

治疗蛔虫病、蛲虫病，400mg 顿服，儿童减半。治疗钩虫病、鞭虫病、粪类圆线虫病，400mg/d，连服 3 日。牛带绦虫病、猪带绦虫病及膜壳绦虫病，400～800mg/d，连服 3 日。肝吸虫病、肺吸虫病及皮肤幼虫移行症，400mg/d，连服 7 日。旋毛虫病，32mg/(kg·d)，分 2

次服，疗程 5 天，必要时服 2 个疗程。囊虫病，15～18 mg/（kg·d），疗程 10 天，用 2～3 个疗程。包虫病，7～10mg/（kg·d），分 2 次服，1～2 个月为一个疗程，用 6 个疗程，疗程间歇期为半个月。贾第虫病，20mg/（kg·d），服用 3 天。

常规药量治疗腔道寄生虫的副作用轻微，可有头晕、腹痛等症状。大剂量治疗组织内寄生虫时，可出现头痛、发热及过敏等副作用，是虫体死亡释放异性蛋白所致。脑囊虫患者要住院治疗，以免因颅压增高发生意外。本药有致畸作用和胚胎毒性，孕妇和 2 岁以下儿童不宜服用。

2. 甲苯咪唑（mebendazole） 为苯并咪唑类药物，在世界各国应用最为广泛。口服后 90%以上药物以原型从粪便排出，对肠道蛔虫、鞭虫、蛲虫、钩虫、猪带绦虫、牛带绦虫均有良效，且有较强的杀卵作用，因而能控制传播。大剂量、长疗程对旋毛虫病和包虫病也有较好效果，是目前治疗旋毛虫病的首选药物；对粪类圆线虫病也有一定疗效。其作用机制与阿苯达唑相同。国内外推荐剂量，肠道线虫病，100mg，每日 2 次，连服 3 日。大规模集体治疗可用 500mg，顿服。治疗旋毛虫病 400mg，每日 3～4 次，疗程 10 天或以上。治疗包虫病通常以 40～50mg/（kg·d）为宜，分 3 次服，1 个月为一个疗程。视感染程度和虫种可适当增大剂量、延长疗程或重复治疗。副作用极少，大剂量可出现暂时性头昏、头痛，偶有吐蛔现象。本药有致畸作用和胚胎毒性，孕妇忌服。

复方甲苯咪唑是用甲苯咪唑与左旋咪唑制成的广谱驱虫合剂。每片含 C 型甲苯咪唑 100mg，盐酸左旋咪唑 25mg。后者为四咪唑左旋异构体，可抑制虫体琥珀酸脱氢酶活性，影响虫体无氧代谢，使之麻痹而被排出，对蛔虫、钩虫、丝虫成虫及幼虫有杀灭作用。

3. 奥苯达唑（oxibendazole） 为苯并咪唑类药物，为广谱驱肠虫药。国外用于家畜和家禽类线虫病治疗，驱虫率达 95%以上，对旋毛虫病效果亦好。国内 1984 年首先用于人体，初步临床试验证明，该药对肠道线虫效果良好。驱蛔虫、鞭虫，10 mg/（kg·d），连服 2 天。驱钩虫，15mg/（kg·d），连服 3 天。本药无致突变和致畸作用。副反应有轻微乏力、头晕。

4. 氟苯达唑（flubendazole） 化学结构和抗虫作用与甲苯达唑相似，但无致畸作用。本药可使虫体消化道内皮细胞质退变、溶解而解体，对宿主细胞却毫无影响，对钩虫、鞭虫、蛔虫、蛲虫等感染均有良效，对美洲钩虫效果尤佳。动物实验证明可杀死旋毛虫和马来布鲁线虫成虫及其微丝蚴，对华支睾吸虫、细粒棘球绦虫棘球蚴、粪类圆线虫、疥螨也均有效。本药服用简便，剂量单一，各年龄和不同体重患者常用量均为 100mg，每日 2 次，连服 3～4 日。

5. 噻嘧啶（pyrantel） 又称双羟萘酸噻嘧啶，具有高效、广谱、副作用小的特点。对鞭虫以外的肠道线虫均有良效。本药为烟碱型乙酰胆碱受体激动剂，作用于肠线虫神经肌肉接头处，使虫体产生痉挛性麻痹而被排出。驱蛔虫、蛲虫、十二指肠钩虫，可用 10mg/kg，顿服；驱美洲钩虫，需连服 3 日。副作用可有眩晕、恶心、腹痛等，轻而短暂。有严重肝、肾、心、肺疾患者及孕妇慎用。

6. 哌嗪（piperazine） 我国药典收载的是枸橼酸哌嗪和磷酸哌嗪。本品具有麻痹蛔虫肌肉的作用，使蛔虫不能附着在宿主肠壁上而随粪便排出体外。此药亦可用于驱蛲虫。枸橼酸哌嗪：成人 3～3.5g，睡前服，连服 2 天；小儿 100～160mg/kg，每天不超过 3g，连服 2 天；磷酸哌嗪：成人 2.5～3g，睡前服，连服 2 天；小儿 80～130mg/kg，每天不超过 2.5g，连服 2 天。有肝、肾功能不全，神经系统疾病及癫痫患者禁用。

7. 伊维菌素（ivermectin） 为新型抗生素类广谱抗线虫药，是来自放线菌的半合成大环内酯化合物。该药可刺激虫体神经元释放抑制神经递质γ-氨基丁酸（GABA），影响细胞膜上的氯离子通道，使神经间的信号传递受到障碍；还可抑制几丁质酶，干扰几丁质的合成和代谢。至少有四纲（有线纲、分肠纲、昆虫纲、蛛形纲）73属寄生虫及节肢动物在其发育阶段至少有一期对伊维菌素极为敏感。目前我国主要用于治疗丝虫病。推荐剂量为0.2mg/kg。治疗丝虫病时，能迅速使血中微丝蚴消失。但对班氏丝虫远期疗效似不如乙胺嗪。对蛔虫、钩虫感染有良效。副作用可有头痛、发热、瘙痒和血压下降等。

8．乙胺嗪（diethylcarbamazine） 又名海群生，属哌嗪类衍生物，为治疗淋巴丝虫病和罗阿丝虫病的首选药物。该药对微丝蚴及成虫均有作用，能使血中微丝蚴集中到肝微血管内，经过一段时间被肝吞噬细胞消灭。治疗班氏丝虫病，6mg/kg，连服12天，或每天0.6g，2～3次分服，连用7天，可间歇应用2～3个疗程，间歇时间1～2个月。治疗马来丝虫病，1.0g，夜间顿服，间歇服用3个疗程最佳。与卡巴肿合用可提高杀成虫疗效。本药毒性低，但治疗过程中，因大量微丝蚴被杀灭而释放异性蛋白，可引起发热、头痛、皮疹、恶心、呕吐、肌肉及关节酸痛，偶可引起过敏性喉头水肿、支气管痉挛，需及时处理，以免发生意外。流行区全民防治采用乙胺嗪药盐，药物含量：班氏丝虫病为3.5‰，马来丝虫病为4.0‰，为当前消灭丝虫病传染源的有效措施。

9．呋喃嘧酮（furapyrimidone） 是一种硝基呋喃类化合物，对我国两种丝虫成虫及微丝蚴均有明显杀灭作用。对常现丝虫病、罗阿丝虫病亦有一定疗效。治疗班氏丝虫病，20 mg/kg，分3次服用，饭后30～60min服用，连服7天（总剂量140mg/kg），疗效似优于乙胺嗪。治疗马来丝虫病，20mg/kg，连服6天（总剂量120mg/kg），疗效与副作用均与乙胺嗪相似，不良反应以发热和消化道症状较多，杀死班氏丝虫成虫后可致淋巴结肿大。孕妇忌服。

10．吡喹酮（praziquantel） 为异喹啉吡嗪衍生物。是WHO推荐治疗血吸虫病的首选药物，具有安全有效、使用方便的特点。除各种血吸虫外，对其他多种吸虫、绦虫的成虫和幼虫也有良好的杀灭作用。作用机制包括：①作用于膜的钙离子通道，导致钙离子迅速向细胞内流、破坏肌肉休止期膜电位，使虫体发生痉挛性麻痹。②抑制虫体的碱性磷酸酶、酸性磷酸酶、胆碱酯酶和谷氨酰转肽酶的活性，干扰葡萄糖的摄入，导致能源耗竭。③影响虫体蛋白质和核酸代谢，使虫体DNA和RNA解聚和减少。④影响虫体吸收与排泄等重要生理功能。皮层的破坏使虫体抗原暴露，使之易受宿主免疫系统的攻击，通过抗体依赖性细胞介导的毒性作用杀死虫体。常用剂量及用法：急性日本血吸虫病，成人总量120mg/kg（儿童140mg/kg），6日分服，每日2～3次；慢性和晚期血吸虫病，总量60mg/kg，2日分服。近年多用40～50 mg/kg，顿服，对肝功能差或有严重合并症患者可酌情减少剂量或适当延长疗程。皮肤涂擦1%吡喹酮，12h内对血吸虫尾蚴有可靠的防护作用。肝吸虫病和肺吸虫病，25mg/kg，每日3次，连服2日。肠吸虫病，15mg/kg，1日分2次服。带绦虫病，10mg/kg，清晨顿服。膜壳绦虫病，15～25mg/kg，顿服。曼氏裂头绦虫病，25mg/kg，每日3次，连服2日。囊虫病，120mg/kg，分3～4日服，每日3次。包虫病，150mg/kg，5日分服。吡喹酮副作用由药物本身或虫体被杀死后释放异性蛋白引起，主要有发热、头昏、头痛、乏力、恶心、呕吐、腹泻、心悸、胸闷、皮疹等，一般轻微而短暂。极少数可发生严重副作用，如昏厥、精神失常、癔症、癫痫、下肢迟缓性瘫痪、共济失调、频发早搏、I度房室传导阻滞、心绞痛、严重皮疹等，但大多持续时间不长，脑囊虫病患者必须住院治疗，以防意外。严重心、肝、肾病患者及有精神病史者慎用。

1983年，重庆医科大学将合成吡喹酮的中间体拆分，获得左旋吡喹酮，并证明其为主要杀虫成分。用其治疗血吸虫病，剂量减半，疗效亦佳，而毒性减低。

11. 槟榔、南瓜子仁　槟榔为棕榈科槟榔树（Areca catechu）的成熟种子，所含的槟榔碱为有效的驱绦虫药，对猪带绦虫、短膜壳绦虫、阔节裂头绦虫、曼氏迭宫绦虫及姜片虫均有效。对猪带绦虫作用较强，可使全虫麻痹、瘫痪。对牛带绦虫作用稍差，仅使头节和未成熟节片瘫痪。南瓜子仁为葫芦科南瓜属植物南瓜（Cucurbita moschata）的干燥成熟种子，其有效成分为南瓜子氨酸（cucurbitine），该药对绦虫的中段与后段节片有麻痹、瘫痪作用，单独应用无驱绦虫功效。两药合用驱绦虫作用明显提高。用法：南瓜子仁60～80g，炒熟、研碎，槟榔60～80g，加水150ml，煎煮1h，浓缩至200ml。清晨先空腹服用南瓜子粉剂，2h后服槟榔煎剂，半小时后再服20～30g硫酸镁，约5h内排出虫体。槟榔可引起胃肠痉挛而剧烈腹痛，南瓜子仁无毒性。

治疗寄生虫病或感染首选何种药物，与治疗效果密切相关，为便于临床治疗，现将寄生虫感染用药指南列表如下，供用药参考（附表2-1）。

附表2-1　抗寄生虫药物的选择

	虫种	推荐药	替代药
原虫	间日疟、三日疟、卵形疟与恶性疟原虫	氯喹敏感	氯喹+伯氨喹
	耐药性恶性疟原虫	青蒿素衍生物、奎宁	甲氟喹、咯萘啶 乙胺嘧啶+磺胺多辛
	杜氏利什曼原虫	葡萄糖酸锑钠	喷他脒，两性霉素B脂质体
	溶组织内阿米巴	甲硝唑	依米丁、氯喹
	蓝氏贾第鞭毛虫	甲硝唑	
	结肠小袋纤毛虫	甲硝唑	
	刚地弓形虫	乙胺嘧啶+磺胺嘧啶	螺旋霉素
	阴道毛滴虫	甲硝唑	
	隐孢子虫	巴龙霉素、阿奇霉素、螺旋霉素	
	贝氏等孢子虫	磺胺甲噁唑+甲氧苄啶	
	圆孢子虫	磺胺甲噁唑+甲氧苄啶	
蠕虫	肠道线虫（蛔虫、钩虫、鞭虫、蛲虫等）	阿苯达唑、甲苯咪唑	噻嘧啶、左旋咪唑
	旋毛形线虫	甲苯咪唑	阿苯达唑
	淋巴丝虫（班氏丝虫、马来丝虫）	乙胺嗪	伊维菌素
	血吸虫（日本血吸虫、曼氏血吸虫、埃及血吸虫、湄公血吸虫）	吡喹酮	
	华支睾吸虫	吡喹酮	阿苯达唑或甲苯咪唑
	并殖吸虫（卫氏并殖吸虫、斯氏并殖吸虫）	吡喹酮	硫氯酚

续表

	虫种	推荐药	替代药
蠕虫	各种肠绦虫（肥胖带绦虫、链状带绦虫、短膜壳绦虫等）	吡喹酮	硫氯酚 槟榔＋南瓜子煎剂
	猪囊尾蚴	阿苯达唑	吡喹酮
	棘球蚴（囊型、泡型）	阿苯达唑	甲苯咪唑或吡喹酮
	曼氏裂头蚴	吡喹酮	

（高兴政）

中英文专业词汇索引

A

阿苯达唑（albendazole） 224
阿米巴（amoeba） 29
阿米巴痢疾（amebic dysentery） 29
阿米巴门（Amoebozoa） 27
阿米巴肿（amoeboma） 32
埃及血吸虫（*S. haematobium*） 89
埃及伊蚊（*Aedes aegypti*） 173
按蚊属（*Anopheles*） 168
奥苯达唑（oxibendazole） 225

B

巴拉姆希属（*Balamuthia*） 36
巴龙霉素（paromomycin） 34
巴西钩口线虫（*A. braziliense*） 140
白蛉（sandfly） 175
白纹伊蚊（*Aedes albopictus*） 173
班氏吴策线虫（*Wuchereria bancrofti*） 146
斑点 DNA 杂交试验（dot-blot DNA hybridization assay） 51
伴随免疫（concomitant immunity） 17
包虫病（hydatid disease，hydatidosis） 112
包囊（cyst） 26，66
包氏毛毕吸虫（*Trichobilharzia paoi*） 97
孢子虫门（Sporozoa） 27，56
孢子囊（sporocyst） 66
孢子生殖（sporogony） 59
胞咽（cytopharynx） 71
保虫宿主（reservoir host） 5
北亚蜱媒斑点热（North Asia tick-borne spotted fever） 194
倍足纲（Diplopoda） 162
吡喹酮（praziquantel） 226
鞭虫（whipworm） 139
鞭虫病（trichuriasis） 139
鞭毛（flagellum） 26
变态（metamorphosis） 161，168
表面抗原（surface antigen） 16
并殖吸虫（*Paragonimus*） 84
波动膜（undulating membrane） 49
伯氨喹（primaquine） 223
不全变态（incomplete metamorphosis） 168
不育囊（infertile cyst） 113
布氏姜片吸虫（*Fasciolopsis buski*） 81
布氏姜片吸虫病（fasciolopsiasis） 81
布氏嗜碘阿米巴（*Iodamoeba butschlii*） 34

C

草原革蜱（*Dermacentor nuttalli*） 191
厕蝇科（Fanniidae） 177
尘螨（dust mites） 200
尘螨属（*Dermatophagoides*） 200
成节（mature proglottid） 101
成蛹（imagochrysalis） 195
程氏东毕吸虫（*O. cheni*） 97
迟发型子孢子（bradysporozoite） 59
齿龈内阿米巴（*Entamoeba gingivalis*） 34
耻阴虱（*Pthirus pubis*） 184
虫体抗原（somatic antigen） 16
传播途径（route of transmission） 21
传染源（source of infection） 21
唇足纲（Chilopoda） 162
雌配子（female gamete） 60
刺吸式口器（piercing-sucking mouthparts） 167

D

大劣按蚊（*Anopheles dirus*） 173
大头金蝇（*Chrysomyia megacephala*） 179
代谢抗原（metabolic antigen） 16
带虫免疫（premunition） 17，64
带虫状态（carrier） 13
淡色库蚊（*Culex pipiens pallens*） 173
蛋白质印迹技术（Western blot） 153
德国小蠊（*Blattlla germanica*） 186
迪斯帕内阿米巴（*Entamoeba dispar*） 30，34
地里纤恙螨（*Leptotrombidium deliense*） 195
第二中间宿主（second intermediate host） 5
第一中间宿主（first intermediate host） 5
顶突（rostellum） 100

东毕属（Orientobilharzia） 97
动合子（ookinete） 60
动基体（kinetoplast） 41
动物界（Animalia） 9
杜氏利什曼原虫（Leishmania donovani） 41
短杆菌肽（gramicidin） 38
对流免疫电泳（counter immunoelectrophoresis, CIEP） 117
多房棘球绦虫（Echinococcus multilocularis） 118
多房性包虫病（multilocular echinococcosis） 119
多黏菌素（polymyxin） 38
多噬棘阿米巴（A. polyphaga） 37

E

恶性疟原虫（P. falciparum） 57
颚体（gnathosoma） 191
二氯尼特（diloxanide） 222
二羟乙基碘酸盐（pentamidine isethionate） 224

F

方形黄鼠蚤（Citellophillus tesquorum） 183
非消除性免疫（non-sterilizing immunity） 17
非洲锥虫病（African trypanosomiasis） 1
蜚蠊（cockroach） 186
肥胖带绦虫（Taenia saginata） 109
肺吸虫（lung fluke） 84
肺吸虫病（paragonimiasis） 84
狒狒巴拉姆希阿米巴（B. mandrillaris） 37
分肠纲（Secernentea） 131
粉尘螨（D. farinae） 200
呋喃嘧酮（furapyrimidone） 226
氟苯达唑（flubendazole） 225
福氏耐格里阿米巴（Naegleria fowleri） 53
复发（relapse） 61
副基体门（Parabasala） 27

G

盖塞（opercular plug） 139
干线型纤维化（pipestem fibrosis） 92
感染阶段（infective stage） 6，21
感染途径（route of infection） 21
感染性棘头体（cystacanth） 159
刚地弓形虫（Toxoplasma gondii） 65
根丝体（rhizoplast） 41

弓形虫病（toxoplasmosis） 65
弓形虫染色试验（dye test，DT） 68
共栖（commensalism） 4
共生（symbiosis） 4
钩虫（hook worm） 140
固有免疫（innate immunity） 63
固着器官（holdfast） 100
广州管圆线虫（Angiostrongylus cantonensis） 154

H

哈门内阿米巴（Entamoeba hartmanni） 34
蒿甲醚（artemether） 223
合子（zygote） 60
何博礼现象（Hoeppli phenomenon） 92
核周体（perikarya） 102
黑热病（kala-azar） 41
黑尾黑麻蝇（Helicophagella melanura） 179
红细胞内的裂体生殖（erythrocytic schizogony） 59
红细胞内期（erythrocytic stage） 60
红细胞外期（exo-erythrocytic stage） 59
红细胞外期裂体生殖（exo-erythrocytic schizogony） 59
后滴门（Metamonada） 27
互利共生（mutualism） 4
华支睾吸虫（Clonorchis sinensis） 76
华支睾吸虫病（clonorchiasis） 76
环裂亚目（Cyclorrhapha） 177
环卵沉淀试验（circum-oval precipitating test, COPT） 95
环卵沉淀试验（circumoval precipitin test, COPT） 212
环状体（ring form） 57
蛔虫（roundworm） 133
蛔虫病（ascariasis） 133

J

机会性致病寄生虫（opportunistic parasite） 13
机会致病原虫（opportunistic protozoa） 65
基体（basal body） 49
棘阿米巴角膜炎（acanthamoeba keratitis, AK） 37
棘阿米巴属（Acanthamoeba） 36
棘球绦虫（Echinococcus） 111
棘球蚴（hydatid cyst） 103，111
棘球蚴病（echinococcosis） 111

棘球蚴砂（hydatid sand） 113
棘球蚴液（hydatid fluid） 113
棘头体（acanthella） 159
棘头蚴（acanthor） 159
棘状伪足（acanthopodium） 37
集安毛毕吸虫（*T. jianensis*） 97
寄螨目（Parasitiformes） 191
寄生部位特异性（site specificity） 12
寄生虫（parasite） 4
寄生虫病（parasitic disease） 12
寄生生活（parasitism） 4
家养循环（synatropic cycle） 120
舍蝇（家蝇）（*Musca domestica*） 179
甲苯咪唑（mebendazole） 225
甲氟喹（mefloquine） 224
甲壳纲（Crustacea） 162
甲硝唑（metronidazole） 222
贾第虫病（giardiasis） 46
假包囊（pseudocyst） 66
假叶目（Pseudophyllidea） 100
间插血吸虫（*S. intercalatum*） 89
间接型生活史（indirect life cycle） 6
间接血凝试验（indirect haemagglutination test） 33，213
间接荧光抗体试验（indirect fluorescent antibody test） 33，215
间日疟原虫（*Plasmodium vivax*） 56
兼性寄生虫（facultative parasite） 5
胶乳凝集试验（latex agglutination test，LAT） 95，117
角皮层（laminated layer） 113
节肢动物门（Arthropoda） 161
结肠内阿米巴（*Entamoeba coli*） 34
结肠小袋纤毛虫（*Balantidium coli*） 71
结肠小袋纤毛虫痢疾（balantidial dysentery） 71
疥螨（scab mites） 197
疥螨科（Sarcoptidae） 197
疥螨属（*Sarcoptes*） 197
茎口（stylostome） 196
颈部（neck） 100
厩螫蝇（*Stomoxys calcitrans*） 179
咀嚼式口器（chewing mouthparts） 167
巨毛毕吸虫（*T. gigantica*） 97
巨尾阿丽蝇（*Aldrichina grahami*） 179

聚己甲基双胍（polyhexylmethyl biguanide） 38

K

卡巴胂（carbarsone） 52
卡氏棘阿米巴（*A. castellanii*） 37
抗原变异（antigenic variation） 19
柯氏棘阿米巴（*A. cullertsoni*） 37
壳质层（chitinous layer） 133
可溶性虫卵抗原（soluble egg antigen，SEA） 89
口囊（buccal capsule） 141
口腔毛滴虫（*Trichomonas tenax*） 52
库蚊属（*Culex*） 168
狂蝇科（Oestridae） 177
喹碘方（chiniofon） 34
昆虫纲（Insecta） 161，167

L

莱姆病（Lyme disease） 194
蓝氏贾第鞭毛虫（*Giardia lamblia*） 46
肋（costa） 49
丽蝇科（Calliphoridae） 177
利杜体（Leishman-Donovan body） 41
利什曼病（leishmaniasis） 1
痢疾阿米巴（*E. dysenterriae*） 30
链体（strobila） 100
链状带绦虫（*Taenia solium*） 104
列恙螨科（Leeuwenhoekiidae） 194
裂头蚴（sparganum or plerocercoid） 103，124
裂殖体（schizont） 57
淋巴丝虫病（lymphatic filariasis） 1，146
淋巴因子（lymphokine，LK） 18
磷酸咯萘啶（pyronaridine phosphate） 224
流行性斑疹伤寒（epidemic typhus） 185
六钩蚴（oncosphere） 103
氯喹（chloroquine） 222
卵囊（oocyst） 26，60，66
卵形疟原虫（*P. ovale*） 57

M

麻蝇科（Sarcophagidae） 177
马来布鲁线虫（*Brugia malayi*） 146
马来血吸虫（*S. malayensis*） 89
埋内欧尘螨（*Euroglyphus maynei*） 200
曼氏迭宫绦虫（*Spirometra mansoni*） 124

曼氏裂头蚴病（sparganosis mansoni） 125
曼氏血吸虫（*S. mansoni*） 89
慢性感染（chronic infection） 12
毛毕属（*Trichobilharzia*） 97
毛囊蠕形螨（*Demodex folliculorum*） 199
毛首鞭形线虫（*Trichuris trichiura*） 139
茂氏小点（Maurer's dots） 57
湄公血吸虫（*S. mekongi*） 89
酶联免疫吸附试验（enzyme-linked immunosorbent test） 33，216
美洲板口线虫（*Necator americanus*） 140
美洲大蠊（*Periplaneta americana*） 186
咪康唑（miconazole） 38
米替福新（miltefosine） 46
免疫酶染色试验（immune enzyme staining test, IEST） 95
免疫色谱技术（immune chromatograph, ICT） 149
免疫逃避（immune evasion） 19
免疫抑制（immune suppression） 19
面粉甲虫（*Tenebrio* spp.） 122
"螨岛"（mite island） 196

N

拟态（mimicry） 19
南瓜子氨酸（cucurbitine） 227
囊包（capsule） 150
囊虫（bladder worm） 104
囊尾蚴（cysticercus） 103
囊尾蚴病（cysticercosis） 104
蛲虫（pinworm） 137
蛲虫病（enterobiasis） 137
脑型疟（cerebral malaria, CM） 62
内脏幼虫移行症（visceral larva migrans） 13
拟谷盗（*Tribolium* spp.） 122
牛带绦虫病（taeniasis boris） 109
牛皮蝇（*H. bovis*） 180
疟疾（malaria） 1
疟疾发作（malaria paroxysm） 61
疟色素（malarial pigment） 57
疟原虫（malaria parasite） 56
诺氏疟原虫（*P. knowlesi*） 57

P

排泄-分泌抗原（excretory and secretory antigen） 16
哌嗪（piperazine） 225
盘尾丝虫病（onchocerciasis） 1
泡球蚴（alveolar hydatid cyst） 103，118
泡球蚴病（alveococcosis） 118
泡状核（vesicular nucleus） 26
泡状棘球绦虫（*Echinococcus alveolaris*） 118
胚后发育（postembryonic development） 167
胚胎发育（embryonic development） 167
配子生殖（gametogony） 59
配子体（gametocyte） 57
喷他脒（pentamidine） 224
皮层（tegument） 102
皮肤幼虫移行症（cutaneous larva migrans） 13，140
皮内试验（intracutaneous test, ID） 95
皮内试验（intradermal test, IDT） 212
皮脂蠕形螨（*D. brevis*） 199
蚍螨科（Pyroglyphidae） 200
蜱（tick） 191
蜱螨亚纲（Acari） 190
蜱媒回归热（tick-borne relapsing fever） 194
蜱瘫痪（tick paralysis） 193
蜱总科（Ixodoidea） 191
葡萄糖酸锑钠（sodium stibogluconate） 224
普氏立克次体（*Rickettsia prowazekii*） 185

Q

齐氏小点（Ziemann's dots） 57
恰加斯病（Chagas' disease） 1
前鞭毛体（promastigote） 41
前幼虫（prelarva） 195
青蒿琥酯（artesunate） 223
青蒿素（artemisinin） 223
氢化酶体（hydrogenosome） 49
球形芽孢杆菌（*B. sphaericus*） 174
全变态（complete metamorphosis） 168
全沟硬蜱（*Ixodes persulcatus*） 191
犬钩口线虫（*A. caninum*） 140

R

人疥螨（*Sarcoptes scabiei*） 197
人毛滴虫（*Trichomonas hominis*） 51
人虱（*Pediculus humanus*） 184

人兽共患寄生虫病（parasitic zoonosis） 13
日本血吸虫（*Schistosoma japonicum*） 89
溶组织内阿米巴（*Entamoeba histolytica*） 29
肉芽肿性阿米巴脑炎（granulomatous amoebic encephalitis，GAE） 37
蠕虫（helminth） 73
蠕虫病（helminthiasis） 73
蠕形螨（demodicid mites） 199
蠕形螨科（Demodicidae） 199
蠕形螨属（*Demodex*） 199
蠕形住肠线虫（*Enterobius vermicularis*） 137
乳突钝缘蜱（*Ornithodoros papillipes*） 191
软蜱（soft ticks） 191
软蜱科（Argasidae） 191
若虫（nymph） 195
若蛹（nymphochrysalis） 195

S

噻嘧啶（pyrantel） 225
三带喙库蚊（*Culex tritaeniorhynchus*） 173
三日疟原虫（*P. malariae*） 57
色混界（Chromista） 9
色混界（Kingdom Chromista） 27
森林脑炎（forest encephalitis） 193
舌蝇（*Glossina* spp.） 180
伸缩泡（contractile vacuole） 71
肾综合征出血热（hemorrhagic fever with renal syndrome，HFRS） 196
生发层（germinal layer） 113
生发囊（brood capsule） 113
生活史（life cycle） 5
虱（louse） 184
虱传回归热（louse-borne relapsing fever） 186
虱目（Anoplura） 184
十二指肠钩口线虫（*Ancylostoma duodenale*） 140
石灰小体（calcareous body） 102
实质核（compact nucleus） 26
适应性免疫（adaptive immunity） 63
舐吸式口器（sponging mouthparts） 167
嗜人按蚊（*Anopheles anthropophagus*） 173
受精卵（fertile egg） 134
双翅目（Diptera） 168
双碘喹啉（diodoquin） 222
双环门（Bigyra） 27

双氯苯二葡糖酸己烷（chlorhexidine digluconate） 38
双态营养型（trophic dimorphism） 53
丝虫（filaria） 146
丝光绿蝇（*Lucilia sericata*） 179
斯氏并殖吸虫（*Paragonimus skrjabini*） 84，87
似囊尾蚴（cysticercoid） 103，121
似蚓蛔线虫（*Ascaris lumbricoides*） 133
苏云金杆菌（*Bacillus thuringiensis*） 174
速发型子孢子（tachysporozoite） 59
速殖子（tachyzoite） 65
宿主（host） 4
宿主特异性（host specificity） 12
孙囊（grand daughter cyst） 113

T

绦虫（cestode） 100
绦虫纲（Class Cestoda） 100
体内寄生虫（endoparasite） 4
体虱（*P. h. corporis*） 184
体外寄生虫（ectoparasite） 4
条脊棘阿米巴（*A. rhysodes*） 37
头节（scolex） 100
头虱（*P. h. capitis*） 184
透色动物门（Percolozoa） 27
土耳其斯坦东毕吸虫（*O. turkestanica*） 97
蜕皮（ecdysis） 161

W

微毛（microthrix） 102
微丝蚴（microfilaria） 146
微小按蚊（*Anopheles minimus*） 173
微小膜壳绦虫（*Hymenolepis nana*） 121
微小膜壳绦虫病（hymenolepiasis nana） 121
微小内蜒阿米巴（*Endolimax nana*） 34
微小隐孢子虫（*Cryptosporidium parvum*） 69
卫氏并殖吸虫（*Paragonimus westermani*） 84
未受精卵（infertile egg） 134
伪尾区（uroid） 33
伪足（pseudopodium） 26
尾蚴性皮炎（cercarial dermatitis） 97
纹皮蝇（*Hypoderma lineatum*） 180
蚊（mosquito） 168
蚊科（Culicidae） 168

屋尘螨（*Dermatophagoides pteronyssinus*） 200
无鞭毛体（amastigote） 41
无前螨科（Walchiidae） 194
吴氏白蛉（*P. wui*） 176
五日热巴尔通体（*Bartonalla quintana*） 185

X

吸槽（bothrium） 100
吸槽（groove） 125
吸虫（trematode） 74
吸盘（sucker） 100
锡兰钩口线虫（*A. ceylanicum*） 140
细胞毒淋巴细胞（cytotoxic T lymphocyte，CTL） 19
细粒棘球绦虫（*Echinococcus granulosus*） 112
夏科-莱登结晶（Charcot-Leyden crystals） 33
纤毛（cilia） 26
纤毛虫（ciliate） 71
纤毛虫门（Ciliophora） 27，71
线虫（nematode） 131
消除性免疫（sterilizing immunity） 17
小盾纤恙螨（*L. scutellare*） 195
蝎亚纲（Scorpiones） 190
新孢霉素（neosporin） 38
新疆出血热（Xingjiang haemorrhagic fever） 193
新霉素（neomycin） 38
雄配子（male gamete） 60
休眠子（hypnozoite） 59
旋毛虫病（trichinellosis） 150
旋毛形线虫（*Trichinella spiralis*） 150
薛氏小点（Schüffner's dots） 57
血吸虫（blood fluke） 89
血吸虫病（schistosomiasis） 1
循环免疫复合物（circulating immune complex，CIC） 117

Y

亚东璃眼蜱（*Hyalomma asiaticum kozlovi*） 191
亚历山大白蛉（*P. alexandri*） 176
眼虫门（Euglenozoa） 27
眼点毛毕吸虫（*T. ocellata*） 97
恙虫病（tsutsugamushi disease） 196
恙螨（chigger mites） 194
恙螨科（Trombiculidae） 194
恙螨皮炎（trombiculosis） 196
恙螨总科（Trombiculoidea） 194
野生循环（sylvatic cycle） 120
伊维菌素（ivermectin） 225
伊蚊属（*Aedes*） 168
医学寄生虫学（medical parasitology） 1
医学节肢动物（medical arthropod） 161
医学原虫（medical protozoa） 25
依米丁（emetine） 34
乙胺嘧啶（pyrimethamine） 223
乙胺嗪（diethylcarbamazine） 226
异位寄生（ectopic parasitism） 13
异位损害（ectopic lesion） 93
阴道毛滴虫（*Trichomonas vaginalis*） 49
隐孢子虫（*Cryptosporidium*） 69
隐孢子虫病（cryptosporidiosis） 69
隐性感染（latent infection） 13
印鼠客蚤（*Xenopsylla cheopis*） 183
蝇（fly） 177
蝇科（Muscidae） 177
蝇蛆病（myiasis） 180
硬蜱（hard ticks） 191
硬蜱科（Ixodidae） 191
永久性寄生虫（permanent parasite） 5
蛹（pupa） 177
游泳者痒（swimmer's itch） 97
有腺纲（Adenophorea） 131
幼虫移行症（larva migrans） 13
幼节（immature proglottid） 101
原虫（protozoa） 25
原发性阿米巴脑膜脑炎（primary amoebic meningo-encephalitis） 53
原生动物界（Kingdom Protozoa） 27
原生动物界（Protozoa） 9
原体腔（protocoele） 131
原头蚴（protoscolex） 113
原尾蚴（procercoid） 103
圆叶目（Cyclophyllidea） 100
孕节（gravid proglottid） 101

Z

再燃（recrudescence） 61
暂时性寄生虫（temporary parasite） 5
蚤（flea） 181
蚤目（Siphonaptera） 181

皂土絮状试验（bentonite flocculation test） 214
增殖裂头蚴（Sparganum proliferum） 127
战壕热（trench fever） 185
真螨目（Acariformes） 194
蜘蛛亚纲（Araneae） 190
直接型生活史（direct life cycle） 6
致倦库蚊（Culex pipiens quinquefasciatus） 173
致痒蚤（Pulex irritans） 183
中华按蚊（Anopheles sinensis） 173
中华白蛉（Phlebotomus chinensis） 176
中间宿主（intermediate host） 5
中绦期（metacestode） 103
终宿主（final host） 5
轴柱（axostyle） 49
猪带绦虫病（taeniasis solium） 104

猪巨吻棘头虫（Macracanthorhynchus hirudinaceus） 158
猪巨吻棘头虫病（macracanthorhynchosis） 158
猪囊尾蚴（cysticercus cellulosae） 104
蛛形纲（Arachnida） 161
专性寄生虫（obligatory parasite） 5
转续宿主（paratenic host） 5
滋养体（trophozoite） 26, 57，65
子孢子（sporozoite） 59，66
子囊（daughter cyst） 113
自然杀伤细胞（natural killer cell，NK） 19
自体感染（autoinfection） 122
鬃（bristle） 181
"增殖型"裂头蚴病（proliferative type sparganosis） 127

（高兴政）

主要参考文献

1. 高兴政. 医学寄生虫学. 2版. 北京：北京大学医学出版社，2011.
2. 詹希美. 人体寄生虫学. 2版. 北京：人民卫生出版社，2012.
3. 张进顺，高兴政. 临床寄生虫检验学. 北京：人民卫生出版社，2009.
4. 文心田，于恩庶，徐建国等. 当代世界人兽共患病学. 成都：四川科学技术出版社，2011.
5. 李朝品，高兴政. 医学寄生虫图鉴. 北京：人民卫生出版社，2012.
6. 汤林华，许隆祺，陈颖丹. 中国寄生虫病防治与研究（上、下册）. 北京：北京科学技术出版社，2012.
7. 诸欣平. 人体寄生虫学，8版. 北京：人民卫生出版社，2013.
8. Bogitsh BJ, Carter CE, Oeltmann TN. Human parasitology. 3th ed. London: Elsevier Academic Press, 2005.
9. Markell EK, Jone DT, Dolin R. Markell and Voge's medical parasitology. 9th ed. Philadelphia: W. B. Sauders Company, 2006.
10. Paniker CJ. Textbook of medical parasitology. 6th ed. New Delhi: Jaypee Brothers Medical Publishers (P) LTD, 2007.
11. Roberts LS, Janory J. Gerald D. Schmidt & Larry S. Robert's fundations of parasitology. 8th ed. New York: McGraw-Hill Higher Education, 2009.
12. Murray PR, Rosenthal KS, Pfaller MA. Medical microbiology. 6th ed. Philadelphia: Mosby, Inc., 2009.